Klaus Arndt & Torsten Albers

novagenics

# HANDBUCH PROTEIN UND AMINOSÄUREN

## Optimaler Einsatz von Protein & Aminos

- im Sport
- in der Diät
- bei Erkrankungen
- zur Gesundheitsvorsorge

**Beste Kombinationen und exakte Angaben zu Dosierungen, Neben- und Wechselwirkungen**

CIP-Titelaufnahme der deutschen Bibliothek:
Klaus Arndt & Torsten Albers
Handbuch Protein und Aminosäuren
1. Auflage Novagenics Verlag 2001

## Zu diesem Buch

Dieses Buch wurde geschrieben, um Proteine und Aminosäuren als ergogene Verbindungen und ihre mögliche Anwendung im Sport, in der Diät, bei Erkrankungen und zur Gesundheitsvorsorge übersichtlich zu präsentieren. Es ist nicht gedacht als Anleitung zur sicheren Verwendung dieser Substanzen. Die hier dargelegten Informationen sind von Autoren und Verlag eingehend geprüft worden, trotzdem kann für die Einnahme der in diesem Buch angeführten Substanzen und Verbindungen keine Gewährleistung, geschweige denn eine Haftung übernommen werden. Wir weisen darauf hin, daß eine Behandlung mit apotheken- oder rezeptpflichtigen Verbindungen ausschließlich unter der Aufsicht erfahrener Ärzte durchgeführt werden sollte, niemals aber im Rahmen einer Selbstmedikation von medizinischen Laien.

# INHALT

**Verzeichnis der Abbildungen und Tabellen**

## Geleitwort und Dank des Verlegers

1988 erschien die 1. Auflage von „Leistungssteigerung durch Aminosäuren“. 1990 folgte das sog. „Update 1“. In der 6. erweiterten Auflage 1994 wurden diese beiden Titel zusammengefaßt und durch neues Material ergänzt. Diese früheren Ausgaben waren vornehmlich für Sportler verfaßt, die freie Aminosäuren als natürliche Mittel zur Leistungssteigerung nutzen.

Für die nun vorliegende, stark erweiterte Neuauflage 2001 wurde der Titel „Handbuch Protein und Aminosäuren“ gewählt, in der Hoffnung, einem größeren Kreis von Menschen die Bedeutung einer angemessenen Versorgung mit Protein und Aminosäuren bewußt zu machen. Nicht nur der Sportler, auch frisch operierte Patienten, Verletzte, akut und chronisch Erkrankte ebenso wie andere, etwa durch Stress, Fehlernährung oder Diät belastete Personen profitieren deutlich von einer proteinreichen Ernährung. Freie Aminosäuren bieten darüber hinaus in vielen Fällen weitere Vorteile hinsichtlich Wohlbefinden, Leistungsfähigkeit und Immunabwehr.

Dabei wurde Wert gelegt auf eine saubere wissenschaftliche Dokumentation, sowie eine übersichtliche Präsentation. Der interessierte Laie hat hoffentlich Verständnis dafür, daß bestimmte Fachausdrücke nicht vermieden werden konnten; der Mediziner betrachtet die häufig populärwissenschaftliche Ausdrucksweise hoffentlich mit dem gleichen Entgegenkommen.

Es ist das Anliegen der Autoren und vieler auf diesem Gebiet forschender Wissenschaftler, Proteine und Aminosäuren als natürliche, nebenwirkungsfreie Substanzen mit Lebensmittelcharakter und ihre vielfältigen, positiven Wirkungen vorzustellen. Wenn es gelingt, diese „Grundbausteine des Lebens“, die heute, im Rahmen unserer hochtechnisierten und pharmakologisch ausgerichteten Medizin ein Schattendasein führen, wieder in den Vordergrund zu rücken, dann hat dieses Buch seinen Zweck erfüllt.

Besonderer Dank von Verlag und Autoren gilt Herrn Dipl. Chem. Friedrich Reuss, der die Entstehung dieses Buches tatkräftig unterstützt hat. Seine Hilfe bei der Korrektur, seine detaillierten Anmerkungen, vielfältigen Hinweise und Quellen waren unverzichtbar. Bereits für die 1. Auflage 1988 wurde eine Reihe seiner Arbeiten ausgewertet, beim „Update 1“ 1990 war er so freundlich, die fachliche Beratung zu übernehmen, mit Quellenmaterial auszuhelfen und das Vorwort zu schreiben. Für die 6. Auflage 1994 hat er freundlicherweise wieder seine Untersuchungen zur Verfügung gestellt, die vor allem in die Abschnitte über die einzelnen Aminosäuren, zuvorderst zum Thema Arginin, Eingang gefunden haben. Auch in der nun vorliegenden Auflage 2001 beruhen die fundierten lebensmittelrechtlichen Hinweise und die Angaben zum Vorkommen von Aminosäuren in Lebensmitteln auf seinen Untersuchungen.

Dank gebührt auch Herrn Prof. Dr. Dr. Reinhard Wodick von der Universität Ulm, der, ebenso wie Herr Reuss, ein Vorwort beigesteuert hat, sowie Herrn Dr. Stefan Siebrecht von der Lonza GmbH in Wuppertal, der mit umfangreichem Quellenmaterial zum Thema Carnitin ausgeholfen hat.

Klaus Arndt
Inhaber Novagenics-Verlag

## Vorwort aus ernährungsphysiologischer und lebensmittelrechtlicher Sicht

Die Aminosäuren sind eine wichtige Grundlage des menschlichen Lebens. In Form von Nahrungseiweiß, aber auch in freier Form nimmt der Durchschnittsbürger täglich etwa 130 g Aminosäuren auf. Allerdings ist die Aminosäurenforschung ein sehr sehr junges Wissenschaftsgebiet. Vor 50 Jahren wurden erstmals Studien zum Mindestbedarf an einzelnen Aminosäuren durchgeführt (ROSE, 1949). Darauf folgten systematische Untersuchungen zum Ernährungsnutzen des Aminosäurenmusters in einzelnen Nahrungsproteinen, durchgeführt von Kofranyi in den Jahren 1955-1970. Kofranyi konnte seine Studien realitätsnah an kasernierten Bereitschaftspolizisten durchführen und so die „biologische Wertigkeit“ der Proteine im Erhaltungsstoffwechsel ermitteln.

Etwa ab 1970 begannen dann klinische Untersuchungen zum Aminosäurenbedarf bei Krankheiten und in besonderen Belastungssituationen. Um 1980 wurden erste Untersuchungen zum Aminosäurenbedarf beim Sportler durchgeführt, wobei zunächst der Gedanke der Leistungssteigerung im Vordergrund stand. Ab 1985 erfolgten dann an der Universität Ulm systematische Studien zur Aminosäurenzufuhr beim Ausdauersportler und später, ab 1990, auch beim Kraftsportler. Heute ist allgemein anerkannt, daß der Aminosäurenbedarf insgesamt und bei den einzelnen Aminosäuren sehr stark von den Umständen abhängen kann.

In Deutschland bestehen nunmehr rund 20 Jahre Erfahrung mit dem gezielten Einsatz freier Aminosäuren im Rahmen der Sporternährung. In der Anfangszeit wurden die reinen essentiellen Aminosäuren zur Unterstützung des Proteinerhaltes unter intensiven Belastungsbedingungen verwendet. Später wurden die isolierten verzweigtkettigen Aminosäuren und deren Ketosäuren eingesetzt. Gleichzeitig wurde die große Bedeutung von Arginin und Ornithin erkannt und diese Aminosäuren wurden gezielt in der allgemeinen diätetischen Ernährung, später auch in der Sporternährung verwendet. Darüber hinaus hat die klinische Ernährungsforschung in den letzten 10 Jahren den Nutzen einer Supplementierung von Glutamin, Cystein und Taurin bewiesen, so daß diese Aminosäuren heute ebenfalls eine wichtige

Rolle in der diätetischen Ernährung spielen. Zahlreiche hochspezifische Aminosäurenwirkungen sind in letzter Zeit neu erkannt worden und haben Eingang in die diätetische Ernährung gefunden bzw. werden in Zukunft zum Instrumentarium der diätetischen Ernährung zählen. Das betrifft insbesondere die große Gruppe der aminosäureähnlichen Substanzen, denen man heute Nährstoffcharakter zusprechen muß (z.B. gamma-Aminobuttersäure, Ketoglutarsäure oder Hydroxymethylbutyrat, aber auch entferntere Verwandte wie Glucosamin, Betain und Cholin).

Lange Zeit gab es in Deutschland interessierte Kreise, die den Gebrauch freier Aminosäuren in der Ernährung unterbinden oder dem Arzneimittelrecht unterstellen wollten. Inzwischen ist das Diätrecht europäisches Recht geworden und die EU hat nunmehr in ihrer Richtlinie vom Februar 2001 fast alle Aminosäuren ohne Mengenbegrenzung für Zwecke der diätetischen Ernährung und damit auch für die Sporternährung freigegeben. An der Rechtmäßigkeit von Aminosäuresupplementen für Ernährungszwecke kann also kein Zweifel mehr bestehen. Heftig umstritten ist aber nun die Frage, was ein Produktanbieter über die physiologischen Wirkungen seines Produktes sagen darf, ohne in den falschen Verdacht zu geraten, ein Arzneimittel anzubieten.

Das Diätrecht gebietet eine sachgerechte und wahrheitsgemäße Information des Verbrauchers, weil er nur dann das Produkt sinnvoll einsetzen kann. Zu den notwendigen Informationen für den Verbraucher gehören Hinweise zur physiologischen Wirkungsweise im Körper und Aussagen zum Nutzen des Produktes. Solche Informationen sind diättypisch und können daher den Lebensmittelstatus von Aminosäurensupplementen, insbesondere in der Sporternährung, nicht in Frage stellen. Eine wissenschaftlich fundierte diätetische Sporternährung dient primär der Gesundheit des Sportlers und erst in zweiter Linie einer Förderung oder Steigerung der sportlichen Leistungsfähigkeit. Daher ist gerade das Versprechen einer regenerations- und immunfördernden, bzw. leistungsfördernden Supplementierung eine legitime Information bei diätetischen Lebensmitteln und darf nicht als Indiz für eine arzneiliche Zweckbestimmung mißverstanden werden.

Die Menschen ernähren sich heute bewußter und möchten gern bei voller

Gesundheit alt werden. In immer größerem Umfang werden dafür auch von Nichtsportlern die vielfältigen Möglichkeiten genutzt, die freie Aminosäuren bieten. Heute kann der Mensch in fast allen Lebenslagen seine Situation durch die richtige Auswahl an einzelnen Aminosäuren optimieren.

In anderen Staaten, insbesondere in den USA, werden die freien Aminosäuren als Nahrungsergänzung längst auch zur besseren Bewältigung von Alltagssituationen in Beruf und Freizeit eingesetzt. Diese Entwicklung wird auch gegen den Widerstand gewisser Kreise innerhalb der Pharmaindustrie langfristig in Deutschland nicht aufzuhalten sein. Auch dieser Verwendungsbereich dient bei vernünftigem Gebrauch primär der Gesundheit der Bevölkerung und kann damit einen Beitrag zur Entlastung des Sozialstaates von Gesundheitsaufwendungen führen. Diese Entwicklung verdient daher eine energische Unterstützung durch die Gesundheitspolitik anstelle der bisher praktizierten Verhinderungsstrategie industrieseitig beeinflußter Behördenvertreter. Die Aminosäurensupplementierung hat noch eine große Zukunft und es ist an der Zeit, den mündigen Verbraucher über die Möglichkeiten des Einsatzes von Aminosäuren in der Ernährung aufzuklären. Das vorliegende Buch kann dazu einen wichtigen Beitrag leisten.

Friedrich Reuss
Diplomchemiker und Assessor d. L.
Öffentlich bestellter und vereidigter
Sachverständiger für Sportlernahrungen
und allgemeine diätetische Lebensmittel

**Ethische Aspekte der Nahrungsergänzung mit freien Aminosäuren**

Im Leistungssport, aber auch im Breitensport haben sich inzwischen so hohe Leistungsmaßstäbe für Wettkampfteilnahme und Wettkampferfolg entwickelt, daß ständig neue biochemisch wirksame und sportethisch noch vertretbare Maßnahmen zur Leistungssteigerung gesucht werden. Eine solche Übertragung der Denkweisen einer extremen Leistungsgesellschaft auf den sportlichen Wettkampf hat die klassischen Wertvorstellungen über Sport als sozialerzieherische Einrichtung und Weg zur Selbstfindung grundlegend verändert. Darüberhinaus besteht die Gefahr, daß der einseitig auf maximale Leistung ausgerichtete Sport die Gesundheit bedroht, statt sie zu fördern.

Die seit mehr als 35 Jahren intensiv betriebene Suche nach ergogenen Hilfsmitteln hat gezeigt, daß die Möglichkeiten zur leistungssteigernden Einflußnahme während der Belastung sehr begrenzt sind. Somit konzentrieren sich heute die Bemühungen der Sportwissenschaftler und Sportphysiologen darauf, die Rahmenbedingungen für eine sportliche Ausdauerleistung zu verbessern. Dies bedeutet, daß der Sportler die Belastung unter bestmöglicher Vorbereitung beginnen muß. Dazu gehören: höchstmöglicher Trainingszustand ohne Übertraining, gezieltes Stoffwechseltraining, Vermeiden leistungsmindernder Infekte und gezielte nutritive Vorbereitung für den Wettkampf.

Bestleistungen erfordern beim Ausdauersportler ein so intensives Training, daß die Regenerationsgeschwindigkeit im Körper den gewünschten Trainingseffekt limitiert und damit auch die erzielbare Wettkampfleistung. Daher betrifft der zweite Schwerpunkt der Leistungssteigerung das Erkennen der Grenzen der Regenerationsfähigkeit beim Individuum und Maßnahmen zur Förderung der Regenerationsprozesse – insbesondere im Bereich des Proteinstoffwechsels. Die Kenntnis der Protein- und Aminosäurenkatabolie bei intensiver körperlicher Belastung und deren mögliche Kumulation bei kurzen Trainingsabständen begründen die Suche nach Möglichkeiten, proteinerhaltend einzugreifen. Versuche, die Proteinerhaltung durch die Gabe niedriger Dosen anaboler Hormone in der Regenerationsphase zu bewirken, werden in der Sportmedizin heute abgelehnt und führen bei Entdeckung zur Disqualifizierung des Sportlers wegen Doping.

Die Verwendung von freien Aminosäuren und aminosäurenverwandten Stoffen ist aus sportmedizinischer und sportethischer Sicht uneingeschränkt zu befürworten. Es handelt sich um eine legitime diätetische Unterstützung des Sportlers, die weder ethisch noch rechtlich als Doping zu werten ist.

Prof. Dr. Dr. Reinhard Wodick
Abteilung für angewandte Physiologie
der Universität Ulm

## Verzeichnis der Abkürzungen

| | |
|---|---|
| kg | = Kilogramm |
| g | = Gramm |
| mcg, µg | = Mikrogramm (millionstel Gramm)* |
| ml | = Milliliter |
| mmol | = Millimol (tausendstel Moleküle) |
| µmol | = Mikromol (millionstel Moleküle) |
| kcal. | = Kilokalorie |
| °C | = Grad Celsius |
| et al. | = et alii (lat., zu Deutsch: und andere)** |

* mcg steht für Mikrogramm (engl. microgram), µg (der griechische Buchstabe „µ" vor dem „g" für Gramm bezeichnet ebenfalls ein Mikrogramm. In der wissenschaftlichen Literatur werden beide Abkürzungen verwendet, oft sogar nebeneinander. Nach EU-Recht darf die Bezeichnung „mcg" bei Nährstoffen nicht mehr verwendet werden; die korrekte Abkürzung lautet jetzt „µg".

** gebräuchliche Abkürzung beim Zitieren wissenschaftlicher Studien; in der Regel wird dabei der erste Autor genannt, die nachfolgenden werden durch „et al." ersetzt.

Zur Schreibweise der Aminosäuren: In der Chemie und Biologie werden die Aminosäuren Isoleuzin, Leuzin und Glyzin immer noch mit „c" geschrieben (Isoleucin, Leucin und Glycin). Nur die deutsche Medizin gebraucht die „eingedeutschte" Schreibweise mit „z"; diese wird auch im vorliegenden Buch verwendet.

KAPITEL 1

# PROTEINE UND AMINOSÄUREN
# DIE GRUNDLAGEN

## 1.1 Was sind Aminosäuren?

Eiweiß, auch Protein genannt, ist der Grundstoff allen Lebens. Der Dichter Jean Paul prägte 1795 den Ausdruck „Eiweiß", abgeleitet von „Eierweiß". 1839 führte G.T. Muller den Begriff der „Proteine" ein, angelehnt an das griechische „protos" (erster).

Täglich verzehren wir Protein in Form von Fleisch, Eiern oder pflanzlichen Nahrungsmitteln, oftmals ohne einen Gedanken daran zu verschwenden, welche Bedeutung dieser Nährstoff für uns hat. Den Sportlern, zumindest jenen aus den Kraftdisziplinen, ist dagegen wohl bewußt, daß Protein ein besonderer Stoff ist. Den meisten Ausdauersportlern ist es schon weniger wichtig und eine weitere Gruppe von Menschen, die dringend auf hochwertiges Protein angewiesen ist, die Kranken nämlich, denken selten daran, daß ihr Genesungsprozeß zu großen Teilen davon abhängt. Doch auch wer weder Sport treibt, noch krank ist, kann von einer korrekten Proteinversorgung deutlich profitieren: Sie liefert wichtige Aminosäuren für das Immunsystem und unterstützt entscheidend den Erfolg einer Diät.

Alle Proteine setzen sich aus Aminosäuren zusammen, folgerichtig werden diese manchmal als „Bausteine des Lebens" bezeichnet. Im menschlichen Organismus gibt es 20 proteinbildende Aminosäuren. Weitere Aminosäuren üben wichtige Funktionen im Stoffwechsel aus, ohne jedoch an der Eiweißbildung teilzunehmen (z.B. Ornithin oder Taurin). Um zu verstehen, wie umfassend unser Stoffwechsel von Protein abhängig ist, welche Funktionen durch eine optimale Proteinzufuhr gesteuert werden können und welche Wirkungen freie Aminosäuren als Nahrungsergänzung haben, sollen nachfolgend zunächst die Grundlagen, sowie der Proteinstoffwechsel erklärt werden.

## 1.2 Definitionen und Hintergrund

Proteine sind organische Verbindungen, die aus Kohlenstoff- (C), Wasserstoff- (H), Sauerstoff- (O) und Stickstoffatomen (N) bestehen. Kohlenhydrate und Fette enthalten im Gegensatz dazu keine Stickstoffatome. Deshalb ist Protein so wichtig; der Mensch kann den lebensnotwendigen Nährstoff Stickstoff nur daraus beziehen. Proteine erfüllen im Körper vielfältige Aufgaben, darunter:

- Als Bausteine der Muskulatur und zum Aufbau und Erhalt von Sehnen, Bändern, Nerven- und Bindegewebe.
- Zur Regeneration und Wiederherstellung bei Gewebeverletzungen und Mikroverletzungen der Muskulatur nach dem Training.
- Als Bausteine von Abwehrstoffen: Antikörper wehren eingedrungene Krankheitserreger ab.
- Als Grundstoff für Enzyme, damit die Beteiligung an praktisch allen Stoffwechselreaktionen.
- Als Grundsubstanz für Hormone, jenen Botenstoffen, die an einem bestimmten Wirkungsort festgelegte Reaktionen hervorrufen, z.B. für Peptidhormone wie Wachstumshormon (auch somatotropes Hormon, bzw. STH genannt), dem insulinähnlichen Wachstumsfaktor 1 (Insulin-like Growth Factor 1, IGF-1), Insulin und Glukagon.
- Unverzichtbare Transportfunktionen erfüllen besonders die verschiedenen Bluteiweißkörper. Das Albumin transportiert Hormone, Salze oder Vitamin C, die Globuline befördern Lipoide (fettähnliche Substanzen). Das Hämoglobin (der rote Blutfarbstoff, ebenfalls ein Eiweißkörper) ist für den Sauerstofftransport zu allen Körperzellen

zuständig. Darüber hinaus werden auch körperfremde Stoffe, z.B. Wirkstoffe aus Medikamenten, an Proteine angelagert und auf diese Weise im Körper transportiert.

- Für Schutz- und Stützfunktionen: Proteine bilden Hüllen um alle Körperzellen, das Faserprotein Kollagen verleiht Knochen und Gewebe Zugfestigkeit.
- Eiweiße sind Teil der biologischen Membranen (Zellmembranen).
- Als Träger der Erbinformation: Die Desoxyribonukleinsäure (DNS) als genetischer Bauplan aller Körperzellen ist ebenfalls eine Proteinverbindung.
- In Ausnahmesituationen dient Protein auch als Energielieferant; dafür können Aminosäuren in Kohlenhydrate umgewandelt werden (z.B. Alanin).
- Zur Synthese von Strukturproteinen wie Haut, Haare und Nägel.
- Zu guter Letzt soll schon einmal erwähnt werden, daß viele Aminosäuren, in Reinform eingenommen, deutliche gesundheitsförderliche und leistungssteigernde Wirkungen entfalten können. Darauf wird später noch ausführlich eingegangen.

Proteine sind aus einer langen Kette miteinander verknüpfter Einzelbausteine, den Aminosäuren, aufgebaut. In der Nahrung kommen 20 verschiedene Aminosäuren vor, im Körper sogar noch mehr. So findet man im menschlichen Organismus z.B. Aminosäuren wie Hydroxyprolin als Abbauprodukt des Bindegewebes und 3-Methylhistidin, das bei der Zerstörung von Muskelgewebe (z.B. durch hartes Training) freigesetzt wird. Auch die vielen Sportlern bekannte Aminosäure Ornithin kommt nicht im Nahrungseiweiß vor; sie entsteht erst bei der Verarbeitung von Lebensmitteln bzw. im Körper aus der Verbindung von zwei Arginin-Molekülen.

Ketten von einzelnen, miteinander verknüpften Aminosäuren werden als Peptide bezeichnet. Bei einer sehr kurzen Verbindung von nur zwei Aminosäuren spricht man von einem Dipeptid, bei einer mit drei Aminosäuren von einem Tripeptid. Noch längere Ketten bezeichnet man als Oligo- oder Polypeptide.

Die Aminosäuren in natürlichen Proteinen liegen stets in der L-Form vor. Das „L" bezeichnet die räumliche Struktur des Moleküls. Von wenigen Ausnahmen abgesehen, können nur L-Aminosäuren vom Körper verwertet werden. Wann immer im vorliegenden Buch von Aminosäuren die Rede ist, sind stets die L-Aminosäuren gemeint (siehe dazu auch 4.7.7: Nebenwirkungen durch D-Aminosäuren).

## 1.3 Unentbehrliche und entbehrliche Aminosäuren

Der Biochemiker unterscheidet die Aminosäuren aufgrund ihrer Molekülstruktur in aliphatische und aromatische, sowie aufgrund ihres Abbaus im Stoffwechsel in glukoplastische (die zu Glukose abgebaut werden können) und in ketoplastische Aminosäuren (die zu Ketonkörper umgebaut werden können).

Für die Belange des Sportlers, des Gesundheitsbewußten, sowie des von einer Krankheit Genesenden ist allerdings eine andere Einteilung hilfreicher: Die nach der Bedeutung der Aminosäuren für eine optimale Funktion des menschlichen Organismus. Die Aminosäuren in der Nahrung werden danach in zwei Kategorien eingeteilt: Unentbehrliche Aminosäuren (früher „essentiell" genannt) und entbehrliche Aminosäuren (früher „nicht-essentiell" genannt). Die erstgenannten kann der Körper nicht selbst aus anderen Aminosäuren herstellen, weshalb sie mit der Nahrung zugeführt werden müssen. Die der zweiten Gruppe entstehen im Organismus in ausreichender Menge, sie müssen nicht unbedingt täglich zugeführt werden.

**Tab. 1 Entbehrliche und unentbehrliche Aminosäuren**

| Entbehrlich | Unentbehrlich |
|---|---|
| • Alanin | • Histidin |
| • Arginin* | • Isoleuzin |
| • Asparagin | • Leuzin |
| • Asparaginsäure | • Valin |
| • Cystein/Cystin* | • Lysin |
| • Glutamin* | • Methionin |
| • Glutaminsäure | • Phenylalanin |
| • Glyzin | • Threonin |
| • Prolin | • Tryptophan |
| • Serin | |
| • Tyrosin* | |

* Unter bestimmten Bedingungen unentbehrlich.

Leider ist auch diese Unterscheidung nicht immer zutreffend, da einige entbehrliche Aminosäuren unter gewissen Umständen eben doch unentbehrlich werden können, z.B. wenn der Bedarf daran so stark zunimmt, daß das Maß der Eigensynthese des Körpers überschritten wird [2]. So steigt in Stress-Situationen wie z.B. bei ernsten Erkrankungen, nach Operationen oder bei hartem Training der Bedarf an der entbehrlichen Aminosäure Glutamin deutlich an, so daß diese Aminosäure dann unentbehrlich werden kann [3]. Als weiteres Beispiel kann die Aminosäure Cystein dienen, die den Bedarf an Methionin reduziert, sowie das Tyrosin, das teilweise Phenylalanin ersetzen kann. In Situationen, in denen wenig Methionin und Phenylalanin zugeführt werden, können dann Cystein und Tyrosin unentbehrlich werden [1]. Bei ernsten Erkrankungen, Operationen, oder zur Gesundheitsvorsorge kann auch das Arginin als starkes Immunstimulans, wenn auch nicht unentbehrlich, so doch sehr wichtig werden: Es stärkt die Abwehrkräfte des Körpers und beschleunigt die Wundheilung.

## 1.4 Vollständige und unvollständige Proteine

Früher sprach man von vollständigen Proteinen, wenn alle unentbehrlichen Aminosäuren in diesem Nahrungsmittel vorhanden waren. Bei unvollständigen Proteinen ist dies nicht der Fall, etwa bei der Gelatine, welche die unentbehrliche Aminosäure Tryptophan nicht enthält (Gummibärchen bestehen u.a. aus Gelatine, ebenso wie die Kapseln vieler Medikamente). Da solche Eiweiße in der Ernährung des Menschen kaum zu finden sind, oder selbst wenn, dann nicht als alleinige Proteinquelle, wird diese Einteilung in der Praxis aber kaum noch benutzt.

Da natürliche Proteine aus tierischen oder pflanzlichen Produkten alle unentbehrlichen Aminosäuren enthalten, macht es mehr Sinn, das Prinzip der limitierenden (begrenzenden) Aminosäure als Grundlage der Proteinwertigkeit zu nehmen. Das ist die Aminosäure, die in einem Protein im Verhältnis zum Bedarf in der geringsten Menge vorkommt. Das Protein in Reis und vielen Getreidesorten enthält z.B. relativ wenig Lysin. Lysin als limitierende Aminosäure bestimmt dann, wie effizient der Körper das Eiweiß aus

**Abb. 1 Limitierende Aminosäure und Proteinwertigkeit**

Fehlt der Nahrung eine gewisse Menge an einer Aminosäure (1), reduziert sich die Verwertbarkeit der anderen Aminosäuren in der gleichen Proportion (2).

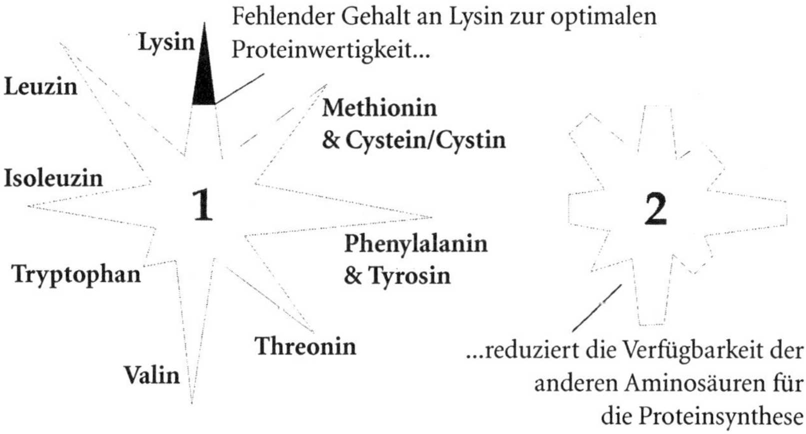


Grafik entnommen: Ferguson J: Ten best protein sources. Natural Physique (1991) 8

dem Reis verwerten kann. Selbst wenn andere Aminosäuren im Überschuss vorliegen, so kann der Körper durch die kleine Menge an Lysin nur eine begrenzte Menge dieses Proteins verwerten.

In der täglichen Ernährungspraxis allerdings trifft der Mangel an einer Aminosäure oft mit dem Überschuß an einer anderen zusammen. Zwar sind Getreideproteine arm an Lysin, jedoch reich an Methionin. Bei Hülsenfrüchten liegen die Verhältnisse meist umgekehrt. Durch eine Kombination beider Nahrungsmittel läßt sich dann eine wesentlich höhere Wertigkeit des Proteins für den Körper erzielen. Als Beispiel dafür kann die mexikanische Küche dienen, die auch bei fleischlosen Gerichten mit Bohnen und Mais ein akzeptables Aminosäurenprofil liefert. So stellt eine limitierende Aminosäure eigentlich kein Problem dar, außer man ernährt sich sehr einseitig und bezieht sämtliches Nahrungseiweiß aus einem einzigen Lebensmittel.

**Tab. 2 Nahrungsproteine und Kompensationsrate**

Die Theorie der limitierenden Aminosäure und der daraus resultierenden Wertigkeit eines Eiweißes ist allgemein anerkannt und gilt als zuverlässige und sichere Methode der Bewertung von Proteinen. Eine interessante Ergänzung dazu kommt aus der ehemaligen UDSSR (a).

Der Organismus von Menschen und Tieren verfügt offenbar über die Fähigkeit, die Proteinwertigkeit von Nahrungseiweiß über den körpereigenen Aminosäurepool (siehe dazu unter 1.7.3) zumindest vorübergehend auszugleichen. Vermutlich geschieht dies durch eine effektivere Nutzung der jeweils zur Aufwertung benötigten Aminosäuren. Je hochwertiger das zugeführte Eiweiß, desto geringer ist die sog. Kompensationsrate, je minderwertiger das zugeführte Protein, desto höher ist die mögliche Kompensationsrate.

Selbst bei alleiniger Zufuhr von Eiweißen, die theoretisch eine Wertigkeit von Null aufweisen, wie z.B. Gelatine, die kein Tryptophan enthält, betrug die Kompensation aus dem

**Kompensationsrate von Nahrungsproteinen [a]**

| Proteinklasse | Biologische Wertigkeit | Kompensationsrate |
|---|---|---|
| I<br>Proteine mit Ernährungsfunktion; vertreten durch Milch- und Eiproteine | 50-70 | 10-35 % |
| II<br>Proteine mit guter Aminosäurenbilanz; vertreten durch Proteine in Fleisch (Rind), Fisch, Soja, Leinsamen | 80 | 0 % |
| III<br>Proteine mit schlechter Aminosäurenbilanz, vertreten durch Getreideproteine | 20-70 | 0-20 % |

Aminosäurenpool kurzfristig noch rund 25 %. Diese Fähigkeit des Körpers zum Ausgleich von Aminosäuremängeln besteht jedoch nur über einen begrenzten Zeitraum: Tiere, die derart ernährt wurden, starben nach einiger Zeit. Nach Tschernikow (a) können die Nahrungsproteine gemäß ihrer Kompensationsrate wie nebenstehend klassifiziert werden.

Tschernikow empfiehlt, Nierenkranke vorwiegend mit Proteinen der Klasse I zu versorgen, da die hohe Kompensationsrate dieser Eiweiße zu einer effektiveren Verwertung der zum Ausgleich benötigten Aminosäuren und damit zu einer stark verringerten Bildung von Endprodukten des Proteinstoffwechsels führt; die Nieren als Ausscheidungsorgan werden somit entlastet. Darüber hinaus bietet er auf der Basis seiner Proteinklassifikation eine Kompensationsdiät an, in der die Proteinklassen jede Woche gewechselt werden:

- Woche 1: Eiweißzufuhr über Proteine der Klasse I
- Woche 2. Eiweißzufuhr über Proteine der Klasse II
- Woche 3: Vegetarische Ernährung; Eiweißzufuhr über Proteine der Klasse III; dann Wiederholung des Zirkels

Auf diese Weise wird der Aminosäurenstoffwechsel in höchstem Maße effektiviert; von Woche zu Woche wird die Kompensation auf andere Aminosäuren verlagert, mit möglicherweise stimulatorischen Effekten für den gesamten Organismus (b). Eine solche Diät empfiehlt sich allerdings allein für Situationen, in denen höchste Anforderungen an die Proteineffektivität gestellt werden und hochwertige Nahrungsergänzungen nicht verfügbar sind; ärztliche Aufsicht ist dringend anzuraten.

Für den Sportler bedeutet die Kompensationsfähigkeit des Körpers in Bezug auf Nahrungsproteine, daß eine geringere (oder geringerwertige) Eiweißzufuhr über einen kurzen Zeitraum (etwa auf Reisen) keinen nachteiligen Effekt auf die Leistungsfähigkeit haben muß, wenn gleichzeitig ausreichend andere Nährstoffe (Kohlenhydrate oder Fette) zur Energieversorgung verzehrt werden.

---

a. Tschernikow, MP: Classification of food proteins and some problems in nutrition. Voprosy Pitaniya (1987) 5: 35-38, zitiert nach Soviet Sports Review (1989) 6: 101ff.

b. Hernandez, M et. al. The protein efficiency ratio of 30:70 mixtures of animal:vegetable protein are similar or higher than those of the animal foods alone. J Nutr (1996) 126: 574-581.

## 1.5 Proteinverdauung

Alle Proteine, das Steak ebenso wie das Eiweiß aus einem Teller Haferbrei, werden im Magen in kürzere Peptidketten gespalten. Dies geschieht durch die dort vorhandene Salzsäure und das Enzym Pepsin, das als Vorstufe Pepsinogen von den Hauptzellen der Magenschleimhaut gebildet und durch die Magensäure aktiviert wird. Aus den langen Peptiden des Nahrungseiweißes werden also, vereinfacht ausgedrückt, kürzere Ketten. Im Zwölffingerdarm und im Dünndarm erfolgt dann eine weitere Aufspaltung der Peptide mit Hilfe der Enzyme Trypsin, Chymotrypsin und den Carboxypeptidasen aus der Bauchspeicheldrüse.

Es erfolgt allerdings nicht immer eine vollständige Spaltung bis zu den Einzelbausteinen. Nach den mehrfachen Spaltungsvorgängen im Zwölffinger- und Dünndarm liegen am Ende einzelne Aminosäuren vor, sowie Dipeptide (zwei miteinander verknüpfte Aminosäuren) und Tripeptide (drei miteinander verknüpfte Aminosäuren). Dabei läuft die Verdauung des lebenswichtigen Nährstoffs Protein sehr effektiv ab: Weniger als 5 % des aufgenommenen Proteins wird mit dem Stuhl ausgeschieden [1].

Die Aminosäuren und kurzkettigen Peptide werden im Dünndarm mit speziellen Transportmolekülen, engl. „Carrier" genannt, resorbiert. Mit Hilfe dieser Carrier werden die Aminosäuren durch die Darmwand in das Blut eingeschleust. Dabei gibt es verschiedene Carrier im Darm, die jeweils nur für einige Aminosäuren zuständig sind. Wenn jemand eine einzelne Aminosäure in hoher Dosis zuführt, kann es vorkommen, daß von einer anderen Aminosäure, die dieses Transportsystem ebenfalls benötigt, sehr viel weniger aufgenommen wird. Das kann zu einem Ungleichgewicht im Körper, schlimmstenfalls sogar zu Stoffwechselstörungen führen.

Das System der Carrier kann aber auch zum Vorteil genutzt werden: Wenn einzelne Aminosäuren gezielt und in größerer Menge aufgenommen werden sollen, um bestimmte Funktionen im Körper auszulösen (z.B. eine gesteigerte Produktion von Neurotransmittern im Gehirn, die einen erhöhten Wachstumshormonausstoß auslösen, oder eine vermehrte Ausschüttung des beruhigenden Hormons Serotonin, siehe dazu 6.5 und 7.12), kann bei einem Verzicht auf solche Aminosäuren, die um den gleichen Carrier konkurrieren, ein höherer Blutspiegel und damit eine bessere Wirkung der erwünschten Aminosäure erzielt werden. So fußt auch die in Illustrierten häufiger aufgestellte Behauptung, „Kohlenhydrate machen glücklich", auf dem System der Aminosäuren-Carrier: Durch den bevorzugten Verzehr von Kohlenhydraten steigt der Insulinspiegel im Blut deutlich an. Dies führt dazu, daß alle Aminosäuren außer dem unentbehrlichen Tryptophan in die Muskelzellen transportiert werden. Relativ gesehen, steigt also die Konzentration von Tryptophan im Blut deutlich an. Dieses gelangt dann durch die Blut-Hirn-Schranke in das Gehirn, wo es als Vorstufe für die Synthese des Hormons Serotonin zur Verfügung steht. Serotonin übt eine beruhigende, leicht euphorisierende, einschläfernde Wirkung aus und kann so ein Gefühl des Wohlbehagens hervorrufen.

Neben den Carriern für einzelne Aminosäuren existieren auch Transportmoleküle für Di- und Tripeptide. Auch diese können also direkt aus dem Darm in den Blutkreislauf aufgenommen werden. Längere Peptidketten werden aber nicht resorbiert; sie müssen erst weiter aufgespalten werden [4].

Das System der Peptid-Carrier kann deshalb auch als Barriere dienen, z.B. für sog. orale Peptidhormone (oral: durch den Mund) wie Wachstumshormon oder IGF-1. Diese Peptidhormone bestehen aus einer großen Kette von Aminosäuren, wesentlich länger als ein Tripeptid. Daher können solche Hormone, ebenso wie das Insulin, nicht in aktiver Form in den Körper gelangen, wenn sie zunächst Mund, Magen und Darm passieren müssen. Gleiches gilt für die von manchen Versendern immer noch angebotenen, angeblich verjüngenden oder leistungssteigernden Drüsenextrakte, die in Form von Kapseln oder Tabletten geschluckt werden müssen: Ebenso wie die vorgenannten dubiosen Sport-Supplemente gehen Sie bei oraler Einnahme den Weg allen Proteins und werden somit lediglich zu einer teuren Art der Aminosäurenzufuhr. Die Salzsäure des Magens und die Enzyme des Verdauungstraktes werden diese langen Peptide immer zu kürzeren, resorbierbaren Bestandteilen abbauen, so wie jedes andere Nahrungseiweiß auch. Deshalb müssen solche Substanzen dem Körper immer in Form einer Injektion zugeführt werden, um hormonähnliche Wirkungen zu entfalten.

**Tab. 3 Aminosäuren, geordnet nach Carriern und Einnahmedisziplin**

Die nebenstehende Tabelle zeigt, welche Gruppen von Aminosäuren das gleiche Carrier-System benutzen. Die Aminosäuren als Bausteine des Proteins erfüllen im Körper vielfältige Aufgaben. Für den Ersatz und Neuaufbau von Gewebeproteinen wie z.B. der Muskulatur werden alle 20 proteinbildenden Aminosäuren benötigt. Verzehrt man eine proteinhaltige Mahlzeit, werden alle Aminosäuren einer Gruppe von den gleichen Carriern im Blut zu den Geweben transportiert.

Einzelne Aminosäuren weisen dagegen auch spezifische Wirkungen auf; so sind sie z.B. an der Funktion von Neurotransmittern (Überträgerstoffen) im Gehirn beteiligt. Gelangt eine dieser Aminosäuren in großer Konzentration in das Gehirn, kann sie dort eine gesteigerte Produktion von Neurotransmittern und eine erhöhte Ausschüttung bestimmter Hormone auslösen. Dafür empfiehlt sich die Einnahme der gewünschten Aminosäure einzeln und mit gebührendem Abstand zu anderem Protein. So kann eine deutliche Wirkungsverstärkung erzielt werden.

Am Beispiel des Tyrosins soll dieses Prinzip erläutert werden: Tyrosin kann Konzentration und Aufmerksamkeit unter Stressbedingungen steigern. Vor allem Manager und andere beruflich stark geforderte Personen machen sich diese Eigenschaft des Tyrosins zunutze. Bei einer proteinreichen Mahlzeit liegen alle Aminosäuren im Darm vor; für den Transport im Blut müssen sie sich die Carrier teilen. Deshalb gelangt nur wenig Tyrosin in das Gehirn, da es sich mit allen anderen Aminosäuren aus der Gruppe der Großen Neutralen die Carrier teilen muß. Wird das Tyrosin aber einzeln und auf nüchternen Magen eingenommen, so stehen ihm genügend freie Carrier zur Ver-

| | |
|---|---|
| **Säuren** | **Basen** |
| • Asparaginsäure | • Arginin |
| • Glutaminsäure | • Lysin |
| | • Ornithin |
| **Kleine Neutrale** | **Große Neutrale** |
| • Asparagin | • Histidin |
| • Glutamin | • Isoleuzin |
| • Prolin | • Leuzin |
| • Serin | • Valin |
| | • Methionin |
| **Nicht zugeordnet** | • Phenylalanin |
| | • Tyrosin |
| • Alanin | • Tryptophan |
| • Cystein | |
| • Glyzin | |
| • Taurin | |

Zuordnung nach: Colgan M: Human growth hormone – promoting its release the natural way. Muscle & Fitness (1988) 1: 76.

fügung. Auf diese Weise gelangt viel mehr Tyrosin in das Gehirn, was die Produktion von Dopamin deutlich steigert. Das Dopamin dient als Vorstufe zur Bildung der Hormone Noradrenalin und Adrenalin. Ein erhöhter Dopamin- und Noradrenalinspiegel löst dann die gewünschte anregende und stimmungsaufhellende Wirkung aus.

Die Einnahme auf nüchternen Magen, am besten im Abstand von drei Stunden zur letzten Mahlzeit und mit einer weiteren Stunde Abstand zur nächsten Mahlzeit führt auch dazu, daß eine recht gute Tyrosin-Wirkung mit einer geringeren Dosis erzielt werden kann. Wann immer eine einzelne Aminosäure die beste Wirkung bei dieser Art der Einnahme verspricht, wird im vorliegenden Buch der Begriff „Einnahmedisziplin" verwendet.

Eine abgeschwächte und leichter anwendbare Art der Einnahme wäre die zwischen den Mahlzeiten, auch wenn diese nicht bis zu vier Stunden auseinanderliegen. Dabei muß bedacht werden, daß größere Mengen Fett in einer Mahlzeit die Magenentleerung verzögern. In diesem Fall strömen die Aminosäuren langsamer in das Blut ein und die Konkurrenz um Carrier stellt sich erneut, wenn auch in abgeschwächter Form. Die Einnahme zwischen den Mahlzeiten wäre also als zweitbeste Form der Einnahme zu werten.

Bei der Einnahme einer einzelnen Aminosäure mit einer Mahlzeit werden in der Regel erheblich höhere Dosierungen benötigt, um die gewünschten Konzentrationen im Blut und nachfolgend im Gehirn zu erreichen. Beim Tyrosin muß überdies die hemmende Wirkung der verzweigtkettigen Aminosäuren Isoleuzin, Leuzin und Valin bedacht werden, die der gleichen Gruppe angehören und auf jeden Fall bevorzugt im Blut transportiert werden.

Eine strenge Einnahmedisziplin ist nur erforderlich, wenn eine Aminosäurenwirkung über Neurotransmitter und Hormone im Gehirn gewünscht wird. Für die immunstimulierenden und organspezifischen Wirkungen einzelner Aminosäuren ist sie in der Regel nicht nötig. In Einzelfällen bietet zwar auch hier die Einnahme auf nüchternen Magen leichte Vorteile hinsichtlich der Resorption, doch diese fallen erfahrungsgemäß kaum ins Gewicht.

An dieser Stelle soll auch gleich mit einer anderen Halbwahrheit aufgeräumt werden. Noch immer wird von einigen Ernährungsexperten die Auffassung vertreten, der Körper könne nur 30 g Protein pro Mahlzeit aufnehmen. Das ist definitiv falsch; der Darm kann pro Tag etwa 600 g Aminosäuren resorbieren. Auch die Verwertung im Körper ist nicht begrenzt: Die Menge an bereitstehenden Aminosäuren nach der Verdauung bestimmt letztlich, was damit im Stoffwechsel geschieht. Selbst hier gibt es also keine magische Grenze, ab der Eiweiß „nicht mehr verwertet" werden kann. Wieviel des Nahrungseiweißes letztlich als Gewebeprotein endet, hängt von verschiedenen Faktoren ab und kann nicht genau angegeben werden.

## 1.6 Verstoffwechselung von Aminosäuren in der Leber

Hier soll noch einmal speziell auf die Verstoffwechselung der Aminosäuren eingegangen werden. Diese gelangen als Grundbausteine des Eiweißes nach der Resorption im Dünndarm über die Pfortader zur Leber. Dort erfolgt eine erste Umsetzung, der sog. „First-Pass-Effekt". Die verzweigtkettigen Aminosäuren Leuzin, Isoleuzin und Valin ausgenommen (engl. „Branched Chain Amino Acids" genannt, abgekürzt BCAAs; deren Verstoffwechselung erfolgt überwiegend in der Muskulatur), werden alle anderen Aminosäuren vornehmlich in der Leber ab- und umgebaut, wie die hohen Konzentrationen der entsprechenden Enzyme in diesem Organ anzeigen [5]. Es liegen Zahlen vor, nach denen bis zu 58 % der ankommenden Aminosäuren in der Leber oxidiert (verbrannt) werden [6]. Diese Verbrennung von Aminosäuren tritt besonders dann auf, wenn Eiweiß im Überschuß zugeführt wird [5].

Selbst wenn Aminosäuren intravenös verabreicht werden, d.h. direkt in die Vene gespritzt, wird der Großteil (70-75 %) dieser Eiweißbausteine zunächst in der Leber verstoffwechselt, nur ein geringer Teil (25-30 %) gelangt direkt in die Muskulatur [7]. Im Gegensatz dazu nimmt der Muskel aber etwa zwei Drittel der BCAAs auf [7]. Andere Studien zeigen, daß der Anstieg des Aminosäurespiegels im Blut im wesentlichen dem Spektrum an unentbehrlichen Aminosäuren des zugeführten Proteins entspricht, nicht jedoch dem an entbehrlichen [8]. Daraus läßt sich folgern: Das Aminosäureprofil eines verzehrten Eiweißes bestimmt nur zu einem sehr geringen Teil das Spektrum an Aminosäuren, das letztlich von der Muskulatur aufgenommen wird. Ein Überschuss an Aminosäuren wird zum Großteil durch

Enzyme in der Leber oxidiert, während jene Aminosäuren, die vom Körper benötigt werden, in das Blut abgegeben und zu den entsprechenden Geweben und Organen transportiert werden.

## 1.7 Ein Modell des Aminosäurestoffwechsels

Im Folgenden soll dargestellt werden, wie Aminosäuren im Körper verstoffwechselt werden. Obwohl die Stoffwechselwege noch nicht bis ins letzte Detail erforscht sind, so soll hier der aktuelle Stand der Forschung wiedergegeben werden. Darüber hinaus wird erörtert, inwieweit diese Vorgänge durch eine sehr hohe oder sehr niedrige Eiweißzufuhr beeinflußt werden können.

### *1.7.1 Homöostase*

Von wenigen Ausnahmesituationen abgesehen, ist der Körper stets bemüht, seine Proteinspeicher konstant zu halten; dieser Zustand wird Homöostase (Gleichgewicht) genannt. Auch im Falle des Aminosäurepools (siehe dazu 1.7.3) sowie bei der Rate des Proteinumsatzes herrscht weitgehende Konstanz. Ausnahmesituationen wären ein Bodybuildingtraining, bei dem es das Ziel ist, die Proteinspeicher nach einem vorübergehenden Abbau unter Belastung auf ein höheres Niveau anzuheben, oder eine ernste Erkrankung, bei welcher der Körper verstärkt Gewebeproteine abbaut, um Bausteine für das Immunsystem bereitzustellen. Auch in anderen Stress-Situationen, z.B. bei sehr hohen oder sehr niedrigen Proteinzufuhren bis hin zum Nahrungsverzicht beim Fasten, kann der Körper Veränderungen in den oben genannten Stoffwechselwegen vornehmen, um die Proteinspeicher im Körper trotzdem weitgehend konstant zu halten.

Das unter Normalbedingungen herrschende Gleichgewicht wird durch mehrere Mechanismen gesteuert: Durch den Aminosäuretransport im Blut und deren Aufnahme in das entsprechende Gewebe bzw. Organ, durch Aminosäureoxidation und -abbau, sowie durch Proteinaufbau und Proteinabbau. Der Transport von Aminosäuren im Blut über die sog. Carrier wurde zuvor bereits erklärt. Die Oxidation der Aminosäuren, also deren Abbau zur

Bereitstellung von Baumaterial für andere Verbindungen, sowie zum Transport von Stoffwechselprodukten soll nachfolgend erläutert werden.

### *1.7.2 Aminosäureabbau und -oxidation*

Die Oxidation und der Abbau können prinzipiell durch zwei verschiedene Mechanismen erfolgen: Desaminierung und Transaminierung. Bei der Desaminierung (Abspaltung der Aminogruppe NH2 von der Aminosäure) entsteht als Abfallprodukt Ammoniak (NH3), ein giftiges Stoffwechselprodukt. In vielen Geweben wird Ammoniak an Glutaminsäure gebunden, wodurch Glutamin entsteht. Dieses Glutamin wird dann im Blut zur Leber transportiert, wo wieder eine Spaltung in Ammoniak und Glutaminsäure erfolgt. Zwei Ammoniakmoleküle bilden dann ein Molekül Harnstoff, das über die Nieren mit dem Urin ausgeschieden wird.

Bei der Transaminierung gibt eine Aminosäure ihre Aminogruppe an eine andere Verbindung ab, wodurch eine neue Aminosäure entsteht. So kann z.B. aus Pyruvat und einer Aminogruppe die entbehrliche Aminosäure Alanin entstehen. Durch die Anlagerung einer Aminogruppe an Ketoglutarat entsteht die Aminosäure Glutamin.

Bei der Abspaltung von Ammoniak aus einer Aminosäure entsteht die entsprechende Ketosäure, die im Körper verschiedene Stoffwechselwege einschlägt. So kann daraus einerseits direkt Energie gewonnen, oder Glukose bzw. Fettsäuren daraus gebildet werden [1]. Letztlich können also auch Aminosäuren als Blutzucker, Glykogen oder sogar als Fettsäure im Fettgewebe enden, wenn sie im Überschuß zugeführt werden. Allerdings sind die Umbauprozesse von Aminosäuren bis hin zu Fettsäuren biochemisch sehr aufwendig, so daß weniger als die Hälfte der Energie eines Eiweißüberschusses im Fettgewebe eingelagert wird.

Die Rate der Aminosäureoxidation, also der Verbrennung zur Energiegewinnung, sinkt bei niedriger Proteinzufuhr und erhöht sich bei einem über dem Bedarf liegenden Proteinangebot [10-14]. In der gängigen Kraftsport-Literatur wird die Aminosäureoxidation häufig negativ beurteilt. Dabei wird aber das Konzept des „anabolic drive“ nicht beachtet [15,16]. Dieses Modell geht davon aus, daß bei der Aminosäureoxidation entstehende Stoffwechselprodukte wichtige Aufgaben im Körper übernehmen und auch einen wesentlichen Einfluß auf Wachstumsvorgänge ausüben können. So entsteht bei der Oxidation der unentbehrlichen Aminosäure Leuzin das Ketoisocaproat (KIC), das vermutlich eine fördernde Rolle beim Proteinaufbau spielt [17]. Wenn KIC oxidiert wird, entsteht beta-Hydroxy-Methyl-Butyrat, besser unter dem Kürzel HMB bekannt, das positive Effekte hinsichtlich einer Verminderung des Proteinabbaus zeigt, was letztlich den Proteinbestand verbessert. [18]. In diesem Licht darf die Oxidation von Aminosäuren beim Kraftsportler nicht von vornherein negativ beurteilt werden.

### *1.7.3 Der Aminosäurepool*

Im Körper gibt es zwei wesentliche Bereiche, in denen Aminosäuren gespeichert werden. Zunächst wären hier das Leberprotein als kurzfristige Reserve für ca. 24 Stunden und das Muskelprotein als Langzeitreserve zu nennen; beides kann bei Bedarf angegriffen werden und Aminosäuren freisetzen. Der andere Bereich kann keiner Stelle im Körper zugeordnet werden; dieser sog. Pool an freien Aminosäuren existiert in verschiedenen Körpergeweben. Der Aminosäurepool erlaubt dem Körper eine augenblickliche Reaktion auf Bedarfssituationen. Dieser im Vergleich zum Muskelprotein sehr kleine Speicher dient vorrangig als Aminosäurelieferant für den Proteinaufbau im Körper; er wird durch die Oxidation von Aminosäuren aus Abbauprozessen sowie durch Aminosäuren aus der Nahrung ständig wieder aufgefüllt.

Bei einem 70 kg schweren Mann kann von einem Proteinbestand von etwa 10 kg ausgegangen werden. Im Gegensatz dazu wird der Pool an freien Aminosäuren auf gerade einmal 100 g geschätzt. Bezieht man die Aminosäure Taurin, die im Stoffwechsel entsteht, mit ein, ergibt sich ein Bestand von 130 g [19]. Daneben zirkulieren ca. 5 g an freien Aminosäuren im Blut. Damit enthält der freie Aminosäurenpool nur wenig mehr als ein Prozent des gesamten Körpereiweißes.

Trotzdem spielt dieser eher geringe Speicher eine wichtige Rolle. Zunächst ist zu bemerken, daß dieser Pool die Verbindung zwischen dem Körperpro-

Abb. 2 Proteinumsatz: Proteinaufbau, -abbau und Aminosäurenpool

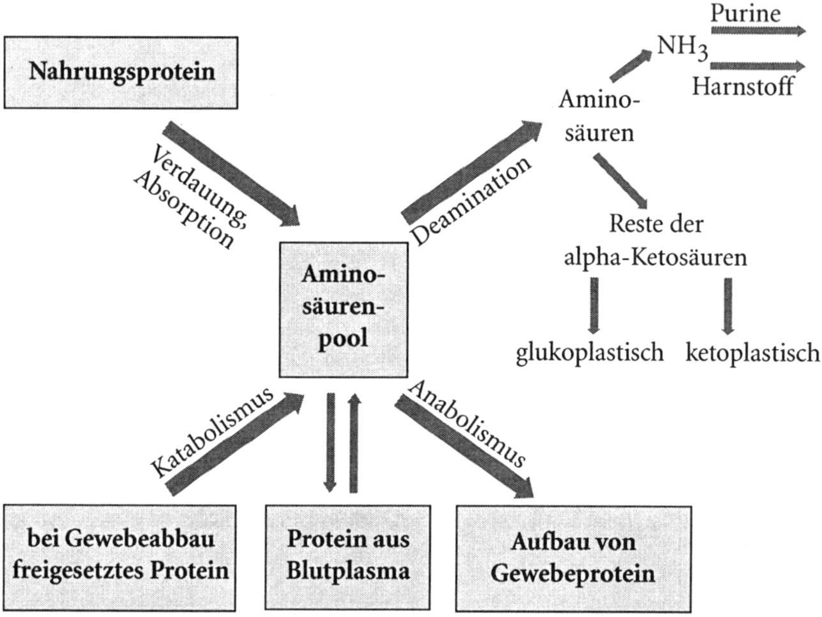


tein und den Aminosäuren aus der Nahrung darstellt. Sowohl die Eiweißbestandteile aus der Nahrung, als auch die Aminosäuren aus dem Bestand des Körpers füllen den Vorrat des Pools. Im Rahmen des täglichen Proteinumsatzes (Abbau und Neuaufbau von Körpereiweiß) dient dieser kleine Pool als Zwischenspeicher.

Dabei weist die Aminosäure Glutamin mit 60 % die bei weitem höchste Konzentration aller Aminosäuren im Pool auf. Der Glutamingehalt des Pools regelt unter anderem den Proteinaufbau und Abbau, so daß Schwankungen der Konzentration dieser Aminosäure auch den Muskelaufbau beeinflussen. In zwei Studien untersuchten Wissenschaftler anhand von Muskelpräparaten, inwieweit eine unterschiedliche Glutaminkonzentration in der das Präparat umgebenden Lösung zu einer Beeinflussung der Proteinsynthese führte. Dabei zeigte sich, daß eine höhere Glutaminkonzentration in der

Tat zu einem vermehrten Eiweißaufbau in den Muskelzellen führte, und umgekehrt [20,21]. Diese Studien begründeten die Forderung nach einer verstärkten Glutaminzufuhr im Kraftsport. Im Hinblick auf ihre aufbauende Wirkung wäre der Einsatz dieser Aminosäure auch für frisch operierte Patienten zu überdenken, oder solche, die unter einer katabolen (abbauenden) Stoffwechsellage leiden, wie Krebs- oder AIDS-Patienten. Da Taurin die am zweithöchsten konzentrierte Aminosäure im Aminosäurenpool ist, werden oft die gleichen Argumente für eine Nahrungsergänzung mit dieser Substanz vorgebracht.

Allerdings kann man die orale Zufuhr dieser Aminosäuren als Kapsel oder Pulver nicht vergleichen mit einem Versuchsaufbau, wo isolierte Zellen von einer wässrigen Lösung mit erhöhten Glutamin-Konzentrationen umgeben sind. Es wurde bereits erläutert, daß die Leber einen Großteil der Aminosäuren, die im Darm aufgenommen werden, in andere Aminosäuren umbaut. Es muß also davon ausgegangen werden, daß vergleichsweise hohe orale Glutamindosen erforderlich wären, um deutliche Anstiege des Blutspiegels und damit auch nennenswerte Effekte zu erzielen. Andernfalls müßte über eine intravenöse Verabreichung nachgedacht werden (siehe zu Glutamin auch unter 6.1 und 7.19).

Als Beispiel dafür, wie stark die Filterfunktion der Leber ausfällt, mag eine Studie dienen, bei der Versuchspersonen unter deutlich erhöhter Proteinzufuhr (3 g pro kg Körpergewicht täglich) lediglich Anstiege von 30 % der im Blut vorliegenden Aminosäuren zeigten, mit Ausnahme der BCAAs, bei denen sich die Blutkonzentration zumindest verdoppelte [22]. Dies zeigt wiederum, wie strikt der körpereigene Aminosäurenpool reguliert wird. Da außerdem die Konzentration von Aminosäuren im Blut von der Menge der Aminosäuren, die in die Muskulatur aufgenommen werden, deutlich abweichen kann [23], ist auch daraus zu ersehen, daß eine Aminosäurezufuhr, die die Blutspiegel verändert, nicht unbedingt auch Effekte in der Muskulatur zeigen muß.

Weil der Aminosäurenpool im Körper sehr strikt reguliert wird [24] und verschiedene Studien bei unterschiedlichen Bedingungen zu sehr ähnlichen Konzentrationen des Gehaltes an freien Aminosäuren führten [23,25], wird die niedrigdosierte Zufuhr einer einzelnen Aminosäure wohl nur in Ausnahmefällen nennenswerte Effekte zeigen. So führt Furst [23] aus: „Die Tatsache, daß die intrazelluläre Aminosäurekonzentration von einer Person zur anderen einwandfrei reproduzierbar ist, legt nahe, daß der Gehalt an jeder einzelnen Aminosäure in der Zelle exakt durch biophysikalische und biochemische Prozesse reguliert wird."

Allerdings könnte im Fall des Glutamins ein anderer, indirekter Mechanismus für eine orale Wirksamkeit dieser Aminosäure verantwortlich sein. Glutamin ist mitverantwortlich für den Säure-Basen-Haushalt. Wie Studien an Ausdauersportlern [26] und an Personen mit Verletzungen und schweren Infekten zeigen, sinkt der Glutaminspiegel unter solchen Bedingungen ab, was vermutlich durch katabole Hormone verursacht wird [23].

Der größte Einfluß dieser Aminosäure als Kapsel oder Pulver könnte demnach eine Verhinderung des Abfalls der Glutaminkonzentration im Aminosäurepool sein [26]. Somit könnte indirekt eine Wirkung durch eine orale Zufuhr erzielt werden, ohne daß es durch eine solche Gabe zu einem Anstieg der Glutaminkonzentration oberhalb des normalen Bereichs kommt.

### *1.7.4 Protein Turnover: Proteinabbau und -neuaufbau*

In allen Organen des Körpers laufen Proteinaufbau und -abbau ununterbrochen ab, was als Proteinumsatz (engl. Protein Turnover) bezeichnet wird. Dieser dynamische Prozeß stellt Aminosäuren für den Aminosäurepool zur Verfügung und entnimmt ihm im Gegenzug auch wieder Aminosäuren. Nebenbei bemerkt, ein vermehrter Aufbau von neuem Eiweiß ist meist auch mit einem erhöhten Proteinabbau in dem entsprechenden Gewebe verbunden; allerdings wird in der Summe mehr Protein auf-, als abgebaut. Die Hintergründe für diesen eigentlich wenig ökonomischen Stoffwechselvorgang sind noch unbekannt [24].

Die Zeitspannen, in denen die verschiedenen Gewebe des Körpers im Rahmen des ständig ablaufenden Proteinumsatzes ihre Eiweiße auf- und abbauen, unterscheiden sich deutlich. So findet dieser Turnover in der Leber innerhalb von wenigen Stunden statt, während er in der Skelettmuskulatur noch im Verlauf von Tagen nachweisbar ist [19,24]. Noch langsamer erfolgt der Proteinumsatz in den Sehnen und Bändern, wo es Monate oder gar Jahre dauern kann, bis sich die einzelnen Proteine erneuert haben.

Man geht davon aus, daß ein Mann mit durchschnittlichem Gewicht, bei normaler gemischter Kost und ohne stärkere körperliche Aktivität, täglich etwa 300 g Eiweiß abbaut und wieder neu synthetisiert. Bei einem höheren Körpereiweißbestand (mehr Muskelmasse) fällt der Proteinumsatz größer aus, bei weniger ausgeprägter Muskulatur geringer.

Auf den ersten Blick mag ein derart hoher Proteinumsatz im Körper verschwenderisch erscheinen, insbesondere, wenn man bedenkt, daß dieser Vorgang lediglich dazu dient, den Bestand an Körpereiweiß zu erhalten. Allerdings steht dem Körper mit dem Protein Turnover ein wichtiges Instrument zur Verfügung, um in Stress-Situationen schnell reagieren zu können. So kann der durch eine Infektion erhöhte Argininbedarf der Immunzellen, oder der durch eine große Wunde verursachte Mehrbedarf an BCAAs zur Gewebeneubildung umgehend gedeckt werden. Wird in diesen Fällen nicht ausreichend Nachschub in Form hochwertigen Nahrungsproteins zugeführt, bedient sich der Körper aus den großen Proteinspeichern in Leber und Muskulatur.

Ein reduzierter Proteinumsatz kann die Fähigkeit des Körpers, auf solche belastenden Situationen zu reagieren, einschränken [24,27,28]. Man vermutet, daß der erhöhte Muskelabbau bei Brandopfern und Schwerverletzten deshalb auftritt, um dem Stoffwechsel vermehrt freie Aminosäuren, in erster Linie Glutamin, zur Verfügung zu stellen und damit das Immunsystem zu stabilisieren [27]. Dies sind weitere Argumente für einen erhöhten Bedarf hochwertigen Proteins bei Erkrankten.

Der tägliche Proteinumsatz wird von mehreren Faktoren beeinflußt. Dazu zählen die Spiegel verschiedener Hormone (Testosteron, Schilddrüsenhormone, Insulin, Cortisol, Wachstumshormon, Glukagon), die Gesamtkalorienzufuhr und die Verfügbarkeit von einzelnen Aminosäuren. Langfristig können der Schilddrüsenhormon- und der Testosteronspiegel im Blut durch die Ernährung beeinflußt werden. Das männliche Geschlechtshormon und damit der Proteinaufbau steigt bei einer höheren Fettzufuhr an. Bei einer hohen Gesamtkalorien-, Eiweiß- und Kohlenhydratzufuhr steigen die Hormone der Schilddrüse an; sie erhöhen die Stoffwechselrate und sorgen dabei auch für eine verstärkte Verbrennung von Aminosäuren. Im Verlauf von einer Mahlzeit zur nächsten scheinen aber die Verfügbarkeit der Aminosäuren und der Insulinspiegel jene Faktoren zu sein, die den Proteinumsatz bestimmen [29].

### *1.7.5 Aminosäuren und Insulin*

Wie bereits erwähnt übt Insulin, das Hormon der Bauchspeicheldrüse, einen wichtigen Einfluss auf den Proteinumsatz aus, ebenso wie die Verfügbarkeit einzelner Aminosäuren. Allerdings verändern diese beiden Faktoren den Protein Turnover auf unterschiedliche Weise. Entgegen der unter Kraftsportlern verbreiteten Auffassung besitzt das Insulin eher eine den Proteinabbau hemmende Wirkung und fördert den Neuaufbau von Protein deutlich schwächer als angenommen [30-33]. Lediglich eine Studie kam zu anderen Ergebnissen [34]. Es ist sogar so, daß eine Erhöhung des Insulinspiegels im Blut ohne gleichzeitigen Anstieg der Aminosäurekonzentration eher zu einer verringerten Proteinsynthese im Körper führt [29,35]. Im Gegensatz dazu zeigen freie Aminosäuren eher Effekte hinsichtlich eines verstärkten Neuaufbaus von Eiweiß, weniger eine Hemmung des Abbaus [30,31,36], obwohl auch hier nicht alle Studien konform gehen [37].

Untersuchungen mit der Aminosäure Glutamin haben gezeigt, daß die Proteinaufbauvorgänge bei gleichzeitiger Anwesenheit von Insulin und Glutamin im Blut am höchsten sind [29]. Dies konnte auch für andere Aminosäuren bestätigt werden [29]. Eine weitere Studie ergab, daß die alleinige Zufuhr von unentbehrlichen Aminosäuren und Glukose (um den Insulinspiegel zu erhöhen) ausreichte, um die Proteinsynthese zu stimulieren [38]. Ein optimaler Proteinaufbau erfordert also hohe Aminosäurekonzentrationen im Blut, bei gleichzeitig hohem Insulinspiegel.

Auf die Praxis übertragen bedeutet dies, daß der Muskelaufbau am stärksten ausfällt, wenn durch regelmäßigen Eiweißverzehr eine konstante Zufuhr von Aminosäuren erfolgt und der Insulinspiegel gleichzeitig auf mittlerem

Niveau stabilisiert wird. Diese für den Sportler und den Kranken (der ebenfalls einen verstärkten Proteinumsatz aufweist, und bei dem Proteinverluste in der Muskulatur durch verstärkte Aufbauprozesse wieder ausgeglichen werden müssen) günstige Situation wird am besten erreicht, wenn alle paar Stunden eine Mahlzeit, bestehend aus Eiweiß und Kohlenhydraten zugeführt wird. Dabei gilt jedoch, daß bereits eine vergleichsweise geringe Menge an Kohlenhydraten ausreicht, um den Insulinspiegel auf optimale Werte für den Muskelaufbau anzuheben. So konnte in einer Studie bereits bei der Gabe von lediglich 30 g Kohlenhydraten zusammen mit 13,5 g Eiweiß ein deutlicher Anstieg der Proteinsynthesevorgänge beobachtet werden [38].

### *1.7.6 Cortisol: Freund oder Feind?*

In der einschlägigen Literatur wird Cortisol, ein Stresshormon der Nebennierenrinde, das bei langem und harten Training vermehrt ausgeschüttet wird, als Feind des Sportlers bezeichnet. Das ist nicht völlig aus der Luft gegriffen, da ein wichtiger Effekt dieses Hormons darin besteht, den Neuaufbau von Protein zu bremsen, so daß unter dem Strich ein vermehrter Proteinabbau zu verzeichnen ist [39]. Außerdem hemmt Cortisol die Aminosäureaufnahme in die Muskulatur [39]. Von daher ist Cortisol sicherlich eher kontraproduktiv für den Muskelaufbau. Allerdings hat dieses Hormon noch andere Effekte im Körper. Es wirkt entzündungshemmend, so daß es bei niedrigen Spiegeln dieses Hormons vermehrt zu Entzündungsprozessen im Körper (z.B. Sehnenansatzentzündungen beim Sportler) kommt. Cortisol ist auch wichtig, weil es die Lipolyse und damit die Energiegewinnung aus der Fettverbrennung unterstützt. Außerdem gilt es zu bedenken, daß der ständig im Körper stattfindende Proteinabbau dem Organismus freie Aminosäuren zur Verfügung zu stellt, wenn diese unter Stress (auch Training bedeutet zunächst Stress für den Körper) in manchen Geweben vermehrt benötigt werden.

Die Höhe des Cortisolspiegels und damit das Ausmaß der Wirkungen dieses Hormons scheint im wesentlichen von der Blutzucker- und Insulinkonzentration abzuhängen. Bei hohem Blutzucker und entsprechend hohem

Insulinspiegel zirkuliert wenig Cortisol im Blut, und umgekehrt. So zeigen in vitro Studien (im Reagenzglas durchgeführte Untersuchungen), daß Cortisol erst nach vier Stunden seine den Proteinaufbau hemmenden und den Eiweißabbau fördernden Eigenschaften entfaltet. Umgekehrt kommt es innerhalb von einer Stunde nach einer Mahlzeit durch den Anstieg des Insulinspiegels zu einer Umkehrung der Wirkungen dieses Hormons [29]. Dies wiederum rechtfertigt die bei Bodybuildern gängige Praxis, alle 3-4 Stunden eine Mahlzeit zuzuführen.

### *1.7.7 Der Effekt von Krafttraining*

Ohne Zweifel beeinflußt ein regelmäßig durchgeführtes Training mit Gewichten den Proteinumsatz und die Aufbauvorgänge im Körper stark. Eine solche Belastung verändert den Auf- [40,41] und Abbau [42,43] von Eiweißstrukturen im trainierten Muskel. Allerdings sind die in Gang gesetzten Neusynthesevorgänge stärker als der Verlust, so daß unter dem Strich ein vermehrter Aufbau von Proteinen stattfindet [42,43].

Nach dem Training ist außerdem eine vermehrte Aufnahme von Aminosäuren in die Muskulatur nachzuweisen [43]. Es konnte dabei gezeigt werden, daß die Gabe von Glukose und Aminosäuren zu diesem Zeitpunkt den Proteinaufbau weiter fördert und den Abbau von Muskeleiweiß hemmt [43,44]. Ein weiteres Ergebnis war, daß die Proteinsynthese nach der Belastung für mindestens 36 Stunden erhöht bleibt [41]. Dies legt nahe, daß eine erhöhte Proteinzufuhr direkt nach dem Training und – in regelmäßigen Abständen – auch in den folgenden 36 Stunden wichtig ist, um diese Prozesse zu optimieren.

## 1.8 Resorptions- und Postresorptionsphase

Die Geschehnisse im Körper während der Aufnahme von Protein und danach lassen sich am Modell der Resorptions- und Postresorptionsphase erklären. Dieses Modell bezeichnet den Proteinaufbau im Körper, der in der Phase nach einer Nahrungszufuhr (Resorptionsphase) stattfindet sowie die Eiweißabbauvorgänge, die mehrere Stunden später auftreten, bis erneut wieder Nährstoffe zugeführt werden (Postresorptionsphase, z.B. über Nacht). Man geht davon aus, daß diese eigentlich wenig ökonomischen Vorgänge dazu dienen, die Körpergewebe mittels der Nahrungsaminosäuren über 24 Stunden konstanter zu versorgen [19].

Es wird vermutet, daß die nach einer Mahlzeit neu aufgebauten Eiweiße sog. labile Proteine sind, also solche, die in erster Linie als vorübergehender Speicher für Protein dienen [19]. Diese labilen Proteine werden über Nacht abgebaut, was über 24 Stunden zu einer ausgeglichenen Bilanz des Eiweißhaushaltes führt. So dienen die labilen Proteine, die zunächst in die verschiedenen Gewebe geleitet werden, quasi als Puffer, um einen Anstieg der freien Aminosäuren im Pool zu verhindern [46].

Der tägliche Wechsel von Auf- und Abbau, je nach Status der Nahrungszufuhr, wird durch die Proteinzufuhr beeinflußt. Wenn diese über den Tag gesteigert wird, erhöht sich der Proteinaufbau, doch kommt es dafür nachts zu einem verstärkten Abbau. Umgekehrt verhält es sich, wenn die Eiweißzufuhr mit der Nahrung verringert wird. Allerdings kommt es immer zu einer kurzzeitigen Verzögerung bei diesen Anpassungsvorgängen, wenn ein Wechsel der Eiweißzufuhr stattfindet. Dies führt letztlich dazu, daß ein Sportler bei einer erhöhten Eiweißzufuhr auch weiterhin mehr Protein benötigt, um einen Eiweißabbau zu verhindern.

## 1.9 Anpassungen bei hoher und niedriger Eiweißzufuhr

Die Verzögerungen bei der Anpassung des Proteinstoffwechsels fanden ihren Niederschlag im Modell des Proteincyclings, welches davon ausgeht, daß sich durch den Wechsel von Phasen mit hoher und niedriger Proteinzufuhr letztlich Vorteile hinsichtlich des Muskelaufbaus beim Sportler ergeben. Nachfolgend soll untersucht werden, ob das Konzept des Proteincyclings wirklich Vorteile verspricht.

### *1.9.1 Proteincycling*

Dieses Modell geht davon aus, daß es bei einer dauerhaft erhöhten Eiweißzufuhr zu einer Anpassung des Organismus dahingehend kommt, daß auch mehr Protein oxidiert, also abgebaut wird. Deshalb, so die Forderung, soll die Proteinzufuhr für einen gewissen Zeitraum (meist 3-30 Tage) reduziert werden, um danach den Muskelaufbau im Körper durch einen effizienteren Eiweißhaushalt bei wieder höherer Zufuhr mit der Nahrung zu forcieren.

### *1.9.2 Anpassungsmechanismen bei wechselnder Proteinzufuhr*

Dem Körper stehen mehrere Mechanismen zur Verfügung, um den Proteinbestand möglichst konstant zu halten. Die wichtigste Anpassungserscheinung bei erhöhter Eiweißzufuhr ist neben dem vermehrten Gewebeaufbau eine verstärkte Oxidation von Aminosäuren [24,48]. Wenn die Zufuhr unterhalb des Bedarfs für den optimalen Muskelaufbau gesenkt wird, erfolgt dagegen so gut wie keine Verbrennung von Aminosäuren [48]. Dieser Mechanismus, bei dem ein Überschuß an Aminosäuren vermehrt zur Energiegewinnung herangezogen wird, konnte in mehreren Studien nachgewiesen werden [10-14].

In einer Untersuchung erhielten Probanden entweder 1,3 g oder 2,0 g Protein pro Kilogramm Körpergewicht täglich und führten ein Krafttraining durch [46]. In der Gruppe mit der höheren Eiweißzufuhr war die Aminosäureoxidation um 150 % gegenüber den Werten der Vergleichsgruppe erhöht. Während bei der niedrigeren Eiweißgabe die Proteinsynthese und der Eiweißabbau auf Normalniveau (100 %) abliefen, waren diese bei 2,0 g Protein pro kg Körpergewicht auf 105 % bzw. 107 % erhöht. Allerdings kam es bei der Gruppe mit der höheren Eiweißzufuhr auch zu einem substantiellen Zuwachs an fettfreier Körpermasse von ca. 1,5 kg über 4 Wochen, was wiederum zeigt, daß eine erhöhte Aminosäureoxidation aus Sicht des Kraftsportlers nicht negativ sein muß.

Ähnliche Anpassungen konnten auch bei Tieren nachgewiesen werden. So kam es hier bei erhöhter Eiweißzufuhr zu einer Verstärkung von Proteinaufbau und Proteinabbau und zu umgekehrten Effekten bei geringer

Eiweißgabe: Ein geringerer Aufbau ging mit gehemmten Abbauprozessen einher [48,49]. Beim Menschen kommt es zu den gleichen Effekten. So führt eine verminderte Eiweißzufuhr zu einem geringeren Proteinumsatz [28], so daß Neuaufbau und Abbau gleichermaßen absinken und die Stickstoffbilanz gleich bleibt [50,51]. Es kommt also zu einer effizienteren, ökonomischeren Proteinverwertung im Körper.

Ein weiterer Mechanismus, der im Körper von der Eiweißzufuhr abhängt, ist der Harnstoffzyklus. Wenn im Körper durch ein Überangebot an Protein vermehrt Aminosäuren oxidiert werden, entsteht Ammoniak als Abfallprodukt, das letztlich in der Leber in Harnstoff umgewandelt und mit dem Urin ausgeschieden wird. So kommt es bei erhöhter Proteinzufuhr zu einer vermehrten Harnstoffausscheidung und zu einer niedrigeren bei weniger Eiweiß in der Nahrung [46].

### *1.9.3 Zeitintervalle für Anpassungen*

Eine wichtige Frage bei der Erörterung von Anpassungen des Körpers ist, wie lange es dauert, bis der Körper sich von einer hohen auf eine niedrige Proteinzufuhr eingestellt hat, und umgekehrt. Hier stellen sich wieder zahlreiche methodische Probleme, die es nicht zulassen, daß man bei Studien am Menschen exakte Daten über die genauen Zeitintervalle ermitteln kann. Tierversuche können aber Anhaltspunkte liefern:

Bei einer starken Verringerung der Eiweißzufuhr bei Ratten sinkt die Rate des Proteinumsatzes mit zunehmender Dauer der erniedrigten Zufuhr [52]. So wurde diesen Tieren in einer Studie eine Kost ohne Protein verabreicht. Nach einem Tag sank der Proteinaufbau um 25-40 %. Nach drei Tagen betrug der Rückgang 30-45 %, wobei hier auch gleichzeitig der Abbau an Protein um diese Menge verringert war. Bei einer erneuten Zufuhr von Nahrungseiweiß stieg die Rate des Neuaufbaus an Eiweiß um 30 % nach einem Tag, während der Abbau an Protein erst später wieder anstieg. Diese Zeitverzögerungen führen also dazu, daß in den ersten drei Tagen bei einer verminderten Eiweißzufuhr der Bestand an Körperprotein abnimmt; bei einer Erhöhung der Zufuhr überwiegt in den ersten drei Tagen dagegen zunächst der Proteinaufbau, bevor sich durch das Überangebot an Eiweiß auch der Proteinabbau wieder erhöht [53]. In einer anderen Studie kam es erst nach acht Tagen unter einer proteinfreien Kost zu einem Verlust an Muskelprotein, während in diesem Zeitraum bereits Eiweiße in der Leber abgebaut wurden [49].

Dazu liegen nur wenige Studien am Menschen vor. So konnte beim Fasten ein deutlicher Anstieg der Stickstoffverluste in der ersten Woche festgestellt werden (als Anzeichen für einen verstärkten Proteinabbau), der sich in der folgenden Zeit jedoch deutlich reduzierte [54]. In einer weiteren Untersuchung wurde Versuchspersonen eine wechselnde Eiweißmenge gegeben. Bei einer niedrigen Zufuhr sank der Eiweißabbau um 24% innerhalb von sieben Tagen [51]. In einer dritten Studie konnte eine Verlangsamung des Proteinabbaus bereits nach zwei eiweißarmen Mahlzeiten nachgewiesen werden. [55]. Diese Daten zeigen, daß der Organismus sich an ein wechselndes Eiweißangebot in der Nahrung sehr rasch anpaßt, um seinen Proteinbestand möglichst konstant zu halten.

In einer vierten Studie wurde Probanden entweder eine Kost mit geringem (96 g pro Tag) oder hohem Proteinanteil (260 g pro Tag) verabreicht, die für 50 Tage beibehalten wurde [56]. Nach diesem Zeitraum wechselten die Gruppen jeweils, so daß die mit niedriger Zufuhr die höhere Menge bekam, und umgekehrt. Nach dem Wechsel zu einer deutlich höheren Proteinmenge wiesen die Probanden für 9-12 Tage eine klar positive Stickstoffbilanz auf (bauten also Körpergewebe auf), bevor eine Anpassung eintrat und dadurch die Stickstoffbilanz wieder ausgeglichen war. Bei der Gruppe, die von der hohen auf die niedrige Eiweißmenge gesetzt wurde, kam es für etwa 9-12 Tage zu einer negativen Stickstoffbilanz, es wurde also vorübergehend Körpergewebe abgebaut.

Wendet man nun das Konzept des Proteincyclings an, so scheinen zunächst einmal kürzere Zyklen mit einem Wechsel der Proteinzufuhr alle 9-12 Tage sinnvoller als eine Veränderung in monatlichen Abständen. Anscheinend geschieht der Großteil der Veränderungen im Proteinumsatz in den ersten Tagen nach dem Wechsel.

### 1.9.4 Herkunft und Speicherung des Proteins bei einem Proteincycling

Fraglich bleibt jedoch beim Modell des Proteincyclings, woher das Protein, das in der Phase mit niedriger Eiweißzufuhr abgebaut wird, kommt bzw. welche Eiweiße bei plötzlich erhöhter Gabe vermehrt gebildet werden. Dazu müssen allerdings wieder Tierversuche herangezogen werden, da Daten für den Menschen nicht verfügbar sind. Zudem muß angemerkt werden, daß es durchaus Unterschiede im Eiweißstoffwechsel zwischen Tieren und Menschen gibt. Die folgenden Daten sollten also mit Vorsicht interpretiert werden.

Es wurde oben bereits erwähnt, daß verschiedene Körpergewebe auch unterschiedliche Raten für ihren Proteinumsatz aufweisen. So können Leberproteine innerhalb weniger Stunden ab- und wieder aufgebaut werden, während diese Vorgänge in der Muskulatur mehrere Tage in Anspruch nehmen. Bei Sehnen und Bändern kann man sogar Monate veranschlagen. Deshalb werden bei einer Eiweißreduktion auch zuerst Leberproteine abgebaut bzw. bei einer Erhöhung der Proteinzufuhr als erstes wieder aufgebaut [8,29,39].

Bei Ratten kommt es beim Fasten zunächst zu einem Abbau von Leberproteinen, wobei 25-40 % dieser Eiweiße innerhalb von 48 Stunden verloren gehen [39,52]. Ebenso konnten in solchen Studien Eiweißverluste in verschiedenen Organen, wie dem Herz und dem Gehirn festgestellt werden. Erst mehrere Tage nach dem Nahrungs- und damit auch Proteinentzug kommt es zu einem Abbau von Muskelproteinen. Dies deckt sich mit den oben erwähnten Daten, nach denen die Leberproteine den höchsten Proteinumsatz aufweisen und dadurch auch als erstes angegriffen werden. Dabei sollte man beachten, daß ein Zeitraum von 48 Stunden bei der Ratte einer deutlich längeren Zeit beim Menschen entspricht.

Bei einer erneuten Nahrungszufuhr kann man davon ausgehen, daß auch die Leberproteine als erstes wieder neu aufgebaut werden, später folgen dann die Eiweiße in der Muskulatur. Daher erscheint es unwahrscheinlich, daß es bei einer Verringerung der Proteinzufuhr lediglich zu einem Abbau von Leberprotein kommt, bei Erhöhung des Nahrungsproteins aber vorwiegend zu einem Muskelaufbau, wie die Verfechter der Theorie des Proteincyclings gern argumentieren. Das würde ja bedeuten, daß bei jedem Zyklus immer mehr Eiweiße der Leber verloren gehen (und schließlich das Organ zugrunde geht), während das Muskelwachstum beständig zunimmt. Sinnvoller erscheint die Annahme, daß bei verstärkter Proteinzufuhr erst einmal genau die Eiweiße wieder aufgebaut werden, die in der vorherigen Phase zuerst verloren gegangen sind, nämlich die Leberproteine. Darüber hinaus muß angenommen werden, daß sich der Körper nach erfolgter Wiederherstellung des Leberproteins bereits an die erhöhte Proteinzufuhr angepaßt hat und kein vermehrter Muskelaufbau mehr erfolgt.

Das Modell des Proteincyclings führt zu einem Schritt zurück, an den sich ein Schritt nach vorn anschließt, also zu einer Stagnation. Deshalb kann es dem am Muskelaufbau interessierten Sportler nicht empfohlen werden. Günstiger erscheint hier eine konstante Proteinzufuhr im empfohlenen Bereich für Kraftsportler (1,7-1,8 g pro kg Körpergewicht und Tag), bei ausreichender Flüssigkeitszufuhr. Auch für den Genesenden ergibt das Modell des Proteincyclings keinen Sinn: Sein Körper ist für einen optimalen Heilungsverlauf auf eine konstante Zufuhr hochwertigen Proteins angewiesen; eine Abnahme der Leberproteine bei eingeschränkter Zufuhr wäre als zusätzlicher Stress zu werten, der den Heilungsprozeß verzögert.

*


1. Groff JL, Gropper SS, Hunt SM. Advanced nutrition and human metabolism, 2nd ed. West Publishing, 1995.
2. Laidlaw SA, Kopple JD. Newer concepts of the indispensable amino acids. Am J Clin Nutr (1987) 46: 593-605.
3. Lacey J, Wilmore D. Is glutamine a conditionally essential amino acid? Nutr Rev (1990) 48: 297-309.
4. Silk DBA et al. Protein digestion and amino acid and peptide absorption. Proceedings of the Nutrition Society (1985) 44: 63-72.
5. Benevenga NJ et al. Role of protein synthesis in amino acid catabolism. J Nutr (1993) 123:332-336.
6. Jungas RL et al. Quantitative analysis of amino acid oxidation and related gluconeogenesis in humans. Physiological Reviews (1992) 72: 419-448.
7. Gelfand RA et al. Removal of infused amino acids by splanchnic and leg tissues in humans. Am J Physiol (1986) 250: E407-E413.

8. Ashley DV et al. Plasma amino acid responses in humans to evening meals of differeing nutritional composition. Am J Clin Nutr (1982) 36: 143-153.

9. Waterlow JC. Where do we go from here? J Nutr (1994) 124:1524S-1528S.

10. Meguid MM et al. Leucine kinetics at graded Leucine intakes in young men. Am J Clin Nutr (1986) 43: 770-780.

11. Meguid MM et al. Valine kinetics at graded valine kinetics in young men. Am J Clin Nutr (1986) 43: 781-786.

12. Meredith CN et al. Lysine kinetics at graded lysine intakes in young men. Am J Clin Nutr (1986) 43: 787-794.

13. Zhao X et al. Threonine kinetics at graded threonine intakes in young men. Am J Clin Nutr (1986) 43: 795-802.

14. Motil KJ et al. Whole body Leucine and lysine metabolism: Response to dietary protein intake in young men. Am J Physiol (1981) 240: E712-E721.

15. Millward DJ. The endocrine response to dietary protein: The anabolic drive on growth. In: Barth CA, Schlimme E (Eds.). Milk Proteins: Nutritional, clinical, functional and technological aspects. Springer Verlag, Berlin 1989.

16. Millward DJ, Rivers JPW. The need for indispensable amino acids: The concept of the anabolic drive. Diabetes/Metabolism Rev (1989) 5: 191-211.

17. Tischler ME et al. Does Leucine, leucyl-tRNA, or some metabolite of Leucine regulate protein synthesis and degradation in skeletal and cardiac muscle? J Biol Chem (1982) 257: 1613-1621.

18. Nissen S et al. Effect of Leucine metabolite B-hydroxy-B-methylbutyrate on muscle metabolism during resistance-exercise training. J Appl Physiol (1996) 81: 2095-2104.

19. Wagenmakers AJ. Protein and amino acid metabolism in human muscle. Richter et al. (Eds.). Skeletal Muscle Metabolism in Exercise and Diabetes. Plenum Press, New York, 1998.

20. MacLennan PA et al. A positive relationship between protein synthetic rate and intracellular glutamine concentration in perfused rat skeletal muscle. FEBS Lett (1987) 215: 187-191.

21. MacLennan PA et al. Inhibition of protein breakdown by glutamine in perfused rat skeletal muscle. FEBS Lett (1988) 237: 133-136.

22. Wahren J et al. Effect of protein ingestion on splanchnic and leg metabolism in normal man and in patients with diabetes mellitus. J Clin Invest (1976) 57: 990-995.

23. Furst P. Intracellular muscle free amino acids – their measurement and function. Proc Nutr Soc (1983) 42: 451-462.

24. Waterlow JC. Protein turnover with special reference to man. Q J Exp Phys (1984) 69: 409-438.

25. Scriver CR et al. Normal plasma amino acid value in adults: The influence of some common physiological variables. Metabolism (1985) 34: 868-873.

26. Antonio J, Street C. Glutamine: A potentially useful supplement for athletes. Can J Appl Physiol (1999) 24: 1-14.

27. Young V. McCollum lecture. Kinetics of human amino acid metabolism: nutritional implications and some lessons. Am J Clin Nutr (1987) 46: 709-725.

28. Waterlow JC. Metabolic adaptations to low intakes of energy and protein. Ann Rev Nutr (1986) 6: 495-526.

29. McNurlan MA, Garlick PJ. Influence of nutrient intake on protein turnover. Diabetes/Metabolism Rev (1989) 5: 165-189.

30. Castellino P et al. Effect of insulin and plasma amino acid concentrations on Leucine metabolism in man. Role of substrate availability on estimates of whole body protein synthesis. J Clin Invest (1987) 80: 1784-1793.

31. Tessari P et al. Differential effects of hyperinsulinemia and hyperaminoacidemia on Leucine-carbon metabolism in vivo. Evidence for distinct mechanisms in regulation of net amino acid deposition. J Clin Invest (1987) 79: 1062-1069.

32. Heslin MJ et al. Effect of hyperinsulinemia on whole body and skeletal muscle Leucine carbon kinetics in humans. Am J Physiol (1992) 262: E911-E918.

33. Gelfland RA, Barrett EJ. Effect of physiologic hyperinsulemia on skeletal muscle protein synthesis and breakdown in man. J Clin Invest (1987) 80: 1-6.

34. Biolo G et al. Physiologic hyperinsulinemia stimulates protein synthesis and enhances transport of selected amino acids in human skeletal muscle. J Clin Invest (1995) 95: 811-819.

35. Frexes-Steed M et al. Role of Leucine and other amino acids in regulating protein metabolism in vivo. Am J Physiol (1992) 262: E925-935.

36. Svanberg E et al. Effects of amino acids on synthesis and degradation of skeletal muscle proteins in humans. Am J Physiol (1996) 340: E718-E724.

37. Giordano M et al. Differential responsiveness of protein synthesis and degradation to amino acid availabilitiy in humans. Diabetes (1996) 45: 393-399.

38. Tipton KD et al. Nonessential amiono acids are not necessary to stimulate net muscle protein synthesis in healthy volunteers. J Nutr Biochem (1999) 10: 89-95.

39. Kettelhut IC et al. Endocrine regulation of protein breakdown in skeletal muscle. Diabetes/Metabolism Rev (1988) 4: 751-772.

40. Chesley A et al. Changes in human muscle protein synthesis after resistance exercise. J Appl Physiol (1992) 73: 1383-1388.

41. MacDougall JD et al. The time course for elevated muscle protein synthesis following heavy resistance exercise. Can J Appl Physiol (1995) 20: 480-486.

42. Phillips SM et al. Mixed muscle protein synthesis and breakdown after resistance exercise in humans. Am J Physiol (1997) 273: E99-E107, 1997.

43. Biolo G et al. Increased rates of protein turnover and amino acid transport after resistance exercise in humans. Am J Physiol (1995) 268: E514-E20.

44. Biolo G et al. An abundant supply of amino acids enhances the metabolic effect of exercise on muscle protein. Am J Physiol (1997) 273: E122-E129.

45. Roy BD et al. Effect of glucose supplement timing on protein metabolism after resistance training. J Appl Physiol (1997) 82: 1882-1888.

46. Fern EB et al. Effects of exaggerated amino acid and protein supply in man. Experientia (1991) 47: 168-172.

47. Millward DJ et al. Physical activity, protein metabolism and protein requirements. Proc Nutr Soc (1994) 53: 223-240.

48. Young VR, Marchini JS. Mechanisms and nutritional significance of metabolic responses to altered intakes of protein and amino acids, with reference to nutritional adaptation in humans. Am J Clin Nutr (1990) 51: 270-289.

49. Garlick PJ et al. The effect of protein deprivation and starvation on the rate of protein synthesis in tissues of the rat. Biochmica et Biophysica Acta (1975) 414: 71-84.

50. Hoerr RA et al. Effect of protein restriction and acute refeeding on leucine and lysine kinetics in young men. Am J Physiol (1993) 264: E567-E575.

51. Yang RD et al. Response of alanine metabolism in humans to manipulations of dietary protein and energy intakes. Am J Physiol (1986) 250: E39-E46.

52. Mortimore GE, Poso AR. Intracellular protein catabolism and its control during nutrient deprivation and supply. Ann Rev Nutr (1987) 7: 539-564.

53. Tawa NE, Goldberg AL. Supression of muscle protein turnover and amino acid degradation by dietary protein deficiency. Am J Physiol (1992) 263: E317-E325.

54. Cahill G. Starvation in man. N Engl J Med (1970) 282: 668-675.

55. Taveroff A et al. Mechanism governing short-term fed-state adaptations to dietary protein restriction. Metabolism (1994) 43: 320-327.

56. Oddoye EA, Margen S. Nitrogen balance studies in humans: long-term effect of high nitrogen intake on nitrogen accretion. J Nutr (1979) 109: 363-377.

KAPITEL 2

# BEDARF AN PROTEIN UND AMINOSÄUREN

## 2.1 Proteinbedarf

Die Diskussion um den Proteinbedarf im Sport dauert bereits seit Jahrzehnten an. Auf der einen Seite stehen jene Ernährungsexperten, die immer noch behaupten, der Proteinbedarf des Sportlers liege kaum höher als der eines Nichtsportlers. Dem gegenüber stehen die Sportler selbst, besonders die Kraftsportler, die schon immer einen hohen Proteinkonsum bevorzugt haben, um den Muskelaufbau optimal zu fördern. Auch die Ernährung des Verletzten oder Erkrankten wird kontrovers diskutiert: Den Forderungen aus der Wissenschaft, dem vermehrten Protein- und Nährstoffbedarf Rechnung zu tragen, wird heute in der Regel nur bei Schwerstverletzten nachgekommen, während einer proteinreichen Ernährung bei schweren Infektionskrankheiten oder auszehrenden Krankheiten oft nur wenig Aufmerksamkeit geschenkt wird. Weitgehend ohne Rat bleiben dagegen jene Menschen, die „nur" mit einem grippalen Infekt oder kleineren Verletzungen zu kämpfen haben: Ihnen werden in der Regel Medikamente und Schonung verordnet, statt die Selbstheilungskräfte des Körpers mit einem ausreichenden Protein- und Nährstoffangebot zu fördern. Zur Klärung dieser gegensätzlichen Standpunkte sollen zunächst die üblichen Methoden zur Bestimmung des Proteinbedarfs näher beleuchtet und dann Folgerungen bezüglich des Proteinbedarfs im Sport und in der Diät, bzw. Rekonvaleszenz getroffen werden.

### *2.1.1 Proteinumsatz und Stickstoffbalance*

Im Körper werden ununterbrochen Eiweiße abgebaut und wieder neu aufgebaut; dies wird als Proteinumsatz bezeichnet [1]. Unter den üblichen Ernährungsbedingungen in westlichen Industriestaaten werden im Körper des Menschen ca. 300 g Protein täglich umgesetzt, jedoch liegt der Bedarf des Körpers deswegen nicht ebenso hoch. Vielmehr verwendet der Organismus die meisten Aminosäuren des abgebauten Eiweißes erneut für den Aufbau neuer Proteinstrukturen, so daß man von einem „Protein-Recycling" sprechen könnte.

Da jedoch keine Reaktion im Körper mit 100 % Effizienz abläuft, sondern immer mit einem gewissen Verlust, kommt es auch beim Proteinumsatz zu einem Verlust von Aminosäuren. Dabei wird der als Abfallprodukt anfallende Stickstoff in Form von Harnstoff, Kreatinin und anderen Substanzen ausgeschieden. Bei üblicher Eiweißzufuhr gehen aber nur ca. 4 % des Gesamtproteinumsatzes, also etwa 12 g pro Tag, verloren [2]. Bei einer höheren bzw. niedrigeren Proteinzufuhr kann sich das ändern [2], was am Konzept des Proteincyclings zuvor bereits erörtert wurde.

Der Stickstoff wird in erster Linie mit dem Urin ausgeschieden, aber ein Teil geht auch durch Stuhl und Schweiß, sowie durch Haut, Fingernägel, Haare und andere Körperausscheidungen verloren. Diese Verluste sind nur mit großem Aufwand genau zu bestimmen, deshalb benutzt man oft Schätzwerte für die Stickstoffverluste über alle anderen Routen außer der Ausscheidung im Urin [3].

Die sog. Stickstoffbilanz vergleicht die Menge der Stickstoffzufuhr (über das Protein in der Nahrung) mit dem Verlust an Stickstoff über die zuvor genannten Wege. Wenn eine Person mehr Stickstoff zuführt als sie verliert, dann spricht man von einer „positiven" Stickstoffbilanz, was einem vermehrten Aufbau von Körpergewebe entspricht. Im umgekehrten Fall geht man von einer „negativen" Stickstoffbilanz aus, die mit einem Verlust an Körpereiweiß und -gewebe gleichzusetzen ist. Ein Stickstoffgleichgewicht entspricht einem ausgewogenen Verhältnis; Zufuhr und Verlust gleichen sich also aus. Da der Abbau von Aminosäuren die Hauptquelle für Stickstoffverluste ist, kann die Stickstoffausscheidung als gutes Maß für den Aminosäurekatabolismus dienen. Allerdings kann aus einer solchen Bestimmung nicht geschlossen werden, welche Aminosäuren abgebaut wurden oder welchem Gewebe sie entstammten.

Darüber hinaus hängt die Stickstoffbilanz ganz wesentlich von der Gesamtkalorienzufuhr ab [3]. So wird ein Mensch, der fastet, mehr Stickstoff verlieren, als jemand, der kein Protein, aber reichlich Kohlenhydrate zuführt. Bei einem Kalorienüberschuss kommt es eher zu einer positiven Stickstoffbilanz als bei einem Defizit, auch wenn die Eiweißzufuhr gleich bleibt. Außerdem scheiden Sportler, die sehr viel Eiweiß aufnehmen, auch mehr Stickstoff aus [2].

### *2.1.2 Der generelle Proteinbedarf*

Typischerweise wird der Proteinbedarf des Menschen berechnet als die Menge, die notwendig ist, um die täglich anfallenden Verluste zu decken und ein Stickstoffgleichgewicht zu garantieren. Dies wird bestimmt, indem man bei einer Person, die sich proteinfrei ernährt, die Stickstoffausscheidung mißt. Da in diesem Falle keine Stickstoffzufuhr erfolgt, muß die gesamte Menge an ausgeschiedenem Stickstoff aus dem Abbau körpereigener Aminosäuren und Eiweiße stammen. Dabei wird jedoch vorausgesetzt, daß genügend Kalorien sowie ausreichend Kohlenhydrate zugeführt werden, da ansonsten, wie oben erwähnt, die Meßergebnisse verfälscht werden.

Der normale Stickstoffbedarf wird auf 50-60 mg pro kg Körpergewicht täglich geschätzt [2,4]. Daher braucht ein 100 kg schwerer Mann etwa 5-6 g Stickstoff täglich, selbst wenn er sich nicht bewegt, sprich inaktiv ist. Da Eiweiß in der Nahrung ungefähr zu 16 % aus Stickstoff besteht, entspricht dies etwa 33 g Eiweiß pro Tag, allein um anfallende Verluste abzudecken.

Um eine möglicherweise unvollständige Verdauung der Nahrungseiweiße, sowie individuelle Stoffwechselunterschiede zu berücksichtigen, wurde ein „Sicherheitszuschlag" hinzugefügt. Das ergab dann die Standardempfehlung von 0,8 g Eiweiß pro kg Körpergewicht täglich, mit der genügend Protein für den überwiegenden Teil der Bevölkerung zugeführt werden soll. Der normale, inaktive Erwachsene wird daher bei 70 kg Körpergewicht 56 g Eiweiß pro Tag benötigen, eine 60 kg schwere, inaktive Frau 48 g. Dabei geht man jedoch davon aus, daß ausreichend Gesamtenergie zugeführt und bevorzugt hochwertige Proteinquellen verzehrt werden. Sowohl in Deutschland (nach Angaben der Deutschen Gesellschaft für Ernährung, DGE) als auch in den USA [4] führen die Menschen bereits deutlich mehr als diese Menge zu, da in beiden Ländern viel tierische Kost verzehrt wird. Die reale Proteinzufuhr der Bevölkerung wird deshalb auf 1,2-1,4 g Protein pro kg Körpergewicht geschätzt. Die Versorgung des Normalbürgers wäre demnach als völlig ausreichend zu betrachten.

Neben dem Proteinbedarf hat der Körper letztlich auch einen Bedarf an einzelnen unentbehrlichen Aminosäuren. Allerdings herrscht heute noch keine Einigkeit über den Bedarf des Menschen an einzelnen Aminosäuren in den verschiedenen Lebensabschnitten [5,6], so daß keine allgemein gultige Empfehlung gegeben werden kann.

### *2.1.3 Proteinbedarf im Sport*

Entgegen der Auffassung zahlreicher Ernährungsberater war die Festsetzung des Standard-Proteinbedarfs von täglich 0,8 g pro kg Körpergewicht nie für Sportler bestimmt. So wird auch von der DGE eingeräumt, daß Sportler einen erhöhten Bedarf aufweisen. Ebenso zeigen mehrere Studien, daß körperliche Aktivität den Proteinbedarf erhöht [7,8].

Sowohl Ausdauersport als auch Krafttraining erfordern eine vermehrte Proteinzufuhr, jedoch aus unterschiedlichen Gründen. Während eines Ausdauertrainings werden vermehrt Aminosäuren zur Energiegewinnung herangezogen (insbesondere die verzweigtkettigen Aminosäuren Leuzin, Isoleuzin und Valin). Dabei kann die Energiebereitstellung aus Aminosäuren während einer mehrstündigen Ausdauerbelastung bis zu 10 % der benötigten Gesamtenergie ausmachen [9]. Diese Zahl erhöht sich noch weiter, wenn mit fortschreitender sportlicher Aktivität eine Entleerung der Glykogenspeicher auftritt [10]; ein Grund dafür, daß ein ausgiebiges Cardiotraining im Rahmen einer kohlenhydratreduzierten Diät den Proteinabbau noch weiter verstärkt.

Bei einem bodybuildingtypischen Training kann es ebenfalls zu einem Abbau von Aminosäuren unter Belastung kommen, allerdings in deutlich geringerem Ausmaß als bei Ausdauersportlern. Doch werden beim Kraftsportler vermehrt Aminosäuren für die Wiederherstellung und Neubildung von Muskelgewebe gebraucht.

In beiden Fällen ist also von einem erhöhten Bedarf auszugehen. So zeigen die derzeit verläßlichsten Studien, durchgeführt von Dr. Peter Lemon in den USA, einen Proteinbedarf von täglich 1,2-1,4 g pro kg Körpergewicht bei Ausdauersportlern und täglich 1,7-1,8 g pro kg Körpergewicht bei Kraftsportlern, um eine positive Stickstoffbilanz (entsprechend einem Gewebeneuaufbau) aufrecht zu erhalten [9]. Obwohl einige Wissenschaftler darauf hinweisen, daß eine noch höhere Proteinzufuhr den Aufbau fettfreier Körpermasse weiter steigern kann [11,12], so muß eingeräumt werden, daß dies in anderen Studien nicht bestätigt wurde.

Bei Mißbrauch von anabolen Steroiden und Wachstumshormon erhöht sich der Proteinbedarf wahrscheinlich noch einmal, da hier die Proteinsynthese in der Muskulatur über das normale Maß hinaus gesteigert wird. Ebenso erhöht sich der Bedarf bei einer Einschränkung der Gesamtkalorienzufuhr (z.B. in der Diät), da hier vermehrt Protein zur Energiegewinnung herangezogen wird. Doch auch in solchen Fällen dürfte die notwendige Zufuhr nicht deutlich über 2,0-2,5 g Protein pro kg Körpergewicht täglich liegen.

### *2.1.4 Proteinbedarf bei Krankheit*

Auch bei Erkrankungen ist davon auszugehen, daß sich der Eiweißbedarf erhöht, obwohl hier nur wenige Daten aus wissenschaftlichen Studien vorliegen. So werden bei Infekten und chronischen, konsumierenden Erkrankungen wie HIV oder Krebs vermehrt weiße Blutkörperchen und Antikörper benötigt. Auch die Synthese verschiedener Botenstoffe des Immunsystems ist bei Infekten und Krankheiten erhöht, was den Bedarf an Eiweiß weiter steigert und bei ungenügender Proteinzufuhr einen Abbau von Muskelgewebe verursachen kann. Die gleiche Situation liegt nach Operationen und bei großflächigen Brandverletzungen vor; beide Situationen erfordern zudem eine vermehrte Proteinzufuhr für die Neubildung von Körpergewebe, bzw. zur Abheilung der Wunden.

Welche Bedeutung einer angemessenen Proteinversorgung bei schweren Erkrankungen zukommt, lassen folgende Beispiele erahnen: So können größere Eingriffe, etwa bei Operationen am Herzen, katabole Zustände bis hin zu einem schweren Ungleichgewicht der im Blut vorliegenden Aminosäuren hervorrufen, was zum Delirium führt [13]; die höchste Gefährdung wurde für Patienten mit schlechtem körperlichen Zustand ermittelt. Weiterhin wurde eine unzureichende Versorgung mit Protein bei Dialysepatienten als wichtigster Risikofaktor für tödliche Infektionen festgestellt; vermutet wird eine Unterversorgung des Immunsystems mit Aminosäuren [14]. Bei akutem Nierenversagen oder Nierentransplantationen gilt es, wegen des stark erhöhten Eiweißabbaus der Proteinversorgung des Patienten höchste Aufmerksamkeit zu schenken: Für eine ausgeglichene oder positive Stickstoffbilanz werden täglich 1,5-2,0 g Eiweiß pro kg Körpergewicht empfohlen, unterstützt von ausreichend Kalorien (25-30 kcal. pro kg Körpergewicht täglich) und zusätzliche Gaben der Aminosäure Glutamin in Höhe von 0,3-0,5 g pro kg Körpergewicht täglich [15]. Größere Operationen verändern den Stoffwechsel des Patienten dahingehend, daß neben Fettsäuren auch vermehrt Aminosäuren aus den Proteinspeichern des Körpers, vorwiegend aus der Muskulatur, freigesetzt werden, um lebenswichtige Organe zu versorgen, die Widerstandskraft gegenüber Infektionen zu erhöhen, und die Wundheilung sicherzustellen. Wird dem so erhöhten Proteinbedarf nicht Rechnung getragen, kommt es zu einer unnötigen Verlängerung der Rekonvaleszenz, gekennzeichnet durch eingeschränkte Immunfunktion und verzögerte Wundheilung [16].

Einige Krankheitsbilder verändern den Proteinstoffwechsel derart, daß die Gabe von Zwischenprodukten des Aminosäurestoffwechsels erforderlich wird, etwa bei durch Alkoholmißbrauch verursachten, schweren Leberfunktionstörungen oder Leberzirrhosen, wie sie im Endstadium von Hepatitis A oder B auftreten können. In solchen Fällen ist die Umwandlung der unentbehrlichen Aminosäure Methionin zu S-Adenosyl-Methionin (SAMe) gestört, so daß die direkte Verabreichung von SAMe die Sterberate deutlich senken kann [17]. Andere Aminosäuren, die sich bei Leberfunktionsstörungen bewährt haben, sind das ebenfalls nicht im Nahrungsprotein vorkommende Ornithin, sowie die verzweigtkettigen Aminosäuren.

Wie wenig Beachtung einer angemessenen Proteinversorgung zumindest älteren Patienten im Krankenhaus zukommt, verdeutlichen Zahlen einer aktuellen Studie. Der Ernährungsstatus wurde anhand einer abnehmenden Zahl der Geschmackszellen in der Mundschleimhaut (atrophe Glossitis) bestimmt: Demnach wiesen bei den alten Menschen, die sich in stationärer Behandlung befanden, 26,6% der Männer und 37% der Frauen Proteinmängel auf; ein deutlicher Unterschied zur Kontrollgruppe, die sich zu Hause aufhielt, bei der lediglich 13,2% der Männer und 5,6% der Frauen vergleichbare Mängel aufwiesen [18].

Beim chronisch Erkrankten und beim Genesenden ist grundsätzlich von einem erhöhten Proteinbedarf auszugehen, wobei sich die Höhe des Bedarfs nach der Schwere der Erkrankung, bzw. nach dem Ausmaß der Wunde richtet. Gerade nach operativen Eingriffen, wenn Heilungsprozesse besonders intensiv sind, erscheint eine erhöhte Eiweißzufuhr angebracht. Bedenkt man, daß die typische Krankenhauskost kaum mehr als 50-70g Eiweiß täglich liefert, so ist verständlich, daß Wundheilungsprozesse bei weitem nicht optimal ablaufen können. Eine Gesamtproteinzufuhr in Höhe von täglich 2,0-2,5g pro kg Körpergewicht, also deutlich mehr, als es für hart trainierende Kraftsportler empfohlen wird, könnte hier als „Sicherheitszuschlag" zur DGE-Empfehlung angesehen werden, um eine den Umständen entsprechend optimale Proteinmenge bereitzustellen, bzw. eine durch Proteinunterversorgung ausgelöste Verzögerung der Genesung zu vermeiden.

Da sich durch eine solche, gegenüber der normalen Ernährung erhöhte Proteinversorgung nur in den wenigsten Fällen Nachteile für den Patienten ergeben (ausgenommen bei Nierenerkrankungen, hier ist bei erhöhten Proteingaben Vorsicht angezeigt), wäre es zu wünschen, daß diese kostengünstige Möglichkeit zur Verbesserung des Gesundheitsstatus öfter in Betracht gezogen wird. Bei chronisch Erkrankten, ebenso wie bei Genesenden, stellt sich häufig ein Mangel an Appetit ein, der dazu führen kann, Mahlzeiten

**Tab. 4 Proteinbedarf bei Sportlern, Genesenden und in der Diät**

| Gruppe | täglicher Proteinbedarf in g pro kg Körpergewicht |
|---|---|
| • **Normalbürger** (inaktiv) | 0,8 g |
| • **Breitensportler** (1-3 Stunden Sport pro Woche) | 0,9–1,1 g |
| • **Leistungssportler** (Ausdauer) | 1,2–1,4 g |
| • **Leistungssportler** (Kraft) | 1,7–1,8 g |
| • **Genesender** (nach Operationen, bei Krankheit oder größeren Wunden) | 2,0–2,5 g |
| • **Diäthaltender** (ohne Sport) | 1,8–2,0 g |
| • **Diäthaltender** (1-3 Stunden Sport pro Woche) | 2,0–2,5 g |

nur unvollständig zu verzehren, bzw. ganz auszulassen. Für eine dem optimalen Heilungsverlauf angemessene Proteinzufuhr wäre deshalb auch eine Versorgung durch hochwertige, aber im Vergleich zu Arzneimitteln relativ preisgünstige Protein- und Aufbaupräparate aus der Sporternährung denkbar. Diese sind einfach zuzubereiten, wohlschmeckend und können in flüssiger Form auch dem angegriffenen Magen zugemutet werden.

Wer häufig unter Infekten leidet, hat seine erhöhte Anfälligkeit für Erkrankungen durch eine ungenügende Proteinzufuhr möglicherweise selbst verursacht. Stress in jeder Form erhöht den Proteinbedarf; Diäten, viele davon einseitig (etwa Früchte- und Gemüsediäten, die fast gar kein Protein liefern) und unangemessene Zurückhaltung beim Essen, allein der Figur wegen, sind weit verbreitet. Eine deutliche Verbesserung der Immunabwehr und ein bei bestehender Erkrankung beschleunigter Heilungsverlauf kann allein durch einen ausreichenden Verzehr hochwertigen Proteins erzielt werden. Wer spürt, daß eine Erkrankung im Anzug ist, sollte seine Diät erst einmal aufgeben, oder zumindest auf eine ausreichende Proteinversorgung achten. Bei einer Erkrankung leichten bis mittleren Schweregrades dürfte sich eine Aufnahme von täglich mindestens 2,0 g Protein pro kg Körpergewicht auf eine raschere Genesung positiv auswirken. Dabei muß jedoch auf eine ausreichende Flüssigkeitszufuhr (3-4 Liter täglich) geachtet werden, was oft an sich schon den Heilungsverlauf begünstigt.

### *2.1.5 Proteinbedarf in der Diät*

Bei einer Diät ist das Immunsystem durch das eingeschränkte Nahrungs- und Proteinangebot ebenfalls unterversorgt. Doch nicht allein die eingeschränkte Immunfunktion bei einer Diät erfordert eine höhere Proteinzufuhr. Eine Kalorienbeschränkung, selbst wenn sie mit Augenmaß vorgenommen wird, stellt dem Körper weniger Nährstoffe zur Verfügung, als er zur Erhaltung des für ihn normalen Gleichgewichts braucht. Das ist durchaus gewünscht, schließlich will man ja „abnehmen". Werden jedoch alle drei Nährstoffe (Kohlenhydrate, Fett und Protein) im gleichen Maße reduziert, ergibt sich ein Problem: Kohlenhydrate liefern Energie über den Blutzucker und Fettsäuren über die Verstoffwechslung zu Ketonkörpern, doch beide Nährstoffe liefern keine Aminosäuren für den Proteinstoffwechsel. Dem Eiweiß kommt allerdings eine zweifache Funktion zu: Es liefert nicht nur Aminosäuren, sondern kann auch Blutzucker aus Aminosäuren bereitstellen. Schon daraus läßt sich die Forderung nach einer erhöhten Proteinzufuhr für die Diät ableiten.

Darüber hinaus muß aber noch bedacht werden, daß bei einem zu geringen Proteinangebot auch die Proteinspeicher in der Leber und der Muskulatur angegriffen werden. Doch verliert die Muskulatur Proteine, stellt sich unweigerlich eine Abnahme der stoffwechselaktiven Muskulatur ein. Je weiter die Muskulatur abnimmt, desto stärker sinkt der Grundumsatz und der Körper verbraucht immer weniger Kalorien. Damit verlangsamt sich auch der Gewichtsverlust immer weiter, bis der Körper ein neues Gleichgewicht gefunden hat und der Gewichtsverlust zum Stillstand kommt.

Das Ziel einer Diät sollte deshalb darin bestehen, die Muskelmasse so gut wie möglich zu erhalten, ja nach Möglichkeit sogar durch sportliche Aktivität noch zu steigern und gleichzeitig soviel Körperfett wie möglich zu verlieren. Dafür empfiehlt es sich, bei einer Reduktion der Gesamtkalorienzufuhr die Proteinmenge zu erhöhen. So kann einem Muskelverlust und damit einem Absinken des Grundumsatzes vorgebeugt werden, die Immunabwehr bleibt weitgehend erhalten und ein Proteinüberschuß kann zur Energiegewinnung, sprich zur Stabilisierung des Blutzuckerspiegels eingesetzt werden.

Obendrein begünstigt ein hoher Eiweißverzehr die nahrungsabhängige Thermogenese, sprich die Wärmebildung im Körper als Antwort auf die Nahrungszufuhr. Eine neue Untersuchung an der Arizona State Universität ergab, daß eine Ernährung mit hohem Proteinanteil den Grundumsatz um täglich 90 Kilokalorien erhöhen kann [19]. Das mag zunächst nicht viel erscheinen, aber hochgerechnet auf ein Jahr würde dies einen Gewichtsverlust von etwa 5 kg bedeuten, ohne Kalorienreduktion oder Sport. Eine weitere Untersuchung [20] verglich eine proteinreiche Ernährung mit 30 % Eiweiß, 40 % Kohlenhydraten und 30 % der Kalorien in Form von Fett mit einer betont kohlenhydratreichen Kost. Dabei ergaben sich deutliche Vorteile für die proteinreiche Ernährung: Sie führte zu einem stärkeren Fettabbau bei gleichzeitig geringerem Verlust an Muskelmasse, sowie einer verbesserten Schilddrüsenfunktion und höheren Blutspiegeln der verzweigtkettigen Aminosäuren und Glutamin. Da bei einer Kalorienreduktion während der Diät auch die eigentlich proteinschonenden Kohlenhydrate nur begrenzt zur Verfügung stehen und überdies eine deutliche Kohlenhydratbeschränkung wegen der Insulinwirkung anzuraten ist, wäre im Sinne einer optimalen Proteinnutzung sogar ein noch höherer Eiweißanteil mit 40 % der Kalorien in Form von Protein zu empfehlen, entsprechend 2,0-2,5 g pro kg Körpergewicht und Tag (siehe dazu auch unter 5.1.3: Diäternährung).

**Tab. 5 Tägliche Proteinzufuhr in Abhängigkeit zum Körpergewicht**

| Körper-gewicht | 1,0 g pro kg Körpergew. | 1,5 g pro kg Körpergew. | 2,0 g pro kg Körpergew. | 2,5 g pro kg Körpergew. |
|---|---|---|---|---|
| 45 kg | 45 g | 68 g | 90 g | 113 g |
| 50 kg | 50 g | 75 g | 100 g | 125 g |
| 55 kg | 55 g | 83 g | 110 g | 138 g |
| 60 kg | 60 g | 90 g | 120 g | 150 g |
| 65 kg | 65 g | 98 g | 130 g | 163 g |
| 70 kg | 70 g | 105 g | 140 g | 175 g |
| 75 kg | 75 g | 113 g | 150 g | 188 g |
| 80 kg | 80 g | 120 g | 160 g | 200 g |
| 85 kg | 85 g | 128 g | 170 g | 213 g |
| 90 kg | 90 g | 135 g | 180 g | 225 g |
| 95 kg | 95 g | 143 g | 190 g | 238 g |
| 100 kg | 100 g | 150 g | 200 g | 250 g |
| 105 kg | 105 g | 158 g | 210 g | 263 g |
| 110 kg | 110 g | 165 g | 220 g | 275 g |
| 115 kg | 115 g | 173 g | 230 g | 288 g |

## 2.2 Schädigungsmöglichkeiten bei einer stark erhöhten Proteinzufuhr

Bei Personen mit gesunden Nieren ist selbst bei einer stark erhöhten Eiweißzufuhr nicht mit einer Schädigung dieser Organe zu rechnen, auch wenn häufig das Gegenteil behauptet wird. Ein wissenschaftlicher Beweis für die Behauptung, zuviel Eiweiß könne auch eine gesunde Niere schädigen, fehlt bis heute. Lediglich Menschen mit eingeschränkter Nierenfunktion (z.B. Dialysepatienten) haben streng auf eine Beschränkung des Proteinkonsums zu achten, um eine weitere Schädigung der Nieren zu vermeiden. Als Alternative würde sich hier die Versorgung mit kleineren Mengen sehr hochwertigen Proteins empfehlen, um einerseits die bestmögliche Versorgung mit unentbehrlichen Aminosäuren sicherzustellen, andererseits aber eine weitere Belastung der geschädigten Nieren durch Abbauprodukte des Eiweißstoffwechsels zu vermeiden. Dafür kann entweder auf hochwertige tierische Eiweiße zurückgegriffen werden, günstige Kombinationen aus tierischem und pflanzlichem Eiweiß, oder auf Sportnahrungsmittel, bzw. pharmazeutische Produkte, die allein die unentbehrlichen Aminosäuren enthalten.

Ein vermehrter Calciumverlust durch ein erhöhtes Eiweißangebot in der Nahrung ist zwar theoretisch möglich, wurde jedoch bisher in Studien nur bei isolierten Eiweißen, nicht aber bei natürlichen Eiweißlieferanten nachgewiesen. Darüber hinaus wird gerade bei Zufuhr von Milcheiweiß auch sehr viel von diesem Mineralstoff zugeführt, so daß hier kaum mit einer negativen Calciumbilanz zu rechnen ist. Insgesamt muß jedoch bei einer erhöhten Proteinzufuhr auf eine ebenfalls erhöhte Flüssigkeitsaufnahme geachtet werden, da der Harnstoff, der als Abbauprodukt des Proteinstoffwechsels vermehrt anfällt, ausgeschieden werden muß. Als Faustregel gilt hier, daß bei einer Mehrzufuhr von 1,0 g Eiweiß pro kg Körpergewicht und Tag auch die Flüssigkeitsaufnahme um mindestens 1,5 Liter höher liegen sollte.

Nachdem nun geklärt ist, wieviel Protein pro Tag benötigt wird, soll die Zusammensetzung dieses Proteins untersucht werden. Zunächst soll der Frage nachgegangen werden, welche Aminosäuren in welcher Menge vorhanden sein müssen.

## 2.3 Bestimmung des Aminosäurebedarfs

Die meisten Verfahren zur Festlegung des Protein- bzw. Aminosäurebedarfs bei Erwachsenen basieren auf der Annahme, daß der überwiegende Anteil der zugeführten Eiweiße für den Erhalt von Körpergeweben verwendet wird, nicht jedoch für den Aufbau neuer Strukturen, wie z.B. Muskelmasse bei Kraftsportlern oder neuem Gewebe beim frisch operierten, bzw. schwer verletzten Patienten. Deshalb dürften die gängigen Meßverfahren zur Bestimmung der Proteinqualität sich für beide Gruppen nicht optimal eignen, da in Extremsituationen ein anderer Aminosäurebedarf besteht als bei inaktiven Personen, welche lediglich die dem täglichen Verschleiß unterliegenden Eiweißstrukturen ihres Körpers ersetzen.

Da stellt sich die Frage, ob es für den Kraftsportler oder den Erkrankten ausreicht, lediglich ein Mehrfaches der empfohlenen Aminosäuremengen für Inaktive zuzuführen? Oder sollte das zusätzlich benötigte Protein anders zusammengesetzt sein? Die Antwort setzt wiederum voraus, daß die Veränderungen im Aminosäurestoffwechsel in Extremsituationen bekannt sind. Für den Kraftsportler existieren hierzu nur wenige Studien, die Daten liefern könnten. Mehr Daten liegen aus dem Ausdauerbereich vor, sowie aus Studien an frisch operierten Personen.

### *2.3.1 Probleme bei der Bestimmung des Aminosäurebedarfs*

Untersuchungen zum Aminosäurebedarf des Menschen werden bereits seit Jahrzehnten durchgeführt. Obwohl in den letzten Jahren Fortschritte hinsichtlich exakter Zahlen erzielt wurden, muß man dennoch einräumen, daß zahlreiche Probleme bei deren genauer Bestimmung auftreten [21]. Es müssen mehrere vereinfachende Annahmen in Kauf genommen werden, da der Stoffwechsel von Aminosäuren sehr komplex und teilweise noch nicht exakt erforscht ist.

Darüber hinaus muß berücksichtigt werden, daß der Körper sich sowohl an eine hohe, als auch an eine niedrige Eiweißzufuhr anpassen kann, was die Ermittlung genauer Bedarfszahlen weiter erschwert. So kommentiert Millward: „Meiner Meinung nach ist die Festlegung des Bedarfs an unentbehrlichen Aminosäuren für Erwachsene zur Bestimmung der Proteinqualität derzeit nicht möglich bzw. höchstwahrscheinlich unbrauchbar" [6].

Bei der Untersuchung des Kohlenhydrat- und Fettstoffwechsels ist es für die Wissenschaftler wesentlich einfacher, verläßliche Aussagen zu treffen, da nur eine Substanz im Körper verfolgt werden muß. Dagegen müssen beim Proteinstoffwechsel 20 verschiedene Aminosäuren beobachtet werden, die auch noch ineinander umgewandelt werden können und je nach Organ eine unterschiedliche Verstoffwechselung (Abbau oder Neusynthese von Proteinen) zeigen, was das Ganze sehr komplex werden läßt. Dies bedeutet letztlich, daß die derzeitigen Methoden (radioaktive Markierung von Aminosäuren vor dem Verzehr mit nachfolgender Verfolgung der Stoffwechselwege im Körper) nur ungenügende Hinweise hinsichtlich der genauen Umsetzung in den Körpergeweben liefern. Sollten in Zukunft bessere Methoden gefunden werden, so könnte sich der derzeitige Erkenntnisstand komplett wandeln.

### *2.3.2 Protein- und Aminosäurebedarf bei Kindern und Erwachsenen*

Es ist leicht vorstellbar, daß bei Erwachsenen eine andere Situation bezüglich der Proteinverwertung vorliegt, als bei Kindern. Während letztere sich noch im Wachstum befinden und neue Körpergewebe aufbauen, steht bei ausgewachsenen Individuen der Ersatz von Körpereiweißen im Vordergrund. Allerdings werden selbst bei Kindern nicht mehr als 15 % des zugeführten Proteins für den Aufbau neuer Körpersubstanz verwendet, auch hier wird also der Großteil zum Ersatz vorhandener Proteinstrukturen verwendet. Bei erwachsenen Bodybuildern dürfte dieser Anteil noch niedriger liegen, da der Muskelaufbau vergleichsweise langsam vonstatten geht und hartes Training einen großen Erhaltungsaufwand für die bereits bestehende Muskulatur nach sich zieht. Beim Kranken steht ebenfalls der Ersatz von Körpereiweißen im Vordergrund; er verbraucht in größerem Ausmaß als der inaktive Erwachsene Aminosäuren aus dem Leber- und Muskelgewebe für den Genesungsprozeß.

Der Unterschied zwischen Kindern und Erwachsenen zeigt sich in den Zahlen für den Proteinbedarf ebenso, wie im Bedarf an unentbehrlichen Aminosäuren. Deshalb erscheint es sinnvoll, die Bedarfszahlen für verschiedene Alters- und Personengruppen zu untersuchen und dabei gewisse Ableitungen zu treffen. Tabelle 6 vergleicht den Bedarf an Protein und verschiedenen Aminosäuren; sie orientiert sich an den Empfehlungen der Weltgesundheitsorganisation (WHO) [22]. Dabei soll jedoch nicht unerwähnt bleiben, daß diese Werte in den letzten Jahren in Frage gestellt wurden, da neue Forschungsergebnisse darauf hindeuten, daß der Bedarf an unentbehr-

**Tab. 6 Bedarf an Protein und unentbehrlichen Aminosäuren in verschiedenen Altersstufen und Belastungsituationen**

| Altersgruppe und Belastungssituation | Proteinbedarf in g pro kg Körpergewicht | Bedarf an unentbehrlichen Aminosäuren (in Prozent der Gesamt-Aminosäuren) |
|---|---|---|
| Kleinkind | 1,8 g | 43 % |
| Vorschulalter | 1,2 g | 32 % |
| Schulkind | 1,0 g | 22 % |
| Erwachsene (a) | 0,6 g | 11 % |
| Erwachsene (b) | 0,6 g | 33 % |
| Kraftsportler (c) | 1,7-1,8 g | Unbestimmt |
| Ausdauersportler (c) | 1,2-1,4 g | Unbestimmt |

a. FAO/WHO/UNU. Energy and protein requirements. Report of a joint FAO/ WHO/UNU expert consultation. WHO Tech Report Ser (1985) 724.

b. Suggested values for indispensable AAs in the Young, V. McCollum lecture. Kinetics of human amino acid metabolism: nutritional implications and some lessons. Am J Clin Nutr (1987) 46: 709-725.

c. Lemon P. Is increased dietary protein necessary or beneficial for individuals with a physically active lifestyle? Nutrition Reviews (1996) 54: S169-S175.

lichen Aminosäuren bei Erwachsenen bis zu dreimal höher liegen könnte [23-27]. Zusätzlich sind in Tabelle 6 die für Sportler empfohlenen Werte angegeben.

In Tabelle 6 finden die Werte für Kranke, einer weiteren Personengruppe mit erhöhtem Proteinbedarf, keine Berücksichtigung. Auch bei ihnen stellt sich die Frage, welche Aminosäuren in größerer Menge benötigt werden, da der vermehrte Aufbau von Proteinen des Immunsystems ein anderes Spektrum dieser Bausteine erfordert, als der Ersatz bereits vorhandener Körperstrukturen bei inaktiven Personen, oder der Neuaufbau von Muskelgewebe beim Bodybuilder. Eine Empfehlung auf der Basis wissenschaftlicher Studien kann nicht gegeben werden; allerdings kann davon ausgegangen werden, daß der Bedarf des Erkrankten an unentbehrlichen Aminosäuren eher dem des Sportlers entspricht, als dem des inaktiven Erwachsenen, wie von der WHO festlegt.

Interessant ist in diesem Zusammenhang, daß der Gesamtproteinbedarf für Kleinkinder, also der Gruppe, die sich noch am stärksten im Wachstum befindet, in etwa dem für Kraftsportler entspricht. Deshalb kann davon ausgegangen werden, daß der Bedarf an unentbehrlichen Aminosäuren auch beim erwachsenen Bodybuilder höher liegt, als bei inaktiven Personen. Daraus läßt sich folgern, daß die aktuellen Empfehlungen bezüglich der Proteinzufuhr, die für Nichtsportler aufgestellt wurden, für Sportler nicht zutreffen. Allerdings muß man bedenken, daß Bodybuilder bei weitem nicht so schnell an Körpermasse zulegen wie Kinder und die neu aufgebauten Gewebe bei heranwachsenden Kindern nicht nur Muskulatur darstellen, sondern auch andere Strukturen und Organe. Daher können die Daten des Aminosäurebedarfs für diese Gruppe nicht so ohne weiteres auf Kraftsportler übertragen werden. Trotz dieser Bedenken, im Licht der neueren Forschungsergebnisse, die einen dreimal höheren Bedarf an unentbehrlichen Aminosäuren als bisher angenommen für Erwachsene nahelegen, ergibt sich ein durchaus vergleichbarer Bedarf von Erwachsenen und Kleinkindern: Die unentbehrlichen Aminosäuren sollten zwischen 30 % und 40 % der insgesamt zugeführten Aminosäuren ausmachen. Derart hohe Zufuhren an unentbehrlichen Aminosäuren lassen sich durchaus mit herkömmlichen Lebensmitteln erreichen. Tabelle 7 stellt die Aminosäuregehalte gängiger Eiweißquellen und Sportnahrungsmittel den Bedarfszahlen von zweijährigen Kindern gegenüber.

Vergleicht man die Zahlen für unentbehrliche Aminosäuren mit den Werten des Bedarfs von Kleinkindern, so erkennt man schnell, daß alle untersuchten Proteine einen höheren Aminosäuregehalt aufweisen. Außerdem kann der Tabelle entnommen werden, daß die Unterschiede im Aminosäuregehalt zwischen Laktalbumin und anderen hochwertigen Nahrungsproteinen bei weitem nicht so groß sind, wie manche Hersteller von Proteinpräparaten angeben. Außer bei Valin, Lysin und Threonin ist Milchprotein durchaus vergleichbar mit Laktalbumin. Ausgehend von den Daten in Tabelle 7 besteht jedenfalls kein Grund zu der Annahme, daß ein Protein nennenswerte Vorteile gegenüber einem anderen aufweist: Alle zeigen einen höheren Gehalt an unentbehrlichen Aminosäuren, als es dem gegenüber Erwachsenen deutlich erhöhten Bedarf von Kleinkindern entspricht. Der Bedarf des Kleinkinds wiederum eignet sich am besten, um mit dem des Kraftsportlers oder anderen Personen in Extremsituationen verglichen zu werden.

Selbst wenn so mancher Hersteller eines Proteinpräparates sein Produkt wegen eines angeblich höheren Gehalts an unentbehrlichen Aminosäuren als überlegen darstellt, so kann man diese Behauptung aufgrund der Daten aus Tabelle 7 als unrichtig einstufen. Ein solcher Vergleich würde lediglich gegenüber einem sehr minderwertigen Protein (z. B. Roggen- oder Weizeneiweiß, die unterhalb der Bedarfszahlen für die verschiedenen unentbehrlichen Aminosäuren liegen) zutreffen, jedoch nicht gegenüber den in der Tabelle aufgeführten Proteinen. Die eiweißreichen, natürlichen Lebensmittel wie Milch, Fleisch und Eier weisen also auch für Personen in Extremsituationen ausreichende Aminosäuregehalte auf. Selbst wenn die Werte für den hart trainierenden Kraftsportler davon abweichen sollten, so kann dennoch nicht behauptet werden, ein Eiweiß sei für den Muskelaufbau besser als ein anderes.

### *2.3.3 Aminosäurebedarf im Sport*

Kraft- und Ausdauersportler weisen einen erhöhten Eiweißbedarf auf, wenn auch aus unterschiedlichen Gründen. So ist bekannt, daß Ausdauersportler bei mehrstündigen Belastungen vermehrt Aminosäuren zur Energiegewinnung heranziehen, insbesondere, wenn die Glykogenspeicher zur Neige gehen (Glykogen ist die Speicherform der Kohlenhydrate in Muskulatur und Leber). Die Skelettmuskulatur des Menschen ist in der Lage, sechs Aminosäuren zum Zwecke der Energiegewinnung zu oxidieren (zu verbrennen): Die BCAAs Leuzin, Isoleuzin und Valin, sowie Asparagin und Asparaginsäure in Form von Aspartat und Glutaminsäure in Form von Glutamat [28].

**Tab. 7 Aminosäurebedarf des Kleinkinds im Vergleich zum Gehalt in verschiedenen Lebensmitteln***

| Aminosäure | Kind, ca. 2 Jahre | Muttermilch | Vollei | Kuhmilch | Fleisch | Laktalbuminhydrolisat | Sojaproteinisolat |
|---|---|---|---|---|---|---|---|
| Histidin | 19 | 26 | 22 | 27 | 34 | 16 | n.bek. |
| Isoleuzin | 28 | 46 | 54 | 47 | 48 | 54 | 49 |
| Leuzin | 66 | 93 | 86 | 95 | 83 | 89 | 82 |
| Valin | 35 | 55 | 66 | 64 | 50 | 82 | 48 |
| Lysin | 58 | 66 | 70 | 78 | 89 | 88 | 64 |
| Methionin + Cystein/Cystin | 25 | 42 | 57 | 33 | 40 | 32 | 26 |
| Phenylalanin + Tyrosin | 63 | 72 | 93 | 102 | 80 | 65 | 92 |
| Threonin | 34 | 43 | 47 | 44 | 46 | 65 | 38 |
| Tryptophan | 11 | 17 | 17 | 14 | 12 | 22 | 14 |
| Gesamt | 339 | 460 | 512 | 504 | 479 | 433 | 413 (ohne Histidin) |

* alle Zahlen in mg Aminosäuren pro g Eiweiß

n.bek. = nicht bekannt

a. National Research Council. Recommended Dietary Allowances,10th ed. National Academy Press, 1989.

b. Werte für Laktalbuminhydrolysat entnommen: Boza, JJ et al. Nutritional value and antigenicity of two milk protein hydrosylates in rats and guinea pigs. J Nutr (1994) 124: 1978-1986. (Werte können, je nach Produkt, leicht variieren).

c. Werte für Sojaproteinisolat (Supro-620) entnommen: Young, VR. Soy protein in relation to human protein and amino acid nutrition. J Am Diet Assoc (1991) 91: 828-835.

Man würde jetzt erwarten, daß diese Aminosäuren im arbeitenden Muskel entsprechend ihrem dortigen Gehalt freigesetzt werden. Allerdings werden von der Muskulatur bei längerer Ausdauerbelastung (ebenso bei einer strikten Diät) im wesentlichen Alanin und Glutamin für die Energiegewinnung freigesetzt. Beide Aminosäuren werden sogar in noch größerem Ausmaß abgebaut, als es ihrer Konzentration im Muskel entspricht. Vermutlich werden Alanin und Glutamin aus den sechs oben genannten Aminosäuren neu synthetisiert. So wird allein die Rate für die Glutaminsynthese im Körper auf 20-80 g täglich geschätzt [28].

Nach Reuss und Wodick [37] beträgt der Aminosäurenverlust bei einem maßvollen Marathonlauf von 3 Stunden Dauer etwa 40 g, wobei der größte Teil nach Erschöpfung der Glycogenvorräte verbraucht wird. So haben sich in der Praxis, abhängig vom Trainingspensum, im Leistungs- und Hochleistungsbereich zusätzliche Gaben von 10-30 g Glutamin sowie 10-20 g BCAAs pro Tag bewährt. 5-10 g Arginin täglich könnten in besonders intensiven Trainingsphasen wegen seiner immunstimulierenden und die Glykogenspeicherung fördernden Eigenschaften von Nutzen sein; jedoch liegen diesbezüglich Erfahrungswerte nur aus der klinischen Ernährung vor.

Ausdauersportler, die sich streng vegetarisch ernähren und ihr Eiweiß überwiegend aus Sojaprotein beziehen, haben wegen dessen geringen Methioningehalts einen erhöhten Bedarf an den Schwefelaminosäuren. In solchen Fällen wäre die Nahrungsergänzung mit 1-2 g Methionin oder Cystein täglich anzuraten. 1-2 g der Aminosäure Taurin während Belastung scheinen, den Erfahrungen der Sportler nach, oft zu einer ökonomischeren Herzarbeit zu führen, was sich in einer Erhöhung des Schlagvolumens und einer Absenkung der Belastungsherzfrequenz niederschlägt. Bei infektanfälligen Sportlern kommt es oft zu Verbesserungen des Immunstatus, wenn über mehrere Wochen täglich 3-4 g Carnitin eingenommen werden. (Eine ausführliche Darstellung der genannten Aminosäuren erfolgt bei den entsprechenden Einzelbeschreibungen in Kapitel 7.)

Während eines Krafttrainings ist der Anteil von Eiweiß an der Energiebereitstellung dagegen vernachlässigbar. Die Menge an Protein, die für die tägliche Proteinsynthese beim Kraftsportler notwendig ist, wird in einer

Studie auf 30 mg pro kg Körpergewicht geschätzt [29]. Demnach würde ein 100 kg schwerer Athlet pro Tag lediglich 3 g Protein zusätzlich benötigen, um den Neuaufbau von Muskelgewebe zu gewährleisten. Selbst bei einem Mißbrauch anaboler Steroide, die die Proteinsynthese im Körper deutlich beschleunigen, soll die maximale Proteinmenge für den Muskelaufbau nicht mehr als etwa 180 mg pro kg Körpergewicht, nach dem vorgenannten Beispiel also nur 18 g pro Tag betragen [29]. Diese Werte entsprechen jedoch nicht annähernd dem, was in Stickstoffbilanzstudien für Kraftsportler ermittelt wurde [9].

Höchstwahrscheinlich ist der deutlich erhöhte Bedarf bei einem bodybuildingtypischen Training dadurch verursacht, daß der belastungsbedingte Gewebeabbau kompensiert werden muß. Leider konnte das genaue Aminosäurespektrum dieses Gewebeverlustes bislang noch nicht ermittelt werden. Die Daten von Stickstoffbilanzstudien mit Kraftsportlern, zusammengefaßt in [9] und die Ergebnisse von Reuss und Wodick [37], nach denen der Aminosäurenverlust bei einem zweistündigen Krafttraining etwa 20 g beträgt, sind die verläßlichsten Ergebnisse, die bisher vorliegen. Auf der Grundlage der vorliegenden Erkenntnisse zum Aminosäurestoffwechsel lassen sich aber Vermutungen zum Bedarf an einzelnen Aminosäuren beim Kraftsportler anstellen.

Da eine Entleerung der Glykogenspeicher die Aktivierung eines Enzyms zur Oxidation von BCAAs bewirkt [30], ist anzunehmen, daß eine solche Aufzehrung der Kohlenhydratspeicher, die auch bei einem umfangreichen Bodybuildingtraining auftreten kann, dazu führt, daß diese Aminosäuren verstärkt zur Energiegewinnung herangezogen werden. Da aber alle hochwertigen Nahrungsproteine weit mehr an BCAAs enthalten, als es dem vermuteten Bedarf entspricht, scheint es unwahrscheinlich, daß eine weitere Zufuhr von BCAAs, etwa über Nahrungsergänzungen, einen nennenswerten Effekt ausübt, wenn insgesamt genügend Eiweiß konsumiert wird. Bei zu Beginn des Trainings gut gefüllten Glykogenspeichern sowie einer Kohlenhydratzufuhr während der Belastung (z.B. in Form eines Kohlenhydratdrinks) sollte eine Oxidation von BCAAs beim Kraftsportler allein dadurch minimiert werden können.

Während der Diät ergibt sich aber ein anderes Bild: Da hier die Glykogenspeicher, bedingt durch die verringerte Nahrungsmenge, meist schlecht gefüllt sind, könnte eine Nahrungsergänzung mit BCAAs hier Vorteile bringen. So konnte eine mit Ringern durchgeführte Studie zeigen, daß zusätzliche BCAAs einen größeren Fettabbau und geringeren Muskelmasseverlust zur Folge haben. Jene Ringer, die täglich 0,9 g BCAAs pro kg Körpergewicht einnahmen (eine sehr hohe Dosis) konnten ihr Körperfett in nur 19 Tagen von bereits sehr niedrigen 8,1 % auf 6,6 % reduzieren, wobei das Fett im Bauchbereich am stärksten reduziert wurde (üblicherweise widersteht gerade das in dieser Region gespeicherte Körperfett einer Diät am hartnäckigsten). Im Vergleich zu den Ringern mit einer proteinreichen Diät ohne BCAA-Anreicherung fiel der Fettverlust deutlich höher aus [31].

Die Aminosäure Glutamin erfüllt im Organismus wichtige Aufgaben im Säure-Basenhaushalt [32] und im Energiestoffwechsel. Die vorliegenden Studienergebnisse bezüglich des Glutaminspiegels bei Sportlern fallen allerdings recht unterschiedlich aus. So wurden in einer Studie bei Kraftdreikämpfern die niedrigsten Glutaminkonzentrationen im Vergleich zu anderen Sportlern gemessen [33]. Eine andere Studie konnte wiederum keine Veränderung der Konzentration dieser Aminosäure im Blut nach schwerem exzentrischen Training nachweisen [34]. Dabei muß allerdings bedacht werden, daß die vorliegenden Studien fast ausnahmslos die Glutaminkonzentration im Blutplasma bestimmt haben. Entscheidend ist nach Reuss aber die Glutaminkonzentration in den Zellen; diese sinkt viel früher ab, als im Plasma. Plasma-Messungen geben demnach kein exaktes Bild der Glutaminverluste.

Folgt man dem von anderen Experten vertretenen Ansatz, den Aminosäurebedarf gleichzusetzen mit dem Spektrum an Aminosäuren in jenen Geweben des Körpers, die täglich ersetzt werden müssen [35], läßt sich ein weiterer Schluß ziehen: Dann würde für einen Kraftsportler, dem es in erster Linie um den Ersatz bzw. den Neuaufbau von Muskelprotein geht, das Eiweiß aus Fleisch die ideale Proteinquelle darstellen, da es am ehesten dem Aminosäuremuster in der menschlichen Muskulatur entspricht. Somit lassen sich für intensiv trainierende Kraftsportler folgende Empfehlungen ableiten: Bei hohen Trainingsumfängen würde auch bei ausreichendem Proteinangebot eine Nahrungsergänzung mit einzelnen Aminosäuren Sinn ergeben. Dazu existieren zwar keine eindeutigen wissenschaftlichen Aussagen, doch nach den Erfahrungen vieler Athleten zeigen sich deutliche Vorteile hinsichtlich Regeneration und Leistungsfähigkeit bei täglichen Gaben von 10-30 g Glutamin, sowie in der Diät zusätzlich 20-40 g BCAAs pro Tag. Arginin erscheint wegen der Förderung der Glykogenspeicherung im Dosisbereich von 10-15 g täglich interessant (einzunehmen nach dem Training, wenn die Aufnahmebereitschaft der Muskulatur am höchsten ist). Bei Anfälligkeit für Infekte ist die Gabe von 3-4 g Carnitin täglich über mehrere Wochen denkbar. (Eine genauere Darstellung der genannten Aminosäuren erfolgt bei den entsprechenden Einzelbeschreibungen in Kapitel 7.)

### *2.3.4 Aminosäurebedarf bei Krankheit*

Neben einer dem erhöhten Bedarf bei Krankheit angemessenen Proteinzufuhr kann die Nahrungsergänzung mit einigen Aminosäuren, wie z.B. das schon häufiger angesprochene Glutamin, ebenso wie Carnitin, dessen Spiegel im Körper bei Verabreichung einiger häufig eingesetzter Medikamente absinken (siehe dazu 7.22.10: Carnitin gegen Medikamentennebenwirkungen) sowie Arginin zur Unterstützung des Stoffwechsels in krankheitsbedingten Stress-Situationen gute Dienste leisten. Die Gabe von Arginin wirkt sich positiv aus auf das Herz-Kreislaufsystem, auf die Funktion von Nieren, Leber und Immunsystem, sowie auf eine beschleunigte Wundheilung [36].

Die bedeutendste Wirkung aller drei Aminosäuren, ebenso wie die des Cysteins (in Form von N-Acetyl-Cystein) ist aber in der Unterstützung des Immunsystems zu sehen. Diese immunstimulierende Wirkung hilft sowohl dem Schwerstkranken, dem jede Chance auf eine zügige Genesung zusteht, als auch dem an vergleichsweise leichten Infekten Erkrankten, schneller wieder fit zu werden. Vor allem im Hinblick auf eine kostenoptimierte Gesundheitsversorgung bleibt es daher unverständlich, warum diese körpereigenen, nebenwirkungsfreien und relativ preisgünstigen Substanzen nicht regelmäßig zur Anwendung kommen. Eine vorbeugende Nahrungsergänzung mit einigen oder all diesen Aminosäuren könnte helfen, Infekte zu ver-

**Tab. 8 Immunstimulierende Wirkung einiger Aminosäuren***

| | Stimulation der T-Zellen | | Weitere Steigerungs-Effekte | | |
|---|---|---|---|---|---|
| Zugefügte L-Aminosäure, bzw. Derivat | Vor-inkubation (PHA plus) | Nach-inkubation (plus PHA) | Wachstums-faktorwirkung | Phatozygosesteigerung Monozyten | Neutrophile |
| Carnitin | ++ | ++ | +- | + | ++ |
| N-Acetyl-Cystein | ++ | ++ | -- | +- | +- |
| Arginin | ++ | ++ | +- | +- | +- |
| Glutamin | +- | +- | ++ | +- | +- |

* getestet in in vitro Systemen

Tabelle entnommen: Uhlenbruck G. Substitution und Supplementation mit Aminosäuren: Der Mensch ist, was er ißt. Therapeutikon (1994) 8(6): 254-258.

hindern, oder nur in abgeschwächter Form auftreten zu lassen (siehe dazu Tabelle 8, sowie unter 6.1: Aminosäuren für das Immunsystem). Zur Steigerung der körpereigenen Synthese von Glutamin und zum Schutz der Muskulatur erscheint beim Kranken auch die Gabe von BCAAs sinnvoll.

Somit entspricht der tägliche Einsatz von 10-40 g Glutamin, 10-20 g BCAAs, 5-20 g Arginin, 3-5 g Carnitin, sowie 600-1200 mg N-Acetyl-Cystein bei Schwerstkranken und frisch Operierten (die individuelle Dosis sollte, abhängig vom Körpergewicht und der Schwere der Erkrankung bzw. Verletzung, innerhalb dieser Grenzen gewählt werden) neben einer ausreichenden Proteinzufuhr dem aktuellen Stand der Erkenntnisse. Untersuchungen hinsichtlich Dosierung und Kombination von Aminosäuren zur Förderung der Genesung beim Kranken sind bislang nur in Teilbereichen durchgeführt (siehe zu den genannten Aminosäuren auch in Kapitel 7). Trotzdem haben viele Genesende mit solchen Gaben den Heilungsprozess spürbar unterstützen können, so daß aufgrund der praktisch nicht-existenten Nebenwirkungen dieser Aminosäuren in den angegeben Dosierungen eine solche Supplementation zumindest versuchsweise empfohlen werden kann. (Ausgenommen sind wieder die Personen mit eingeschränkter Nierenfunktion).

**Tab. 9 Aminosäuremehrbedarf bei Sportlern und Genesenden***

| Aminosäure | Sportler (Ausdauer) | Sportler (Kraft) | Genesender (bei Krankheit, nach Operation/Trauma) |
|---|---|---|---|
| **Glutamin** | **10-30 g täglich,** je nach Trainingsumfang | **10-30 g täglich,** je nach Körpergewicht, Proteinzufuhr und Trainingsumfang | **10-40 g täglich,** je nach Zustand und Schwere der Krankheit bzw. Verletzung |
| **BCAAs** | **10-20 g täglich,** je nach Trainingsumfang | **20-40 g täglich,** je nach Körpergewicht, Proteinzufuhr und Trainingsumfang | **10-20 g täglich,** je nach Zustand und Schwere der Krankheit bzw. Verletzung |
| **Arginin** | **5-10 g täglich,** in besonders intensiven Trainingsphasen | **10-15 g täglich,** je nach Körpergewicht, Proteinzufuhr und Trainingsumfang | **5-20 g täglich** je nach Zustand und Schwere der Krankheit bzw. Verletzung |
| **Cystein** | **1-2 g täglich** bei streng vegetarischer Ernährung denkbar | **nicht notwendig** bei ausreichendem Proteinangebot | **0,6-1,2 g täglich** in Form von N-Acetyl-Cystein bei schwerer Krankheit bzw. nach schweren Eingriffen |
| **Carnitin** | **3-4 g täglich** bei Anfälligkeit für Infekte bzw. zur Förderung der Regeneration | **3-4 g täglich** bei Anfälligkeit für Infekte bzw. zur Förderung der Regeneration | **3-5 g täglich** zur Unterstützung des Immunsystems, bei Erkrankungen von Herz und Gefäßen |
| **Taurin** | **1-2 g täglich** bei hohen Trainingsumfängen, während Belastung | **1-2 g täglich** bei hohen Trainingsumfängen | **2-4g täglich** generell zu empfehlen, besonders bei Herzerkrankungen |

* einige Erkrankungen erfordern höhere Dosierungen, siehe dazu in Kapitel 7

**Tab. 10 Veränderung der Aminosäurekonzentration im Blut bei verschiedenen Erkrankungen**

| Erkrankung | Auswirkung |
|---|---|
| Chronisches Müdigkeits-Syndrom | Leichtes Absinken der Tryptophan- und Carnitinkonzentration im Blut [a] |
| HIV-Infektion | Um 32-67 % erniedrigte Cystein-, Tryptophan- und Methioninspiegel im Blut; gleichzeitig Taurin- (230 %) und Lysinspiegel (30 %) erhöht [b] |
| Lebererkrankungen | Anstieg von Tyrosin, Phenylalanin und Methionin bei gleichzeitigen Abfall der verzweigtkettigen Aminosäuren [c]; Alanin und Glutamin fallen bei Leberkrebs zusätzlich ab [e] |
| Chronische Lungenerkrankungen | Bei chronischer Bronchitis: Abfall von Leuzin im Blut; bei gleichzeitigem Anstieg von Asparaginsäure, Glutamin und Cystein [d] |

a. Werbach MR. Nutritional strategies for treating chronic fatigue syndrome. Altern Med Rev (2000) 5(2): 93-108.

b. Hortin GL et al. Changes in plasma amino acid concentrations in response to HIV-1 infection. Clin Chem (1994) 40: 785-789.

c. Steigmann F et al. Significance of serum aminograms in diagnosis and prognosis of liver disease. J Clin Gastroenterol (1984) 6: 453-460.

d. Hofford JM. The nutritional status in advanced emphysema associated with chronic bronchitis. Am Rev Resp Dis (1990) 141: 902-908.

e. Hirayama C, Suyama K, Horie Y, Tanimoto K, Kato S, Zhang PC, Pang CP. Plasma amino acid patterns in hepatocellular carcinoma. Biochem Med Metab Biol (1987) 38(2): 127-133.

Abhängig von der Eiweiß- bzw. Aminosäurezufuhr durch die Basisernährung können Empfehlungen bezüglich des Mehrbedarfs an Aminosäuren für verschiedene Personengruppen gegeben werden. Die Übersicht in Tabelle 9 bezieht sich auf intensiv trainierende Leistungssportler bzw. Genesende nach größeren Verletzungen oder operativen Eingriffen.

## 2.4 Bestimmung von Aminosäurespiegeln im Blut

Bei starkem Stress und verschiedenen Erkrankungen sind Veränderungen bei den Aminosäurekonzentrationen im Blut möglich; Tabelle 10 gibt einen Überblick.

Anhand von Aminosäurespiegelmessungen im Blut können Ungleichgewichte erkannt werden. Dabei sollte man sich jedoch an darauf spezialisierte Zentren wenden, die nicht nur die technischen Möglichkeiten besitzen, sondern auch bei der Beurteilung der Werte entsprechende Erfahrung haben. Gerade bei ernsten Erkrankungen kann der individuelle Aminosäurebedarf nur durch exakte Messungen einigermaßen sicher abgeschätzt werden. Mit einer Pauschalempfehlung oder einer Selbstmedikation wird hier selten Erfolg erzielt.

Anhand dieser Messungen kann von Experten eine individuelle Aminosäuremischung zusammengestellt werden, die mehrmals täglich zusammen mit Vitaminen, Mineralien und Spurenelementen eingenommen wird. Gerade bei schwereren internistischen Erkrankungen stellen sich bei dem Großteil der Patienten oft schon nach einigen Tagen Besserungen der allgemeinen Befindlichkeit ein. Die geistige und körperliche Vitalität nimmt meist zu, Schlafstörungen treten seltener auf. Weniger als 1 % der Behandelten zeigt zu Beginn eine Verschlimmerung der Symptome. In Einzelfällen treten während der ersten Tage der Therapie Nebenwirkungen wie Kopfschmerzen, Durchfall oder Hauterscheinungen auf.

Um die Aminosäurespiegel im Blut einigermaßen objektiv zu bestimmen, muß früh morgens nüchtern Blut entnommen werden. Die Blutprobe, die jeder Hausarzt entnehmen kann, muß anschließend zentrifugiert und dann bei -70°C tiefgefroren werden, am besten mit Trockeneis.

*

1. Waterlow JC. Protein turnover with special reference to man. Q J Exp Phys (1984) 69: 409-438.
2. Waterlow JC. Metabolic adaptation to low intakes of energy and protein. Ann Rev Nutr (1986) 6: 495-526.
3. Groff JL, Gropper SS, Hunt SM. Advanced nutrition and human metabolism, 2nd ed. West Publishing, 1995.

4. National Research Council. Recommended dietary allowances, 10th ed. National Academy Press, 1989.

5. Young V, Pellet PL. Protein evaluation, amino acid scoring and the food and drug administration‘s proposed food labeling regulations J Nutr (1990) 121: 145-150.

6. Millward J. Can we define indispensable amino acid requirements and assess protein quality in adults? J Nutr (1994) 124(8 Suppl): 1509S-1516S, Review.

7. Lemon PWR et al. Protein requirements and muscle mass/strength changes during intensive training in novice bodybuilders. J App Physiol (1992) 73: 767-775.

8. Tarnopolsky MA et al. Evaluation of protein requirements for trained strength athletes. J Appl Physiol (1992) 73: 1986-1995.

9. Lemon P. Is increased dietary protein necessary or beneficial for individuals with a physically active lifestyle. Nutr Rev (1996) 54: S169-S175.

10. Lemon PR, Mullin JP. Effect of initial muscle glycogen level on protein catabolism during exercise. J Appl Physiol (1980) 48: 624-629.

11. Dragan GI et al. Researches concerning the effects of Refit on elite weightlifters. J Sports Med (1985) 25: 246-250.

12. Fern EB et al. Effects of exaggerated amino acid and protein supply in man. Experientia (1991) 47: 168-172.

13. van der Mast RC, van den Broek WW, Fekkes D, Pepplinkhuizen L, Habbema JD. Is delirium after cardiac surgery related to plasma amino acids and physical condition? J Neuropsychiatry Clin Neurosci (2000) 12: 1, 57-63.

14. Herselman M, Moosa MR, Kotze TJ, Kritzinger M, Wuister S, Mostert D. Protein-energy malnutrition as a risk factor for increased morbidity in long-term hemodialysis patients. J Ren Nutr (2000) 10(1): 7-15.

15. Kuhlmann MK, Köhler H. Strategies for the use of amino acids. Catabolism and retention. Anaesthesist (2000) 49: 353-358.

16. Wilmore DW. Metabolic response to severe surgical illness: overview. World J Surg (2000) 6: 705-711.

17. Lieber CS. Alcoholic liver disease: New insights in pathogenesis lead to new treatments. J Hepatol (2000) 32: 1 Suppl, 113-128.

18. Böhmer T, Mowé M. The association between atrophic glossitis and protein-calorie malnutrition in old age. Age Ageing (2000) 29: 47-50.

19. Johnston CS, Day CS, Swan PD. Thermic effect of high-protein diets. FASEBJ (2001) 15(4): a755.6.

20. Shiue HJ, Sather C, Layman D. Reduced carbohydrate/protein ratio enhances metabolic changes associated with weight loss diet. FASEBJ (2001) 15(4): a254.6.

21. Bier DM. Intrinsically difficult problems: The kinetics of body proteins and amino acids in man. Diabetes/Metabolism Rev (1989) 5: 111-132.

22. FAO/WHO/UNU. Energy and protein requirements. Report of a joint FAO/WHO/UNU expert consultation. WHO Tech Report Ser 1985, 724.

23. Marchini JS et al. Requirements for indispensable amino acids in adult humans: longer-term amino acid kinetic study with support for the adequacy of the Massachusetts Institute of Technology amino acid requirement protein. Am J Clin Nutr (1993) 58: 670-683.

24. Meguid MM et al. Leucine kinetics at graded Leucine intakes in young men. Am J Clin Nutr (1986) 43: 770-780.

25. Meguid MM et al. Valine kinetics at graded valine kinetics in young men. Am J Clin Nutr (1986) 43: 781-786.

26. Meredith CN et al. Lysine kinetics at graded lysine intakes in young men. Am J Clin Nutr (1986) 43: 787-794.

27. Zhao X et al. Threonine kinetics at graded threonine intakes in young men. Am J Clin Nutr (1986) 43: 795-802.

28. Wagenmakers AJ. Protein and amino acid metabolism in human muscle. In: Richter et al. (Eds.) Skeletal Muscle Metabolism in Exercise and Diabetes. Plenum Press, New York, 1998.

29. Millward DJ et al. Physical activity, protein metabolism and protein requirements. Proc Nutr Soc (1994) 53: 223-240.

30. Wagenmakers AJ et al. Carbohydrate supplementation, glycogen depletion, and amino acid metabolism during exercise. Am J Physiol (1991) 260: E833-E890.

31. Mourier A et al. Combined effect of caloric restriction and branched-chain amino acid supplementation on body composition and exercise performance in elite wrestlers. Int J Sports Med (1997) 18: 47-55.

32. Walsh NP et al. The effects of high-intensity intermittent exercise on the plasma concentrations of glutamine and organic acids. Eur J Appl Physiol (1998) 77: 434-438.

33. Hiscock N, MacKinnon LT. A comparison of plasma glutamine concentration in athletes from different sports. Med Sci Sports Exerc (1998) 30: 1693-1696.

34. Gleeson M et al. The effect of severe eccentric exercise-induced muscle damage on plasma elastase, glutamine and zinc concentrations. Eur J Appl Physiol (1998) 77: 543-546.

35. Young VR, El-Khoury, AE. Can amino acid requirements for nutritional maintenance in adult humans be approximate from the amino acid composition of mixed body proteins? Proc Natl Acad Sci, USA (1995) 92: 300-304.

36. Wu G, Meininger CJ, Knabe DA, Bazer FW, Rhoads JM. Arginine nutrition in development, health and disease. Curr Opin Clin Nutr Metab Care (2000) 01 3: 1, 59-66.

37. Reuss F, Wodick RE. Sporternährung und Nahrungsergänzung beim Sportler. Pharmazeutische Zeitung (1995) 2(2): 110-124.

# KAPITEL 3

# BEWERTUNG VON NAHRUNGSPROTEINEN

## 3.1 Proteinverdaulichkeit

Anknüpfend an die Betrachtungen zum täglichen Bedarf an Protein und Aminosäuren soll in diesem Kapitel untersucht werden, welche Faktoren die Proteinqualität beeinflussen und wie diese zum Vorteil genutzt werden können. Ein wichtiger Aspekt des Proteinstoffwechsels im Organismus ist der, wie effizient ein Nahrungseiweiß im Körper verdaut wird. So wird oft behauptet, daß Proteinpulver (insbesondere hydrolysierte, also bereits aufgespaltene Proteine) vom Körper besser verdaut werden als das Eiweiß aus Lebensmitteln. Ebenso sollen pflanzliche Proteine leichter verdaulich sein als tierische. Auch hier gilt es, die Spreu vom Weizen zu trennen.

Die Proteinverdaulichkeit wird bestimmt, indem die im Stuhl ausgeschiedene Menge an Stickstoff mit der zugeführten verglichen wird. Dabei wird ein Korrekturfaktor für jene Stickstoffmenge berücksichtigt, die auch bei proteinfreier Ernährung mit dem Stuhl ausgeschieden würde; dieser Stickstoff stammt aus körpereigenen Aminosäuren. Wenn eine Person z.B. 5 g Stickstoff zuführen würde (das entspricht etwa 30 g Protein) und davon 1 g mit dem Stuhl wieder ausscheiden würde, entspräche das einer Verdaulichkeit von 80 % (4 g aufgenommen, 1 g ausgeschieden), wenn man den Korrekturfaktor der Einfachheit halber einmal außer acht läßt. Tabelle 11 gibt einen Überblick über die Verdaulichkeit gängiger Proteine.

**Tab. 11 Verdaulichkeit verschiedener Nahrungseiweiße**

| Nahrungsmittel | Verdaulichkeit |
|---|---|
| • Vollei | 97 % |
| • Milch und Milchprodukte | 97 % |
| • Gemischte Kost | 96 % |
| • Erdnußbutter | 95 % |
| • Fleisch & Fisch | 94 % |
| • Weizen | 86 % |
| • Haferflocken | 86 % |
| • Sojabohnen | 78 % |
| • Reis | 76 % |

Werte entnommen: National Research Council. Recommended Dietary Allowances, 10th ed. National Academy Press, 1989.

Aus ihr geht hervor, daß mit Ausnahme einiger pflanzlicher Proteine die typischen Eiweißträger in der täglichen Ernährung eine sehr gute Verdaulichkeit aufweisen. Einen gesunden Verdauungstrakt vorausgesetzt, bietet ein Proteinpräparat also keine nennenswerten Vorteile gegenüber den üblichen Nahrungseiweißen, was die Verdaulichkeit angeht [2]. Selbst wenn ein Proteinpulver eine Verdaulichkeit von 100 % aufweisen sollte (was unwahrscheinlich ist, da kein Prozeß im Körper ohne Verluste abläuft), so würde dies lediglich einer Differenz von 3 % zu Milch- und Eiprotein entsprechen. Anders ausgedrückt, bei Zufuhr von 100 g dieses Eiweißes würden 3 g mehr aufgenommen, was höchstens bei einer Kost mit extrem niedrigem Eiweißanteil ins Gewicht fallen würde, nicht jedoch beim bodybuildingtypischen, hohen Eiweißkonsum.

Von daher liegt der Unterschied zwischen Nahrungseiweißen und Proteinpulvern nicht in der Verdaulichkeit an sich, sondern in der Resorptionsgeschwindigkeit. Wie bereits erwähnt, erfolgt die Aufnahme der Aminosäuren aus einem Proteindrink – wegen seiner flüssigen Form – etwas schneller als bei den Eiweißquellen der Nahrung, aber etwas langsamer als bei Proteinhydrolysaten, wie sie z.B. in Form von Aminosäuretabletten vorkommen [1].

## 3.2 Proteinqualität

Die Proteinqualität ist bereits seit Jahren Gegenstand zahlloser Debatten, sowohl unter Wissenschaftlern, als auch unter Sportlern und Herstellern von

Sportnahrungsmitteln. Immer wieder werden Behauptungen aufgestellt, ein Protein sei hochwertiger als das andere, oder Proteinpulver wären qualitativ besser als Nahrungseiweiße. Da bei solchen Diskussionen nicht immer korrekte Informationen wiedergegeben werden, soll im Folgenden der Aspekt der Proteinqualität näher beleuchtet werden.

Die Proteinqualität wird meist darauf bezogen, wie effizient ein zugeführtes Protein in körpereigenes Eiweiß umgesetzt werden kann. Es geht darum, ob der Gehalt an unentbehrlichen Aminosäuren in der Eiweißquelle optimal auf das Spektrum dieser Eiweißbausteine im Körper abgestimmt ist [1]. Es darf aber nicht übersehen werden, daß Extremsituationen wie Leistungssport oder Krankheit große Mengen entbehrlicher Aminosäuren wie Glutamin, Arginin oder Cystein erfordern. Der Bedarf an einzelnen Aminosäuren ist schwer zu bestimmen und abhängig von der Situation, was die Argumentation für oder wider ein Protein noch schwieriger macht.

### *3.2.1 Methoden zur Bestimmung der Proteinqualität*

Es existieren zahlreiche Verfahren zur Bestimmung der Proteinqualität; jedes verwendet eine andere Meßmethode. Dadurch entsteht ein gewisser Interpretationsspielraum, der es den Herstellern von Proteinpulvern erleichtert, das eine oder andere Eiweiß als hochwertiger darzustellen. So kann Volleiprotein auf der einen Skala das qualitativ Beste sein, nach einem anderen Verfahren vielleicht das Casein. Außerdem, und das ist vielleicht der wichtigere Punkt, ist die Wertigkeit eines Proteins stark abhängig vom augenblicklichen Bedarf einer Person [1,2]. Leistungssportler oder schwer Erkrankte können nicht ohne weiteres mit gesunden, inaktiven Personen verglichen werden.

Vermutlich ist für einen Bodybuilder in der Aufbauphase ein anderes Protein optimal, als in der Diät; der Bedarf des Ausdauersportlers ist wieder ein anderer. Überdies haben die übrige Kost und die körperliche Aktivität einen starken Einfluss darauf, wie Aminosäuren im Körper verwertet werden. So brauchen z.B. Ausdauersportler bei mehrstündigen Belastungen vermehrt verzweigtkettige Aminosäuren (BCAAs) [3], was vermuten läßt, daß solche

Athleten einen höheren Bedarf an diesen Aminosäuren haben als Inaktive. Somit muß zunächst der Frage nachgegangen werden, welches Meßverfahren zur Bestimmung der Proteinqualität für den menschlichen Körper am besten wäre. Die Antwort vorweggenommen – keines erweist sich als ideal. Nachfolgend werden die wichtigsten, in der wissenschaftlichen Literatur verwendeten Verfahren zur Bestimmung der Proteinqualität diskutiert. Dazu zählen:

- Chemical Score (CS)
- Biologische Wertigkeit (BW)
- Net Protein Utilization (NPU)
- Protein Efficiency Ratio (PER)
- Protein Digestibility Corrected Amino Acid Score (PDCAAS)

### *3.2.2 Chemical Score*

Der Chemical Score (CS) [4] ist eine Methode, bei der die Proteine nach dem Gehalt an unentbehrlichen Aminosäuren bewertet werden. Um die Wertigkeit zu ermitteln, wird ein Eiweiß als Referenz gewählt und andere damit verglichen. Beim CS wurde das Volleiprotein als Referenz bestimmt, aber diese Festlegung geht davon aus, daß das Aminosäureprofil von Vollei für den Menschen ideal ist. In den vergangenen Jahren wurden immer wieder andere Aminosäurezusammensetzungen als Referenzwert vorgeschlagen, da vermehrt Forschungsergebnisse über den Aminosäurebedarf des Menschen publiziert wurden. So schlug bereits 1985 eine Expertengruppe ein idealisiertes Aminosäurespektrum als Referenz vor [5], diese Angaben wurden jedoch von anderen Wissenschaftlern als zu niedrig angesehen [6,7].

Der CS ist ein relativer und kein absoluter Wert. Daher ist es möglich, daß sich bei der CS-Methode Zahlen über 100 ergeben. Wenn z.B. 5 g des Referenzeiweißes 800 mg einer bestimmten Aminosäure enthielten, und 5 g eines Testeiweißes 1000 mg, so wäre der CS für diese Aminosäure im Testprotein 125. Manche Hersteller von Proteinkonzentraten (insbesondere in den USA) nutzen solche hohen Werte einer Aminosäure, um diese Zahl dann als biologische Wertigkeit (siehe dazu 3.2.3) für das gesamte Produkt anzugeben.

Sinnvoller wäre es, von der limitierenden Aminosäure auszugehen. Die unentbehrliche Aminosäure mit dem niedrigsten Gehalt (relativ zum Bedarf) wird als die erstlimitierende Aminosäure bezeichnet. Diejenige mit dem zweitniedrigsten als zweitlimitierende usw. Verallgemeinernd läßt sich sagen, daß die erstlimitierende Aminosäure bestimmt, ob ein Eiweiß im Körper gut oder weniger gut umgesetzt werden kann. Durch die gezielte Zufuhr der limitierenden Aminosäure (z.B. Methionin bei einem methioninarmen Sojaeiweiß) oder durch Kombination von Eiweißen mit verschiedenen limitierenden Aminosäuren kann die Proteinqualität sehr einfach gesteigert werden.

Der CS kann auch dazu verwendet werden, den Aminosäuregehalt eines Proteins mit dem Bedarf einer Person zu vergleichen. Damit kann die individuelle Wertigkeit eines Eiweißes bestimmt werden. Das setzt aber voraus, daß der individuelle Aminosäurebedarf der Testperson bekannt ist.

Obwohl der CS durchaus nützlich ist zur Bewertung von Eiweißen, basierend auf ihrer Zusammensetzung, so weist er doch entscheidende Nachteile auf: Die Verdaulichkeit eines Proteins bleibt unberücksichtigt und Vollei dient als Referenz, sprich als Vergleichseiweiß. Allerdings ist sehr umstritten, ob dessen Aminosäurezusammensetzung für den Menschen tatsächlich ideal ausfällt. Deshalb wird der CS meist nur in Kombination mit anderen Verfahren zur Bestimmung der Proteinqualität eingesetzt.

### *3.2.3 Biologische Wertigkeit*

Die Biologische Wertigkeit (BW) ist wahrscheinlich die gängigste Methode zur Bestimmung der Proteinqualität. Sie berücksichtigt auch die Verdaulichkeit eines Proteins (im Gegensatz zum CS, bzw. zur NPU unter 3.2.4). Um die BW zu messen, werden Probanden zunächst proteinfrei ernährt, um die Basis-Stickstoffverluste zu bestimmen. Dann wird schrittweise die Eiweißzufuhr erhöht (erst 0,3 g pro kg Körpergewicht, dann 0,4 g, 0,5 g usw.). Gleichzeitig wird die Stickstoffbalance bestimmt und ermittelt, mit welcher minimalen Proteinmenge ein Stickstoffgleichgewicht erreicht wird [8]. Die BW stützt sich also nicht auf theoretische Berechnungen, wie der CS,

**Tab. 12 Biologische Wertigkeit verschiedener Nahrungseiweiße**

| Nahrungsmittel | Biologische Wertigkeit |
|---|---|
| • Laktalbumin | 104 |
| • Vollei | 100 |
| • Kartoffeln | 98 |
| • Rindfleisch | 92 |
| • Thunfisch | 92 |
| • Kuhmilch | 88 |
| • Käse | 84 |
| • Soja | 85 |
| • Reis | 81 |
| • Roggenmehl | 80 |
| • Casein | 77 |
| • Mais | 71 |
| • Weizenmehl | 57 |
| • Gelatine | 0 |

Werte entnommen: Pellett PL, Young VR. Nutritional evaluation of protein foods. United Nations University, 1980.

sondern sie wird, wesentlich praxistauglicher, am Menschen ermittelt.

Die minimale Zufuhr zur Erreichung eines Stickstoffgleichgewichts verschiedener Eiweiße wurde dann miteinander verglichen. Volleiprotein wurde dabei willkürlich als Referenzprotein ausgewählt und bekam, ebenfalls willkürlich, die BW von 100. Alle anderen Proteine wurden damit verglichen. Wenn z.B. 0,4 g Volleiprotein pro kg Körpergewicht für eine ausgeglichene Stickstoffbilanz notwendig waren und bei einem anderen Eiweiß 0,8 g pro kg Körpergewicht, so bekam dieses andere Nahrungsprotein die BW von 50 zugeteilt. Damit ist die BW ein Maß dafür, wie effizient ein Nahrungseiweiß in körpereigenes Protein umgesetzt werden kann. Gelatine enthält kein Tryptophan, eine unentbehrliche Aminosäure, daher liegt die BW bei „0", da der Körper ein Protein, bei dem eine der neun lebensnotwendigen Aminosäuren fehlt, nicht verwerten kann.

Bei der Beurteilung nach der BW kann das Eiweiß mit der höchsten Wertigkeit vom Körper am besten verwertet werden. Doch muß dabei stets bedacht werden, daß beim Vollei der Wert von 100 keine vollständige (100 %ige) Umsetzung im Körper anzeigt, wie manchmal fälschlicherweise angegeben wird. Der Wert von 100 wurde willkürlich gewählt. Die tatsächliche Menge an körpereigenem Eiweiß, die aus Volleiprotein hergestellt werden kann, liegt in der Realität nicht bei 100, sondern deutlich darunter. Gleichzeitig gilt es zu bedenken, daß bei geschickter Kombination von ver-

**Tab. 13 Biologische Wertigkeit von Proteinkombinationen**

| Mengenverhältnis (Eiweißprozente) | Biologische Wertigkeit |
|---|---|
| 36 % Vollei, 64 % Kartoffel | 136 |
| 70 % Laktalbumin, 30 % Kartoffel | 134 |
| 75 % Milch, 25 % Weizenmehl | 125 |
| 60 % Vollei, 40 % Soja | 124 |
| 68 % Vollei, 32 % Weizenmehl | 123 |
| 76 %Vollei, 24 % Milch | 119 |
| 51 % Milch, 49 % Kartoffel | 114 |
| 88 % Vollei, 12 % Mais | 114 |
| 78 % Rindfleisch, 22 % Kartoffel | 114 |
| 35 % Vollei, 65 % Bohnen | 109 |
| 52 % Bohnen, 48 % Mais | 99 |
| 84 % Rindfleisch, 16 % Gelatine | 98 |

Werte entnommen: Pellett PL, Young VR. Nutritional evaluation of protein foods. United Nations University, 1980.

schiedenen Eiweißquellen (meist tierisches und pflanzliches Protein) und damit durch den gegenseitigen Ausgleich der limitierenden Aminosäuren biologische Wertigkeiten von über 100 erzielt werden können. Da es aber unmöglich ist, aus 100 g zugeführtem Eiweiß mehr als 100 g körpereigenes Eiweiß aufzubauen, wird verständlich, daß die BW keine absolute Prozentzahl für die Umsetzung des Nahrungseiweißes im Körper darstellt.

Die meisten Daten zur biologischen Wertigkeit beruhen auf den Pionierleistungen von Prof. Kofranyi vom Max-Planck-Institut für Arbeitsphysiologie in Dortmund. Bei der sogenannten Ergänzungswertigkeit, wie in Tabelle 13 dargestellt, sind zwei Punkte zu beachten. Zunächst beziehen sich die Pro-

**Tab. 14 Pflanzliche Proteinkombinationen mit hoher Wertigkeit**

| Getreide und Samen | Getreide und Gemüse |
| --- | --- |
| • Reis + Sesamsamen | • Gemüsesuppe + Brot |
| • Brot + Sesamsamen | • Mais + Soja |
| • Brot und Sonnenblumensamen | • Weizen + Soja |
| | • Weizenbrot + gebackene Bohnen |
| | • Bohnen + Reis |

Werte entnommen: Ferguson I. The ten best protein sources. Natural Physique (1991) 8: 30.

zentangaben auf die Eiweißfraktionen der Nahrungsmittel. So muß z.B. ein Ei mit einem Eiweißgehalt von ca. 7 g mit etwa 600 g Kartoffeln kombiniert werden, um die maximale BW zu erzielen, erst diese Menge liefert etwa 12 g Kartoffeleiweiß und entspricht dem angegebenen Verhältnis. Desweiteren erfolgt diese gegenseitige Proteinaufwertung wegen der Verdauungsprozesse, die mehrere Stunden dauern können und des Aminosäurepools als Zwischenspeicher über einen Zeitraum von 4-6 Stunden, d.h. die beiden Proteine müssen nicht unbedingt in derselben Mahlzeit kombiniert werden.

In den meisten Fällen erfolgt eine Aufwertung, wenn tierisches mit pflanzlichem Eiweiß kombiniert wird, etwa bei Zusammenstellungen wie Müsli mit Milch, Brot mit Käse oder Reis mit Fleisch. Doch auch einige rein pflanzliche Proteinkombinationen erreichen Wertigkeiten nahe 100, wie das bereits mehrfach erwähnte Beispiel von Mais mit Bohnen zeigt. Weitere, rein pflanzliche Zusammenstellungen mit einer guten BW zeigt Tabelle 14.

Es darf allerdings nicht vergessen werden, daß pflanzliche Nahrungsmittel in Relation zum Gewicht meist sehr wenig Protein enthalten. Wer als strenger Vegetarier auf rein pflanzliche Ernährung setzt, wird es, von Sojaproteinkonzentraten einmal abgesehen, schwer haben, ausreichende Proteinmengen zuzuführen, wie Tabelle 15 zeigt. Überdies gilt es zu bedenken, daß der Proteingehalt der Lebensmittel mit zunehmender Verarbeitung abnimmt (100 g vollfettes Sojamehl liefern 37,3 g Protein, 100 g Tofu dagegen nur noch

**Tab. 15 Proteingehalt ausgewählter pflanzlicher Nahrungsmittel**

| 100 g pflanzliches Nahrungsmittel | enthalten an Protein | 100 g pflanzliches Nahrungsmittel | enthalten an Protein |
|---|---|---|---|
| • Buchweizenvollkornmehl | 10,2 g | • Radieschen | 1 g |
| • Dinkelvollkornmehl | 13,3 g | • Rote Beete | 1,5 g |
| • Weizen, ganzes Korn | 11,8 g | • Artischocke | 2,4 g |
| • Weizenmehl | 9,8-11,8 g | • Bambussprossen | 2,5 g |
| • Weizenkeime | 26,6 g | • Blumenkohl | 2,5 g |
| • Haferflocken, |  | • Brokkoli | 3,3 g |
| ganzes Korn | 11,7-12,5 g | • Kopfsalat | 1,3 g |
| • Mais (Speisemais) | 3,3 g | • Grünkohl | 4,3 g |
| • Vollkornreis | 7,2 g | • Sojasprossen | 5,3 g |
| • Reis, poliert (weiß) | 6,8 g | • Schnittbohnen, grün | 2,4 g |
| • Reis, poliert, gekocht, |  | • Limabohnen, trocken | 20,6 g |
| abgetropft | 1,9 g | • Linsen, trocken | 23,5 g |
| • Brötchen (Semmel) | 8,3 g | • Linsen, gekocht | 7,4 g |
| • Pumpernickel | 6,8 g | • Bohnen, weiß, trocken | 21,3 g |
| • Roggenvollkornbrot | 6,8 g | • Bohnen, weiß, gekocht | 7,4 g |
| • Weizenvollkornbrot | 7,0 g | • Leinsamen | 24,4 g |
| • Weißbrot | 7,3 g | • Sesamsamen | 17,7 g |
| • Eierteigwaren (Nudeln, |  | • Sonnenblumensamen | 22,5 g |
| Makkaroni, Spaghetti) | 12,3 g | • Sojabohne, trocken | 33,7 g |
| • Eierteigwaren, gekocht, |  | • Sojamehl, vollfett | 37,3 g |
| abgetropft | 4 g | • Sojamilch | 3,2 g |
| • Karotten (Mohrrüben) | 1 g | • Tofu | 8,1 g |

Werte entnommen: Souci SW, Fachmann W, Kraut H. Die Zusammensetzung der Lebensmittel, Nährwert-Tabellen. 5. Auflage 1994, Medpharm Scientific Publishers, Stuttgart 1994.

gut 8 g; pro 100 g weist trockener weißer Reis 6,8 g Protein auf, gekocht und abgetropft aber nur noch 1,9 g). So liefern selbst im Hinblick auf die Proteinwertigkeit optimierte Kombinationen pflanzlicher Lebensmittel nur wenig Eiweiß, wie Tabelle 16 zeigt.

136 ist die höchste BW, die jemals im Menschenversuch ermittelt wurde. Unter den Experten besteht weitgehend Einigkeit darüber, daß eine BW über 140 selbst bei hochwertigsten Proteinen mit Zusatz freier Aminosäuren nicht erreicht werden kann. Daher ist jede höhere Angabe nicht nach der BW

**Tab. 16 Proteinmenge pflanzlicher Kombinationen mit hoher Wertigkeit**

| Zahlen in Klammern stehen für die Proteinmenge 100 g | plus 100 g | Gesamt Protein |
|---|---|---|
| Polierter Reis, gekocht (1,9 g) | Sesamsamen (17,7 g) | 19,6 g |
| Weizenvollkornbrot (7,0 g) | Sesamsamen (17,7 g) | 24,7 g |
| Roggenvollkornbrot (6,8 g) | Sonnenblumensamen (22,5 g) | 29,3 g |
| Polierter Reis, gekocht (1,9 g) | Bohnen weiß, gekocht (7,4 g) | 9,3 g |
| Speisemais (3,3 g) | Bohnen weiß, gekocht (7,4 g) | 10,7 g |

Werte entnommen: Souci SW, Fachmann W. Kraut H. Die Zusammensetzung der Lebensmittel, Nährwert-Tabellen. 5. Auflage 1994, Medpharm Scientific Publishers, Stuttgart 1994.

ermittelt worden. Wenn also der Hersteller eines Proteinpulvers eine BW von 157 angibt, wie häufig bei hochwertigem Laktalbumin, so handelt es sich um eine errechnete Zahl (wie z.B. beim CS). Überdies ist die Werbung mit BW-Angaben von über 140 nach deutschem Recht irreführend im Sinne des §17 des Lebensmittelrechts.

Oft wird von den Herstellern eine Studie zitiert, bei der Ratten nach einer dreitägigen Fastenperiode mit einem Laktalbuminhydrolysat gefüttert wurden [9]. Dabei wurde die Überlegenheit dieses Eiweißes gegenüber anderen hinsichtlich der Stickstoffspeicherung im Körper nachgewiesen. Da jedoch drei Tage ohne Futter bei einer Ratte einer wesentlich längeren Zeit beim Menschen entsprechen, haben solche Daten höchstens für Menschen nach mehrwöchigem Fasten eine Bedeutung, nicht jedoch für Sportler oder andere Menschen, die mehrmals täglich Eiweiß zuführen. Zusätzlich gilt es zu bedenken, daß die BW nach einer Fastenperiode deutlich höher liegt, als bei ausgeglichener Kalorienzufuhr. Bei einer dem Bedarf entsprechenden Zufuhr an Gesamtenergie fallen die Unterschiede in der BW zwischen verschiedenen Eiweißen deutlich geringer aus, so daß auch aus diesem Grund die Ergebnisse nicht einfach auf die Praxis übertragen werden können.

Die Messung der Stickstoffverluste bei der Ermittlung der BW gestaltet sich nicht einfach. Wie bereits erwähnt, kann es hier zu Fehlern kommen, was die Meßergebnisse weniger exakt ausfallen lassen würde. Darüber hinaus geht aus einer Stickstoffbilanzuntersuchung nicht hervor, wie gut verschiedene Gewebe des Körpers die aufgenommenen Aminosäuren verwerten. Es ist durchaus möglich, daß es bei einer scheinbar ausgeglichenen Stickstoffbilanz zu einer Unterversorgung mancher Organe kommt, die Stickstoff verlieren, während andere neues Gewebe aufbauen [8]. Bei einem Stickstoffgleichgewicht könnte sich demnach ein Szenario ergeben, bei dem genügend Aminosäuren für die Leber vorliegen, die neue Proteine synthetisiert, während die Muskulatur nicht genügend unentbehrliche Aminosäuren erhält und sich daher in einer negativen Stickstoffbilanz befindet.

Auch die Gesamtkalorienzufuhr und die Eiweißmenge in der Nahrung beeinflussen die BW. So kommt es bei einer überkalorischen Ernährung (etwa beim Masseaufbau im Bodybuilding) zu einer scheinbar höheren BW für ein gegebenes Protein, da die Stickstoffbilanz bei einer solchen Kost immer positiv ausfällt. Umgekehrt sinkt die BW eines Proteins bei einer Kalorienreduktion (z.B. in der Diät), da die Stickstoffbilanz in einem solchen Fall eher negativ ausfällt. Außerdem ist zu bedenken, daß alle Kraftsportarten an sich schon zu einer positiven Stickstoffbilanz führen (es werden ja Muskeln aufgebaut), was bei einem Kraftsportler die BW eines Nahrungseiweißes höher als bei Normalpersonen erscheinen lässt.

Ein letzter Faktor, der meist ignoriert wird: Die BW einer Eiweißquelle wird mit zunehmender Gesamtproteinzufuhr immer niedriger [8]. Normalerweise wird die BW im Menschenversuch mit der minimal notwendigen Menge bestimmt. Wird nun deutlich mehr Eiweiß zugeführt, wie bei vielen Kraftsportlern üblich, dann sinkt die BW ab. So hat Milchprotein bei einer Zufuhr von 0,2 g pro kg Körpergewicht eine BW nahe 100, bei einer Zufuhr von 0,5 g pro kg Körpergewicht, was etwa der Minimalzufuhr für eine ausgeglichene Stickstoffbilanz entspricht, nur eine BW von 80. So legen Pellet und Young [8] dar: „Protein wird bei suboptimaler Zufuhr effizienter verwertet als bei einer zur Erhaltung des Stickstoffgleichgewichtes notwendigen

Menge. Deshalb wird die BW als Maß für die Proteinqualität, die bei suboptimaler Zufuhr entweder im Tier- oder Menschenversuch bestimmt wird, im Vergleich zur BW bei einer höheren Zufuhr zur Erhaltung des Stickstoffgleichgewichtes überschätzt." Damit hat die BW gerade für Bodybuilder, die sich traditionell sehr eiweißreich ernähren, eine wesentlich geringere Bedeutung, als gemeinhin angenommen wird.

### *3.2.4 Net Protein Utilization*

Die Net Protein Utilization (NPU) als Netto-Proteinverwertung ist nichts anderes als die BW ohne Berücksichtigung der Verdaulichkeit eines Proteins. Die NPU bezeichnet also, wie effizient die im Darm resorbierte Proteinmenge in körpereigenes Eiweiß umgesetzt wird. Da die Verdaulichkeit eines Eiweißes nie 100 % beträgt, liegt auch die NPU einer jeden Proteinquelle immer niedriger als die BW, wobei die Differenz bei den pflanzlichen Eiweißen aufgrund ihrer schlechteren Verdaulichkeit größer ausfällt.

### *3.2.5 Protein Efficiency Ratio*

Die Protein Efficiency Ratio (PER) [4] wird relativ selten als Indikator der Proteinqualität verwendet. Dieser Wert steht für die Menge an Gewichtszunahme in Gramm im Verhältnis zur aufgenommenen Eiweißmenge in Gramm. Damit würde eine PER von 2,5 einer Gewichtszunahme von 2,5 g pro 1 g Eiweiß in der Nahrung entsprechen (was durchaus möglich ist, da die Gewichtszunahme beim Aufbau von Muskeleiweiß in erster Linie durch eine Flüssigkeitszunahme bedingt ist; Muskeln bestehen zu 75 % aus Wasser). Da es wegen der zahlreichen anderen Einflußfaktoren nahezu unmöglich ist, die exakte Gewichtszunahme beim Menschen zu messen, wird die PER an jungen, heranwachsenden Tieren bestimmt, die eine Kost mit 10 % Eiweißanteil verabreicht bekommen.

Das wirft natürlich sofort die Frage auf, inwieweit die PER auch für einen erwachsenen Menschen von Bedeutung ist. Die amerikanische Food and Drug Administration (FDA) hatte bereits vor Jahren die Verwendung der PER mit Casein als Referenz vorgeschlagen [11]. Dieser Vorschlag zur Bestimmung der Proteinqualität wurde aber von anderer Seite heftig kritisiert [12].

Während man über den Wert der PER zur Beurteilung von Nahrungsproteinen für den Menschen streiten kann, soll doch eine Tierversuchsstudie nicht unerwähnt bleiben, die nachwies, daß eine Kombination aus tierischem (30 %) und pflanzlichem Eiweiß (70 %) eine höhere PER zur Folge hatte, als eine alleinige Zufuhr dieser Proteine [13]. Die bessere PER-Qualität der Kombination ist höchstwahrscheinlich durch den gegenseitigen Ausgleich der limitierenden Aminosäuren zurückzuführen. Auch hier zeigt sich also, daß eine Kombination von tierischem und pflanzlichem Eiweiß hochwertiger ausfällt, als die Beschränkung auf nur eine Proteinquelle.

### *3.2.6 Protein Digestibility Corrected Amino Acid Score*

Der Protein Digestibility Corrected Amino Acid Score (PDCAAS) ist die jüngste aller Methoden zur Bestimmung der Proteinqualität. Sie wird von manchen Wissenschaftlern als die Beste für den Bedarf des Menschen eingestuft [14]. Ähnlich wie bei anderen Verfahren werden die verschiedenen Eiweiße mit einer Referenz verglichen. Dabei handelt es sich aber nicht um ein natürliches Protein, sondern der Aminosäurebedarf von 2- bis 5-jährigen Kindern wird als Referenz-Aminosäurespektrum auch für Erwachsene benutzt.

Der PDCAAS weist gegenüber dem CS den Vorteil auf, die Verdaulichkeit zu berücksichtigen; damit erscheint diese Methode sehr praxistauglich. Es fällt auf, daß auf der Skala des PDCAAS manche Eiweiße, die nach anderen Verfahren als eher minderwertig einzustufen sind, plötzlich deutlich hochwertiger erscheinen, so z.B. im Falle von Sojaeiweiß [15]. Dies deckt sich mit Ergebnissen neuer Studien, die zeigen, daß Sojaproteinisolate wie z.B. das patentierte Supro® schon bei vergleichsweise geringen Mengen eine ausgeglichene Stickstoffbilanz beim Menschen aufrecht erhalten [2,15]. Trotzdem bleibt – wie bei den vorgenannten Verfahren – die Frage offen, ob die Proteinqualität nach PDCAAS für Erwachsene in Extremsituationen (Kraft-

**Tab. 17 Proteinqualität diverser Nahrungsmittel nach den 5 Messverfahren**

| Nahrungsmittel | BW | NPU | PER | CS | PDCAAS |
|---|---|---|---|---|---|
| Vollei | 100 | 94 | 3.92 | 100 | 1.00 |
| Kuhmilch | 88 | 82 | 3.09 | 95 | 1.00 |
| Fisch | 90 | n.bek. | 3.55 | 71 | n.bek. |
| Rindfleisch | 92 | 87 | 2.30 | 69 | 0.92 |
| Haferflocken | 65 | n.bek. | 2.19 | 57 | 0.57 |
| Weizen | 57 | 49 | 1.53 | 53 | 0.40 |
| Soja | 85 | 73 | 2.32 | 47 | 0.99 |
| Erbsen | 64 | 55 | 1.57 | 37 | 0.69 |

BW = Biologische Wertigkeit

NPU = Netto Protein Verwertung (Net Protein Utilization)

PER = Protein Efficiency Ratio

CS = Chemical Score

PDCAAS = Protein Digestibility Amino Acid Score

n.bek. = nicht bekannt

Werte entnommen:

a. Pellett PL, Young VR. Nutritional evaluation of protein foods. United Nations University, 1980.

b. FAO/WHO. Report of a joint FAO/WHO expert consultation on protein quality evaluation. Food and Agriculture Organization of the United Nations, Rome 1990.

c. Schaafsma, G. The protein digestibility-corrected amino acid score. J Nutr (2000) 130: 1865-1867.

sportler, Genesende, oder akut Erkrankte) einen Maßstab darstellt, da diese Personen bestimmte Aminosäuren wie die BCAAs, Arginin und Glutamin in größerer Menge benötigen.

### *3.2.7 Zusammenfassung*

Obwohl verschiedene Verfahren zur Bestimmung der Proteinqualität existieren, erweist sich für den erwachsenen Menschen, besonders, wenn er extremen Situationen wie sportlicher Hochbelastung oder Krankheit ausgesetzt ist, keines als perfekt. Bei einigen Methoden wird lediglich die Wachstumsrate oder die Stickstoffbilanz gemessen, was nichts über die Proteinaufbauvorgänge in einem bestimmten Organ (etwa im Muskel) aussagt, sondern lediglich über die Gesamtsituation im Körper urteilt. Andere Verfahren legen die Wertigkeit eines Eiweißes aufgrund der Aminosäure-Zusammensetzung fest und vergleichen diese mit einem Referenzprotein. Während hier früher meist Milch- oder Volleiprotein verwendet wurde, so ist man bei diesen Verfahren mittlerweile dazu übergegangen, ein idealisiertes Aminosäurespektrum als Standard heranzuziehen. Allerdings muß hierzu bemerkt werden, daß die exakten Bedarfszahlen an Aminosäuren für den Menschen noch nicht bestimmt werden konnten.

Aus Sicht des Sportlers, des Genesenden und des akut Erkrankten sind alle Verfahren unzureichend, da sie sich entweder auf Tiere, Kinder oder inaktive Erwachsene als Testpopulation beziehen. Es existiert derzeit kein Verfahren, um die Qualität verschiedener Proteine für diese Personengruppen exakt zu bestimmen. Festzuhalten bleibt, daß es das Eiweiß mit der „perfekten" Aminosäurenbilanz nicht gibt. So muß sich der Kraftsportler bewußt sein, daß Werbeaussagen eines Herstellers bezüglich der Überlegenheit eines Eiweißes für den Muskelaufbau aufgrund seines Aminosäurenprofils oder seiner Wertigkeit wissenschaftlich schwer zu belegen sind. Allen Personengruppen in Extremsituationen, egal ob Sportler, Genesender oder Diäthaltender, kann ganz pragmatisch die Empfehlung gegeben werden, den Eiweißbedarf vorrangig mit der normalen Nahrung zu decken, vorzugsweise durch Fleisch, Fisch und Milchprodukte in Kombination mit pflanzlichen Lebensmitteln. Der Einsatz von Eiweißpräparaten wäre anzuraten, falls dies zur Deckung des Proteinbedarfs erforderlich wird, etwa wenn keine vollwertigen Mahlzeiten verzehrt werden können, oder wenn der Bedarf aus anderen Gründen nicht durch Lebensmittel gedeckt werden kann, etwa bei Diäten, Erkrankungen oder vegetarischer Ernährung.

1. Moriarty KJ et al. Relative nutritional value of whole protein, hydrolysed protein and free amino acids in man. Gut (1985) 26: 694-699.

2. Young VR. Soy protein in relation to human protein and amino acid nutrition. J Am Diet Assoc (1991) 91: 828-835.

3. Wagenmakers AJM. Muscle amino acid metabolism at rest and during exercise: role in human physiology and metabolism. Exercise and Sports Science Reviews (1998) 26: 287-314.

4. Groff JL, Gropper SS, Hunt SM. Advanced nutrition and human metabolism, 2nd ed. West Publishing, 1995.

5. Energy and protein requirements. Report of a joint FAO/WHO/UN expert consultation. WHO technical report series 724. Geneva: World Health Organization, 1985.

6. Young VR, El-Khoury AE. Can amino acid requirements for nutritional maintenance in adult humans be approximated from the amino acid composition of body mixed proteins? Proc Natl Acad Sci, USA (1995) 92: 300-304.

7. Millward DJ. Metabolic demands for amion acids and the human dietary requirement: Millward and Rivers (1988) revisited. J Nutr (1998) 128: 2563S-2576S.

8. Pellett PL, Young VR. Nutritional evaluation of protein foods. United Nations University, 1980.

9. Poullain MG et al. Effect of whey proteins, their oligopeptide hydrosylates and free amino acid mixtures on growth and nitrogen retention in fed and starved rats. J Parenteral and Enteral Nutrition (1989) 13: 382-386.

10. Robinson CH, Lawler MR, Chenoweth WL, Garwick AE. Normal and therapeutic nutrition, 17th ed. Macmillan Publishing Company, 1986.

11. Henley EC. Food and Drug Administration‘s proposed labeling rules for protein. J Am Diet Assoc (1992) 92: 293-294, 296.

12. Young VR, Pellett PL. Protein evaluation, amino acid scoring and the Food and Drug Administration‘s proposed food labeling regulations. J Nutr (1991) 121: 145-150.

13. Hernandez M et al. The protein efficiency ratio of 30:70 mixtures of animal: vegetable protein are similar or higher than those of the animal foods alone. J Nutr (1996) 126: 574-581.

14. Food and Agriculture Organization and World Health Organization protein quality evaluation. Report of a joint FAO/WHO expert consultation. Food and agriculture organization of the United Nations, Rome, Italy 1990.

15. Young VR, Pellett PL. Plant proteins in relation to human protein and amino acid requirements. Am J Clin Nutr (1994) 59 (suppl): 1203-1212.

*

KAPITEL 4

# NAHRUNGSERGÄNZUNG MIT PROTEIN-PRÄPARATEN UND AMINOSÄUREN

## 4.1 Proteinpulver, Hydrolysate, freie Aminosäuren

Die drei wichtigsten Quellen von Nahrungsprotein sind vollständige Eiweiße, wie sie in jedem Lebensmittel und in den meisten Eiweißkonzentraten vorkommen, sowie teilweise vorverdaute Proteine, sogenannte Hydrolysate, die in Nahrungsergänzungen für Sportler angeboten werden und freie Aminosäuren. Alle drei Darreichungsformen des Proteins weisen spezifische Vor- und Nachteile auf. Zunächst muß festgehalten werden, daß nach der Verdauung jeder dieser Darreichungsformen des Proteins die gleichen Aminosäuren im Blut vorliegen. Es kann also nicht bestimmt werden, aus welcher Nahrungsquelle die Aminosäuren stammen, außer sie werden zu Forschungszwecken vor dem Verzehr radioaktiv markiert. Auch eine Unterscheidung von Aminosäuren aus der Nahrung und aus dem körpereigenen Bestand ist nicht möglich [3]. Hinsichtlich der Umsetzung der Aminosäuren gibt es also keine Unterschiede zwischen Nahrungsprotein, Eiweißpulver und Aminosäureprodukten.

Der einzige, jedoch wichtige Unterschied ist die unterschiedlich schnelle Resorption im Darm. So werden vollständige Proteine aus der Nahrung am langsamsten resorbiert; Eiweißdrinks dagegen etwas schneller, da eine flüssige Kost beschleunigt aufgenommen wird. Vorverdaute Proteine (Proteinhydrolysate) werden in den meisten Fällen am schnellsten resorbiert, da sie bereits in kürzere Ketten gespalten sind. Weil der Körper auch Transportmoleküle für Di- und Tripeptide besitzt, werden vorverdaute Eiweiße oft sogar noch etwas schneller resorbiert als einzelne freie Aminosäuren, wobei die Regel gilt: Je niedriger das Molekulargewicht, desto rascher die Aufnahme. Hydrolysate mit einem Molekulargewicht unter 500 Dalton gelten als die bestmögliche Qualität (mit entsprechend bitterem Geschmack) [1,2]. Deshalb werden solche Hydrolysate von Sportlern bevorzugt direkt nach dem Training oder früh morgens nach dem Aufstehen zugeführt, um dem Körper in diesen katabolen (abbauenden) Phasen möglichst rasch Protein für anabole (aufbauende) Stoffwechselvorgänge bereitzustellen.

Wenn man den von einer Krankheit oder Operation genesenden Patienten betrachtet, so befindet sich auch dessen Körper in einer angespannten Stoffwechsellage; er braucht größere Mengen Protein zur Abwehr der Krankheitserreger bzw. für die Wundheilung. So würde auch er von einer reichlichen Proteinzufuhr, besonders zum Frühstück, profitieren. Am optimalsten wäre zu diesem Zeitpunkt die Gabe eines Proteinhydrolysats, da der Körper des Kranken, ebenso wie der des Sportlers, seinen erhöhten Proteinbedarf über Nacht nur aus den körpereigenen Speichern decken kann.

Bedenkt man die – wegen der langsameren Resorption – geringere Effizienz von kompletten Proteinen, die aus Mischungen von freien Aminosäuren bestehen, gegenüber Hydrolysaten sowie ihren meist deutlich höheren Preis, so sind Aminosäuremischungen zur generellen Proteinversorgung nicht die beste Lösung. Allerdings können durch die Zufuhr einzelner Aminosäuren spezifische Wirkungen im Körper ausgelöst werden, so daß deren eigentliches Einsatzgebiet eher hier festzulegen wäre.

## 4.2 Schnell und langsam verdauliche Proteine

Bei den vollständigen Proteinen, die gegenüber freien Aminosäuren und insbesondere Hydrolysaten langsamer verdaut werden, gibt es auch untereinander deutliche Unterschiede hinsichtlich der Resorptionsgeschwindigkeit. Das zeigen neue Daten am Beispiel von Laktalbumin (hitzedenaturiertes Molkenprotein) und Casein auf, beides Fraktionen des Kuhmilchproteins.

### 4.2.1 Molkeneiweiß und Casein

In einer Studie [4] bekamen gesunde Probanden mit einer normalen Proteinzufuhr (16% der Gesamtkalorien) nach einer 10-stündigen Fastenperiode 30g Casein (das mit 80% den Hauptanteil des Kuhmilchproteins ausmacht) bzw. 30g Molkenprotein (mit 20% die kleinere Fraktion des Kuhmilchproteins). Nachfolgend wurde dann über mehrere Stunden der Leuzinspiegel im Blut gemessen, stellvertretend für alle Aminosäuren. Bei der Gabe von Molkeneiweiß wurden die höchsten Leuzinkonzentrationen im Blut eine Stunde später gemessen, allerdings war bereits nach vier Stunden der Ausgangswert wieder erreicht. Im Gegensatz dazu kam es bei Gabe von Casein zu einem deutlich verzögerten Anstieg von Leuzin im Blut. Hier wurde nach einer Stunde zwar eine deutlich niedrigere Spitzen-Konzentration gemessen, die dann aber über fast sieben Stunden konstant blieb. Darüber hinaus wurde bei dieser Untersuchung festgestellt, dass Molkenprotein die Proteinsynthese im Körper stimulierte, allerdings den Proteinabbau des Organismus nicht beeinflusste. Casein dagegen zeigte geringere Effekte hinsichtlich eines vermehrten Proteinaufbaus, konnte jedoch den Proteinabbau im Körper deutlich bremsen.

Molkeneiweiß regte auch die Leuzinoxidation zum Zwecke der Energiegewinnung stärker an als Casein, vermutlich wegen seiner höheren Resorptionsgeschwindigkeit. Es kam also zu einer stärkeren Verbrennung von Protein bei Gabe von Molkeneiweiß, was als recht unökonomische Energieversorgung angesehen werden muß. Dagegen führte die Gabe von Casein zu einer verbesserten Leuzinbalance (bestimmt durch das Verhältnis von zugeführter zu gespeicherter Menge). Obwohl Molkenprotein in Sportlerkreisen einen ausgezeichneten Ruf als sehr hochwertiges Eiweiß genießt, ging das stets als minderwertiger angesehene Casein aus diesem Vergleich als Sieger hervor: Durch den Verzehr von Casein konnte eine größere Menge Körpereiweiß hinzugewonnen werden, als beim Verzehr von Molkenprotein.

Aus diesen Ergebnissen lassen sich mehrere Schlüsse ziehen. Auf der einen Seite legen diese Daten nahe, daß Molkeneiweiß eher ein „anaboles" Protein ist, da es den Eiweißaufbau stimuliert, während Casein als „antikataboles" Protein den Eiweißabbau im Körper hemmt. Dabei war unter dem

**Abb. 3 Resorptionsgeschwindigkeit von Molkeneiweiß* und Casein**

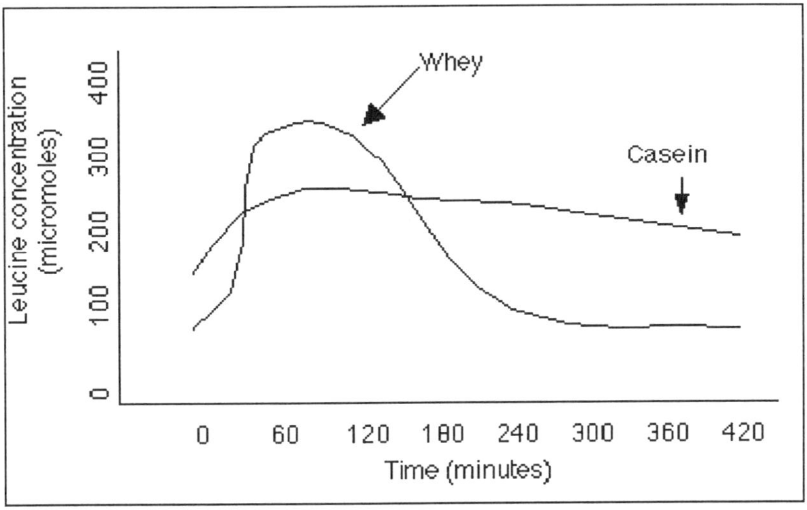


* engl. Whey

Abbildung entnommen: Boirie, Y. et al. Slow and fast dietary proteins differently modulate postprandial protein accretion. Proc Natl Acad Sci USA (1997) 94: 14930-14935.

Strich der Gewebeaufbau bei Casein größer, was vermuten lässt, daß die langsame Resorptionsgeschwindigkeit dieses Proteins für den Körper günstiger ist.

Diese Ergebnisse erregten in den USA einiges Aufsehen und wurden nachfolgend auch in *Nature* publiziert [5], sowie in mehreren Bodybuilding-zeitschriften. Es wurden verschiedene Einsatzgebiete für die beiden Eiweiße formuliert, wie z.B. der Verzehr von Molkeneiweiß morgens, direkt nach dem Aufstehen, sowie nach dem Training. Zu beiden Zeiten weist der Körper einen erhöhten Proteinbedarf auf, der sich durch die schnelle Resorption des Molkenproteins zügig befriedigen läßt. Der Verzehr von Casein wurde dagegen vor dem Zubettgehen empfohlen: Hier sorgt seine langsame Resorption für einen kontinuierlichen Einstrom von Aminosäuren ins Blut und kann

**Tab. 18 Erscheinungsformen des Molkenproteins**

Molkeneiweiß ist ein Teil des Kuhmilchproteins, es macht etwa 20 % des Milchproteins aus (die restlichen 80 % liegen als Casein vor). Reines Molkeneiweiß kann auf verschiedenen Wegen aus der Milch gewonnen werden. „Whey" ist die englische Bezeichnung für Molkeneiweiß, im Deutschen auch Laktalbumin genannt. Laktalbumin wird heute durch Ultrafiltration gewonnen. Bei schonender Sprühtrocknung ist die Denaturierung (Veränderung) der Aminosäuren sehr gering. Bei einem Proteinpulver auf Laktalbuminbasis spricht man von einem *Molkenproteinkonzentrat.*

Ein *Hydrolysat* ist entweder durch Säure oder Enzyme „vorverdaut", d.h. in Peptidketten aufgebrochen. Auch die Säurehydrolyse verändert ein Protein, die enzymatische Hydrolyse liefert bessere Resultate. In beiden Fällen würde man von einem Laktalbuminhydrolysat sprechen; tatsächlich wird dieser Begriff meist für Aminosäurepräparate auf Laktalbuminbasis verwandt. Ein Laktalbuminhydrolysat ist etwas teurer als einfaches Laktalbumin. Durch die „Vorverdauung" kommt noch ein Verarbeitungsschritt hinzu, was die Resorptionsgeschwindigkeit des Produkts erhöht. Falls die Art der Hydrolyse angegeben wird, sollte die enzymatische Aufspaltung vorgezogen werden. Am schnellsten resorbiert werden Hydrolysate mit einem sehr niedrigen Molekulargewicht von unter 500 Dalton; das entspricht der Länge eines Tripeptids. Diese hochwertigen Aminosäurenpräparate können in weniger als 30 Minuten aufgenommen werden, im Gegensatz zu herkömmlichen Hydrolysaten, wo es bis zu einer Stunde dauern kann, bis die Aminosäuren im Blut vorliegen.

Ein *Isolat* wird angeblich sehr

- **Molkeneiweiß-*Konzentrat***
  (Laktalbumin, engl. Whey): ultrafiltrierte Eiweißfraktion des Kuhmilchproteins mit hoher BW von 104
- **Molkeneiweiß-*Hydrolysat***
  (Laktalbuminhydrolisat) Durch Säure oder besser, weil schonender, durch Enzyme aufgespaltenes Laktalbumin. Die Aminosäuren liegen in freier Form und als kurzkettige Peptide vor, es kann deshalb schnell resorbiert werden
- **Molkenweiß-*Isolat***
  Durch Ionenaustausch vorgeblich besonders schonend aufbereitet; ein wissenschaftlicher Nachweis für höhere BW, bzw. immunstimulierende Bestandteile steht bislang aus.

aufwendig mittels Ionenaustauschverfahren gewonnen. Es soll noch weniger Fett und weniger Milchzukker aufweisen als ein Konzentrat, sowie undenaturierte Proteinfraktionen wie Laktoglobulin, Lactoferrin, Glykomakropeptide und Proteose Peptone enthalten (solche Proteinverbindungen würden das Immunsystem unterstützen). Ebenso soll durch das Herstellungsverfahren eine höhere biologische Wertigkeit gewährleistet sein. Die korrekte deutsche Bezeichnung würde in diesem Fall ionenausgetauschtes Molkeneiweiß lauten; im Englischen entsprechend ionexchanged Whey Protein. Nach Reuss ist allerdings bislang wissenschaftlich nicht nachgewiesen, daß der Ionenaustausch zu höherer Qualität führt.

so die katabole Phase während des Nachtschlafes hinauszögern oder gar verhindern.

Zu dieser bahnbrechenden Untersuchung muß allerdings angemerkt werden, daß die Versuchspersonen vor der Eiweißgabe zehn Stunden nüchtern geblieben waren, wodurch die Proteinsynthese- und Proteinabbauraten im Körper sicherlich ganz andere sind, als im Tagesverlauf mit mehreren Mahlzeiten. So kann die Eiweißaufbaurate nach nächtlichem Fasten um bis zu 50 % geringer ausfallen als tagsüber [6]. Daher ist zu vermuten, daß die Effekte einer Proteinzufuhr früh morgens, auf nüchternen Magen, anders ausfallen als zu einer anderen Tageszeit. Außerdem ist bekannt, daß eine gemischte Zufuhr von Nährstoffen (also Kohlenhydrate, Eiweiß und Fett) die Resorptionsgeschwindigkeit der einzelnen Bestandteile der Kost verändert [1]. Ebenso kann noch nicht vollständig verdaute Nahrung von der letzten Mahlzeit verzögernd auf die Resorption eines Eiweißes wirken.

Weiterhin bleibt die Frage zu beantworten, wo das bei Gabe von Molkeneiweiß im Körper akut mehr synthetisierte Protein gespeichert wurde. Hier liegt das Problem bei allen Studien mit einer Messung der Proteinumsetzung im Körper. Da alle Gewebe des Organismus aus Eiweiß bestehen, kann niemand sagen, ob beim Verzehr von Molkeneiweiß tatsächlich vermehrt Muskelprotein aufgebaut wurde. Dafür müßte man eine Gewebeprobe der Muskulatur (Biopsie) entnehmen. Ebenso hätte nämlich eine ver-

**Tab. 19 Eigenschaften von Casein und Molkeneiweiß im Vergleich**

| Eigenschaft | Casein | Molkenprotein |
|---|---|---|
| Biologische Wertigkeit | 77 | 104 |
| Hemmung des Proteinabbaus | um 34 % über 5 Stunden | nein |
| Förderung der Proteinsynthese | um 31 % über 100 Minuten, Erhöhung noch 300 Minuten später nachgewiesen | um 68 % über 100 Minuten, nach 300 Minuten zurück auf Ausgangswerten |
| Oxidation von Aminosäuren | schwach | stark |
| Förderung einer positiven Stickstoffbilanz | stark, bei Brandopfern in Verbindung mit Training doppelt so hohe Zuwächse an fettfreier Körpermasse wie bei Laktalbumin | schwach, bei Brandopfern in Verbindung mit Training nur 50 % der Zuwächse an fettfreier Körpermasse wie bei Casein |
| Wirkung in der Diät | sehr gut, über 12 Wochen: Fettverlust 7,0 kg, Zuwachs an fettfreier Körpermasse 4,1 kg, Kraftzunahme 59 % | mäßig, über 12 Wochen: Fettverlust 4,2 kg, Zuwachs an fettfreier Körpermasse 2,0 kg, Kraftzunahme 28 % |
| Gesundheitsfördernde Effekte | Anstieg von HDL-Cholesterin, Senkung des Lipoproteins (a), Hemmung der Blutplättchenverklumpung | Anstieg von HDL-Cholesterin, Abfall der Triglyzeride, Blutdrucksenkung. Ionenausgetauschtes Laktalbumin: Evtl. Stärkung des Immunsystems, Erhöhung des Glutathions |
| Glutamingehalt | hoch (teilweise in Peptidform) | niedrig |
| BCAA-Gehalt | mäßig | hoch |

Angaben entnommen:

a. Boirie Y et al. Slow and fast dietary proteins differently modulate postprandial protein accretion. Proc Natl Acad Sci USA (1997) 94(26): 14930-14935.

b. Demling RH et al. Effect of hypocaloric diet, increased protein intake and resistance training on lean mass gains and fat mass loss in overweight police officers. Ann Nutr Metab (2000) 44(1): 21-29.

**Tab. 20 Datenblatt Casein**

+ gute biologische Wertigkeit von 77
+ antikataboles Protein mit langsamer Resorption (Aminosäureaufnahme im Darm über bis zu 8 Stunden, deshalb optimal für die Proteinversorgung über Nacht, sowie in anderen katabolen Situationen)
+ hoher Glutamingehalt von 10%, überwiegend als Glutaminsäure, z.T. aber auch als Glutaminpeptid
+ Sehr gutes Diätprotein, erhält Muskelmasse und steigert Fettabbau optimal
- mäßiger BCAA-Gehalt
- relativ hoher Milchzucker- und Natriumgehalt

mehrte Synthese von Enzymproteinen in der Leber stattfinden können. Abschließend ist zur Interpretation dieser Studie anzumerken, daß deren Ergebnisse zumindest für den Kraftsport, wo in der Regel alle drei Stunden Protein zugeführt wird, weniger relevant sind. Da auch bei Molkeneiweiß in dieser Untersuchung erst nach vier Stunden der Ausgangswert der Leuzinkonzentration wieder erreicht wurde, wird sich der Unterschied zum Casein, wo dies erst nach sieben Stunden der Fall war, bei einem typischen Bodybuilder oder Gewichtheber kaum bemerkbar machen.

Trotzdem scheint sich die Frage, welches das „bessere" Protein ist, neueren Daten zufolge für das Casein entschieden zu haben. Die in oben genannter Studie günstigere Leuzinbalance von Casein legt bereits eine stärker muskelaufbauende Wirkung nahe und wurde nachfolgend dann auch am Menschen bestätigt, wo es bei einer Studie mit übergewichtigen Polizisten unter Verabreichung von Casein zu höheren Kraft- und Muskelmassezuwächsen kam als bei Verabreichung von Molkeneiweiß [7]. Darüber hinaus fiel auch der Fettabbau höher aus (siehe dazu Tabelle 19).

Für eine optimale Proteinversorgung von Menschen mit einem hohen Bedarf (Sportler, Genesende, Diäthaltende) bliebe also zu empfehlen, morgens eine Mahlzeit mit einem Protein zu verzehren, das einen hohen Molkeneiweißanteil aufweist. Das geschieht am besten in Form eines Milchshakes mit Laktalbuminpulver bzw. dem teureren ionenausgetauschten Molkeneiweiß, oder Aminosäuretabletten in Form eines Laktalbuminhydrolysats (zu

**Tab. 21 Casein in Lebensmitteln**

| 100g Lebensmittel | Kohlen-hydrate | Fett | Protein-gehalt | davon Casein |
|---|---|---|---|---|
| Kuhmilch 3,5 % Fett | 4,55 g | 3,57 g | 3,34 g | 2,66 g* |
| Kuhmilch 1,5-1,8 % Fett | 4,57 g | 1,60 g | 3,35 g | 2,71 g* |
| Kondensmilch 7,5 % Fett | 9,19 g | 7,57 g | 6,49 g | 5,18 g* |
| Kondensmilch 10 % Fett | 12,54 g | 10,10 g | 8,76 g | 6,99 g* |
| Quark mager | 3,20 g | 0,25 g | 13,50 g | 12,15 g** |
| Quark 20 % Fett i.Tr. | 2,70 g | 5,10 g | 12,50 g | 11,25 g** |
| Hüttenkäse | 3,30 g | 4,30 g | 12,30 g | 12,30 g ** |
| Frischkäse 50 % Fett i.Tr. | 0,53 g | 18,10 g | 17,00 g | 17,00 g ** |
| Brie 50 % Fett i.Tr. | 0,10 g | 27,90 g | 22,60 g | 22,60 g ** |
| Edamer 30 % Fett i.Tr. | - | 16,20 g | 26,40 g | 26,40 g ** |
| Gouda 45 % Fett i.Tr. | - | 29,20 g | 25,50 g | 25,50 g ** |
| Mozarella | - | 16,10 g | 19,90 g | 19,90 g ** |
| Parmesan | 0,06 g | 25,80 g | 35,60 g | 35,60 g ** |
| Ricotta | 0,33 g | 15,00 g | 9,50 g | 9,50 g ** |

i.Tr. = Fettgehalt in Trockenmasse (nach Abzug des Wassergehalts),

* geschätzte Werte; Caseingehalt errechnet als 80 % des Gesamtproteins

**geschätzte Werte; der prozentuale Caseinanteil für Quark liegt bei etwa 90 % und für Käse bei fast 100 %

Werte entnommen: Souci SW, Fachmann W, Kraut H. Die Zusammensetzung der Lebensmittel, Nährwert-Tabellen. 5. Auflage 1994, Medpharm Scientific Publishers, Stuttgart 1994.

den Erscheinungsformen des Molkenproteins siehe Tabelle 18). Für die Proteinversorgung im Tagesverlauf erscheint die Kombination aus Casein und Molkeneiweiß gerechtfertigt, denn sie verbindet die Vorzüge beider Proteine.

**Tab. 22 Datenblatt Molkenprotein**

| Molkeneiweiß a: Laktalbumin (ultrafiltriert) | Molkeneiweiß b: Laktalbumin (ionenausgetauscht) |
|---|---|
| + hohe biologische Wertigkeit von 104 | + höhere biologische Wertigkeit als 104 nicht nachgewiesen |
| + anaboles Protein (schnelle Resorption in 60 Minuten, deshalb gut geeignet für akute Bedarfssituationen wie früh morgens oder nach dem Training). Als Hydrolisat (bei einem Molekulargewicht unter 500 Dalton) sehr schnelle Resorption in 30 Minuten | + anaboles Protein; Resorption als Konzentrat und Hydrolysat wie ultrafiltriertes Laktalbumin |
| + hoher BCAA-Gehalt | + hoher BCAA-Gehalt |
| + positive Auswirkungen auf die Blutfette | + positive Auswirkungen auf die Blutfette |
| + Milchzuckeranteil und Fettgehalt gering | + Milchzucker- und Fettgehalt evtl. geringer als bei Ultrafiltrat |
| | +-evtl. immunstimulierend durch Erhöhung des Glutathionspiegels |
| - niedriger Glutamingehalt (ca. 6%) | - niedriger Glutamingehalt (ca. 6%) |
| - relativ teuer im Vergleich zu pflanzlichen Proteinen | - sehr teuer |

Milchprotein (80% Casein, 20% Molkeneiweiß) und Muttermilch (50% Casein, 50% Molkeneiweiß) sind von der Natur sinnvoll so kombiniert worden und daher vermutlich gut für wachsende Organismen geeignet. Als Alternative kämen alle anderen Nahrungsproteine in Betracht, wie Fleisch, Eier, Fisch usw.

Für die letzte Mahlzeit des Tages, kurz vor dem Zubettgehen, empfiehlt sich eine proteinreiche Mahlzeit mit hohem Caseinanteil. Diese aus Supplementen zu bestreiten, ist nicht ganz einfach, da reines Casein als Nahrungsergänzung schwer zu bekommen ist. Proteinpräparate, die als alleinigen Inhaltsstoff „Milchprotein" aufweisen, haben mit 80% des Gesamtproteins den höchsten Anteil an Casein und sind hier die nächstbeste Wahl. Allerdings sind auch genügend Lebensmittel verfügbar, die reichlich Casein liefern: Alle Produkte, die auf Basis von Kuhmilch hergestellt werden, z.B. Käse, Quark, Joghurt und Milch enthalten überwiegend diese Proteinfraktion. Dabei sollte aber bedacht werden, daß Milch und Joghurt zwar die gleichen, aber ziemlich geringe Nährwerte aufweisen; jeweils nur 3-4 g Protein pro 100 ml bzw. 100 g. Käse oder Quark als „Milchkonzentrate" liefern erheblich mehr Eiweiß und Casein (siehe dazu Tabelle 21).

Für den Sportler bleibt in diesem Zusammenhang noch zu erwähnen, daß es selbst bei Gabe von Laktalbumin eine halbe bis eine Stunde dauert, bis maximale Blutspiegel an Aminosäuren erreicht werden. Damit ist die gängige Praxis des Proteinshakes nach dem Training in Frage gestellt. Gerade bei der zunehmenden Popularität von kurzen Trainingseinheiten (30-45 Minuten) erscheint es von daher sinnvoller, bereits vor der Belastung Eiweiß zuzuführen. Dadurch werden direkt nach Abschluß der Trainingseinheit die höchsten Aminosäurespiegel im Blut erreicht. Lediglich bei einem Molkeneiweißhydrolysat mit einem Molekulargewicht unter 500 Dalton kann von einer Resorption in weniger als 30 Minuten ausgegangen werden, wenn es auf nüchternen Magen zugeführt wird.

## 4.3 Sojaprotein

Sojaprotein führt in Deutschland ein Schattendasein unter den Proteinkonzentraten, dabei weist es einige interessante Eigenschaften auf. Auch wenn die früher erhältlichen Konzentrate mit einem Proteingehalt von teilweise unter 50 % und scheußlichem Geschmack manchem vielleicht noch in Erinnerung sein mögen, so sind die heute, zumeist im Ausland (insbesondere in den USA) erhältlichen Sojaproteinpulver wesentlich hochwertiger. Die qualitativ besten sind Sojaproteinisolate (z.B. mit Inhaltsstoff Supro®-Protein).

In Vergleichsstudien von Soja- und Fleischprotein mit jungen Männern (allerdings keine Sportler) schnitten beide Eiweißquellen gleich ab bezüglich Stickstoffspeicherung und Erhalt von Muskelmasse [9]. Nach der Proteinbewertung PDCAAS ist Sojaprotein ebenso gut wie Casein bzw. Eiprotein und sogar besser als Fleischeiweiß. Allerdings ist das ohnehin nur gering enthaltene Methionin im Sojaprotein nur zu etwa 60 % verdaulich, im Gegensatz zum Milchprotein, wo die Verdaulichkeit bei 90 % liegt. Der Glutaminanteil des Sojaproteins liegt bei 16 %, fast so hoch wie der von Casein und deutlich höher als der von Molkeneiweiß, sein Anteil an Arginin liegt mit 7,6 % höher als bei vielen anderen Proteinen.

Sojaprotein konnte im Tierversuch dazu beitragen, den Schildrüsenhormonspiegel anzuheben, was sich bei einer Diät als hilfreich erweisen könnte. Werden dem Körper nämlich über längere Zeit zuwenig Kalorien zugeführt, senkt dieser den Anteil des aktiven Schilddrüsenhormons T3 ab; es kommt zu einer verringerten Stoffwechselrate und zu einem verminderten Gewichtsverlust. (So entsteht das gefürchtete „Plateau" bei einer Diät; nach einigen Wochen muß trotz strikter Einhaltung der Diät die Nahrungszufuhr noch weiter eingeschränkt werden, um einen neuerlichen Gewichtsverlust zu erreichen.) Obendrein führt die Gabe von Sojaprotein häufig auch zu einer Verbesserung der Blutfettwerte [8,21,22,24].

Eines der Isoflavone in Soja, das Daidzein, hat bei männlichen Versuchstieren zu einer Anhebung des Testosteron- und Wachstumshormonspiegels geführt. In Tierversuchen kam es außerdem zu einem geringeren Muskelmasseverlust während einer Diät gegenüber Casein [13]. Andere Studiendaten weisen allerdings darauf hin, daß es bei Sojaproteinzufuhr zu einem Abfall des männlichen Geschlechtshormons kommen kann [18,19,20].

Verglichen mit anderen Eiweißpräparaten ist Sojaprotein recht preisgünstig. Zu beachten ist der Unterschied zwischen einem Sojaprotein*isolat* und einem Sojaprotein*konzentrat*. Das Konzentrat enthält die Phytoöstrogene (pflanzlichen Östrogene) Daidzein und Genistein, das Isolat dagegen nicht [23]. Phytoöstrogene sind für Frauen in den Wechseljahren interessant, um den hier entstehenden Östrogenmangel zu kompensieren. Außerdem werden die gesundheitsförderlichen Effekte von Sojaeiweiß auf diese beiden Substanzen zurückgeführt [22]. Für den Diätbewußten und für den Sportler, besonders den auf einen niedrigen Körperfettanteil bedachten Bodybuilder, sind diese pflanzlichen östrogenartigen Verbindungen weniger zu empfehlen. So könnte ein hoher Verzehr von Sojaproteinkonzentrat nicht

**Tab. 23 Datenblatt Sojaprotein**

| Sojaprotein a: Sojaprotein*konzentrat* | Sojaprotein b: Sojaprotein*isolat* |
|---|---|
| + Gute Wertigkeit nach PCDAAS (gleich Casein und Eiprotein, besser als Fleisch), eher niedrig nach den anderen Verfahren (z.B. BW) | + Gute Wertigkeit nach PCDAAS (gleich Casein und Eiprotein, besser als Fleisch), eher niedrig nach den anderen Verfahren (z.B. BW) |
| + positive Auswirkungen auf die Blutfette | |
| + hoher Glutamingehalt | + hoher Glutamingehalt |
| + hoher Argininгehalt | + hoher Argininгehalt |
| + stoffwechselanregend durch Erhöhung der Schilddrüsenhormone (bislang nur im Tierversuch nachgewiesen) | + stoffwechselanregend durch Erhöhung der Schilddrüsenhormone (bislang nur im Tierversuch nachgewiesen) |
| + preisgünstig | + relativ preisgünstig |
| +-pflanzliche Östrogene Daidzein und Genistein können Wechseljahrbeschwerden lindern; Östrogene sind aber für Männer, besonders Sportler, von Nachteil | + keine pflanzlichen Östrogene |
| +-Resorptionsgeschwindigkeit unbekannt | +-Resorptionsgeschwindigkeit unbekannt |
| - Androgenabfall beim Mann möglich | +-kein Androgenabfall beim Mann zu erwarten |
| - niedriger Methionin-Gehalt | - niedriger Methionin-Gehalt |

nur zu östrogenbedingten Nebenwirkungen, sondern auch zu einem Abfall des Testosteronspiegels führen. Dies zeigen Studien mit Mäusen, die Genistein, eines der Phytoöstrogene verabreicht bekamen [18] und am Menschen. So kam es bei Männern unter fettarmer, mit Sojaprotein angereicherter Kost zu einem Rückgang des Testosterons von bis zu 76 % [19]. Auch wenn hier berücksichtigt werden muß, daß eine fettarme Kost an sich bereits zu einer Senkung der Androgenspiegel führt, so ist ein Rückgang in diesem Ausmaß wohl zu einem guten Teil auf das Sojaprotein zurückzuführen. Darüber hinaus wurde bei japanischen Männern in der Tendenz ein Zusammenhang zwischen dem Testosteronspiegel und der Sojaproteinzufuhr mit natürlichen Lebensmitteln festgestellt: Je mehr Sojaprotein aufgenommen wurde, desto geringer war der Testosteronspiegel [20].

Weiterhin können billige Sojakonzentrate auch sog. Antinutriente enthalten, also Stoffe, die die Resorption von Nährstoffen im Darm behindern. Ein Nachteil aller Sojaproteine, auch der besseren Isolate, ist der geringe Gehalt an Methionin, einer unentbehrlichen Aminosäure, die unter anderem der körpereigenen Produktion von Glutathion (ein starkes Antioxidans und Immunstimulans) dient. Deshalb sollte Sojaprotein niemals über einen längeren Zeitraum als einzige Proteinquelle gewählt werden. Nach Ausführungen des deutschen Proteinspezialisten Friedrich Reuss sind vor einigen Jahren aufgetretene Lebervergrößerungen (Hepatomegalie) und Leberverfettungen bei amerikanischen Kraftsportlern auf den alleinigen Verzehr methioninverarmten Sojaproteins zurückzuführen. Durch Kombination mit einem oder mehreren tierischen Eiweißen läßt sich dieses Manko des Sojaproteins aber leicht ausgleichen.

Im Zuge der BSE-Diskussion sind Sojaproteinpräparate in Deutschland jetzt vermehrt erhältlich. Dazu wäre anzumerken, daß beim Sojaprotein die Herstellung aus genmanipulierten Sojabohnen nicht ausgeschlossen werden kann. Wer also Wert darauf legt, keine genetisch veränderten Produkte zu verzehren, sollte sich für ein ausgewiesen unverändertes Präparat entscheiden, falls keine diesbezügliche Auszeichnung vorliegt, kann vielleicht der Hersteller Auskunft geben. Desweiteren ist, wie bereits erwähnt, darauf zu achten, ein Isolat und kein Konzentrat zu kaufen. Hier ist mit der angesprochenen Östrogenproblematik nicht zu rechnen.

## 4.4 Eiprotein

Eiprotein hat unter Kraftsportlern immer noch den Ruf eines Wettkampfproteins, da es im Gegensatz zum Milcheiweiß, so berichten Sportler, keine „dicke Haut“ verursacht und zu einer besseren „Härte“ verhilft. Eiprotein galt lange Zeit wegen seiner hohen biologischen Wertigkeit als der Goldstandard unter den Nahrungseiweißen. Reines Eiklar (also Ei ohne Eigelb), das von Bodybuildern oft konsumiert wird, um kein Fett zuzuführen, hat zwar eine etwas geringere Qualität, ist aber immer noch als sehr hochwertig einzustufen. Daher ist Eiprotein ein hochwertiges Eiweiß, in Konzentratform jedoch relativ teuer und vom Geschmack her meist weniger angenehm als andere Proteinpulver. Beim Kauf eines solchen Produktes sollte auf einen niedrigen Natriumgehalt (Kochsalz) geachtet werden.

## 4.5 Allgemeines zum Kauf von Proteinpräparaten

Grundsätzlich sollte beim Kauf eines Proteinpulvers weniger auf den Proteingehalt in Prozent als auf den verwendeten Grundstoff geachtet werden. Angaben des Proteingehaltes bezogen auf die Trockenmasse (Zusatz „i.Tr.") sind irreführend; der tatsächliche Proteingehalt liegt meistens um 8-10 % niedriger.

Wie unterscheidet der Käufer schnell verdauliches Molkeneiweiß von langsam resorbierbarem Casein, zumal dieses nach deutschem Lebensmittelrecht als „reines Milcheiweiß" deklariert werden darf? Darüber gibt das Aminogramm auf der Verpackung Aufschluß, das jeder seriöse Hersteller angeben sollte.

Casein (vergleichsweise arm an den schwefelhaltigen Aminosäuren) weist pro 100 g Protein nur 0,3 g Cystein bzw. Cystin auf. Andere Pro-

**Tab. 24 Datenblatt Volleiprotein**

+ hohe biologische Wertigkeit (Volleiprotein mit der BW 100 dient häufig als Referenzprotein)
+ hoher BCAA-Gehalt
+ hoher Gehalt an Phenylalanin und Tyrosin
+ hoher Gehalt an Methionin und Cystein/Cystin
+ hoher Argininggehalt
+ beim Bodybuilder gut geeignet für die unmittelbare Wettkampfvorbereitung (keine Gefahr der Wasserspeicherung unter der Haut)
- weniger gute Qualitäten weisen einen relativ hohen Natriumgehalt auf
- mäßiger Glutamingehalt
- Geschmack oft mäßig
- relativ teuer

teinkonzentrate mit dem natürlichen Verhältnis der Kuhmilch (80 % Casein, 20 % Molkeneiweiß) enthalten ca. 0,9 g Cystein/Cystin. Manche Milchproteinkonzentrate weisen einen auf 30-40 % erhöhten Anteil an Molkeneiweiß auf und damit einen Cystein/Cystinanteil von 1,2-1,5 g pro 100 g [10]. Bei einem reinen Molkeneiweiß liegt der Cystein/Cystingehalt bei knapp 2 g pro 100 g. Der Tryptophananteil liegt unter 1,5 g pro 100 g, wenn es sich um Casein handelt, höher dagegen beim Molkeneiweiß. Darüber hinaus ist die Aminosäure Threonin mit etwa 7 g pro 100 g stärker bei Molkeneiweiß vertreten als bei Casein mit ca. 4 g pro 100 g. Glutaminsäure liegt bei Casein über 20 g pro 100 g, beim Molkeneiweiß deutlich darunter. Die in Tabelle 25 angegebenen Werte für Molkeneiweiß beziehen sich übrigens auf das hitzedenaturierte Produkt, also Laktalbumin.

Wer unter einer Milchzuckerunverträglichkeit leidet (die in Europa allerdings weitaus seltener vorkommt, als etwa in den USA), dem steht nur eine sehr eingeschränkte Auswahl von Proteinpräparaten zur Verfügung. Fast alle, von Sojaprotein einmal abgesehen, setzen auf Milchproteine als Grundstoff. Eventuell wird ein ultrafiltriertes bzw. ionenausgetauschtes Molkenprotein (das einen sehr geringen Milchzuckergehalt aufweist) vertragen, ansonsten bleibt nur der Ausweg der Deckung des Proteinbedarfs über natürliche Nahrungsmittel oder die Einnahme des milchzuckerspaltenden Enzyms Laktase.

Manchen Proteinpulvern ist auch Gelatine oder Kollagen zugesetzt. Gelatine fehlt die unentbehrliche Aminosäure Tryptophan, ein Proteinpulver mit einem hohen Gelatineanteil ist also in der Regel am niedrigen Gehalt dieser Aminosäure zu erkennen (weniger als 1 g pro 100 g) [11]. Kollagene Eiweiße erkennt man am hohen Anteil von Hydroxyprolin, einer Aminosäure, die praktisch nur in Bindegewebseiweißen vorkommt. Hochwertiges Fleischeiweiß enthält pro 100 g maximal 2 g Hydroxyprolin, Gelatine pro 100 g dagegen 9-14 g. Bei einem Gehalt von 7 g Hydroxyprolin pro 100 g kann davon ausgegangen werden, daß es sich um Gelatine aus gemischten Schlachtabfällen handelt; ein BSE-Infektionsrisiko kann in diesem Fall nicht ausgeschlossen werden. Hydroxyprolinwerte im Bereich von 5-7 g pro 100 g deuten auf Gelatine mit Beimengungen von anderen Eiweißen, meist Blutprotein, hin

**Tab. 25 Aminosäurebilanzen reiner Proteinkonzentrate***

| Aminosäure | Molken-protein | Casein | Kuhmilch-protein | Soja-protein | Vollei-protein | Eiklar-protein |
|---|---|---|---|---|---|---|
| **unentbehrliche** | | | | | | |
| Histidin | 2,2 g | 2,9 g | 2,8 g | 2,3 g | 2,0 g | 2,2 g |
| Isoleuzin | 6,8 g | 5,7 g | 6,4 g | 4,5 g | 6,1 g | 5,7 g |
| Leuzin | 11,1 g | 10,4 g | 10,4 g | 7,2 g | 8,4 g | 8,5 g |
| Valin | 6,8 g | 6,8 g | 6,8 g | 4,7 g | 8,1 g | 7,6 g |
| Lysin | 9,9 g | 8,3 g | 8,3 g | 6,2 g | 5,7 g | 6,0 g |
| Methionin | 2,4 g | 2,8 g | 2,7 g | 1,3 g | 3,0 g | 3,8 g |
| Phenylalanin | 3,8 g | 5,1 g | 5,2 g | 4,5 g | 5,8 g | 6,0 g |
| Threonin | 8,0 g | 4,6 g | 5,1 g | 3,9 g | 5,1 g | 4,4 g |
| Tryptophan | 2,1 g | 1,4 g | 1,4 g | 1,1 g | 1,4 g | 1,5 g |
| **entbehrliche** | | | | | | |
| Alanin | 5,0 g | 3,1 g | 3,5 g | 4,1 g | 5,5 g | 5,8 g |
| Arginin | 3,0 g | 4,0 g | 3,7 g | 7,6 g | 6,4 g | 5,7 g |
| Asparagin + Asparaginsäure | 11,3 g | 7,3 g | 7,9 g | 11,0 g | 9,3 g | 10,0 g |
| Cystein/Cystin | 2,4 g | 0,3 g | 0,9 g | 1,6 g | 2,2 g | 2,4 g |
| Glutamin + Glutaminsäure | 19,2 g | 23,0 g | 21,8 g | 19,2 g | 12,0 g | 12,0 g |
| Glyzin | 2,2 g | 2,1 g | 2,1 g | 4,1 g | 3,1 g | 3,4 g |
| Prolin | 5,2 g | 11,2 g | 10,1 g | 5,6 g | 3,7 g | 3,4 g |
| Serin | 5,2 g | 5,8 g | 5,6 g | 5,1 g | 7,1 g | 7,1 g |
| Tyrosin | 3,5 g | 6,0 g | 5,3 g | 3,5 g | 4,1 g | 4,0 g |

* Angaben für Soja-, Vollei-, und Eiklarprotein nach Bundeslebensmittelschlüssel (BLS); für Kuhmilcheiweiß, Casein und Laktalbumin nach Renner, E. Milch und Milchprodukte in der Ernährung des Menschen. Th. Mann Verlag, Gelsenkirchen 1982, S. 101 und Aminosäuremessungen von Friedrich Reuss

Anmerkungen: Asparagin + Asparaginsäure: Aufteilung bei Volleiprotein, Eiklar und Laktalbumin 50 : 50. Glutamin + Glutaminsäure: Aufteilung bei Volleiprotein, Eiklar und Laktalbumin 30-50 : 70-50, Sojaprotein ca. 80 : 20. Bei Casein liegt ein Teil als Glutaminpeptid vor.

[12]. Der Verzehr solcher Präparate wäre aus gesundheitlicher Sicht (BSE-Risiko) ebenfalls bedenklich.

Bis zur abschließenden Klärung des möglichen Infektionsrisikos mit BSE über Fleisch bzw. Blut als Grundstoff von Proteinpräparaten sollten solche Produkte gemieden werden. Andererseits bleibt hier festzuhalten, daß – zumindest in Europa – die namhaften Hersteller schon lange auf Milch, bzw. auf die Fraktionen des Milcheiweißes (Casein, Molkeneiweiß) als Rohstoff für ihre Proteinpräparate setzen. Als Folge der anhaltenden BSE-Diskussion werden jetzt auch vermehrt pflanzliche Proteine (Soja, Weizenprotein, vereinzelt auch Kartoffelprotein) in Reinform, sowie in Mischung mit Milchproteinen als Grundstoff für Nahrungsergänzungen benutzt.

Bei Produkten, die Soja enthalten, sollte bei Sportlern auf das Vorliegen der Isolatform geachtet werden (siehe Tabelle 23). Sojaeiweiß ist am hohen Arginin- (7 g pro 100 g) sowie dem niedrigen Methioningehalt (bis zu 1,5 g pro 100 g) zu erkennen. Volleiweiß und Eiweiß aus Eiklar liefern dagegen 3 g Methionin pro 100 g, oder sogar mehr.

Für solche Personen, die unter Sprue bzw. Zöliakie (Unverträglichkeit von Weizenprotein) leiden, empfiehlt es sich, beim Zusatz von Weizenprotein Vorsicht walten zu lassen.

Obwohl die Kartoffel, gemessen am Gewichtsanteil, nur sehr wenig Protein aufweist (ca. 2 g pro 100 g), ist dieses doch relativ hochwertig. Die klassische Kartoffel-Ei-Kombination mit einer biologischen Wertigkeit von bis zu 136 spricht für den Einsatz von Kartoffelprotein, zumindest in Kombination mit tierischen Proteinen.

Allerdings ergibt sich bei Nahrungsergänzungen mit Zusatz von Kartoffelprotein stets das Problem eines hohen Solaningehalts. Dieses Fraßgift der Kartoffel schützt die Pflanze vor Schädlingen, behindert aber auch den Zellstoffwechsel des Menschen. Solanin entsteht durch Lichteinwirkung, in hoher Konzentration erkennt man es an der dunklen Färbung bestimmter Stellen. Während es bei der Zubereitung von Kartoffelgerichten problemlos zu entfernen ist, kann es in Kartoffelkonzentraten in hoher Konzentration vorkommen. Ein seriöser Hersteller wird deshalb ausdrücklich auf den niedrigen Gehalt bzw. die Solaninfreiheit seines Produktes hinweisen.

Die Angaben zum Gehalt an bestimmten Aminosäuren können leider nur als Anhalt dienen. So fallen allein schon bei einem Produktvergleich ausgewiesen „reiner" Laktalbuminpräparate Unterschiede im Aminogramm auf. Dies ist auf die unterschiedlichen Analyseverfahren zur Bestimmung der einzelnen Aminosäuren zurückzuführen, bei denen, je nach Methode, Aminosäuren zerstört werden können. Außerdem ist das Verarbeitungsverfahren (Ultrafiltration bzw. Ionenaustausch beim Laktalbumin und die Art der Weiterverarbeitung, z.B. schonende Sprühtrocknung) von Bedeutung, da auch dieses Auswirkungen auf die Aminosäurezusammensetzung hat.

Da die Werte in Tabelle 25 dem Bundeslebensmittelschlüssel, der größten Datenbank über Nahrungsinhaltsstoffe und dem Standardwerk für Milchproteine von Prof. Renner entnommen wurden, ist davon auszugehen, daß dies die verläßlichsten Werte sind. Der Käufer sollte sich daran orientieren, um festzustellen, inwieweit das gewünschte Protein tatsächlich in einem Produkt enthalten ist. Bei der Berücksichtigung der Proteinzufuhr über Nahrungsergänzungen sollte die generelle Zufuhr über Nahrungsmittel ebenfalls mit einkalkuliert werden. Tabelle 26 auf den folgenden Seiten gibt einen Einblick in die Aminosäuregehalte gängiger, proteinreicher Lebensmittel.

## 4.6 Freie Aminosäuren und Proteinhydrolysate

Auf dem deutschen Markt werden viele Proteinpräparate angeboten, die aus Eiweißhydrolysaten bestehen. Das hat verschiedene Gründe: Eiweißhydrolysate lassen sich leicht in relativ hoher Konzentration in Flüssigkeiten lösen. Das gilt besonders für das extrem gut wasserlösliche Gelatinehydrolysat. Eiweißhydrolysate sind wesentlich billiger als reine, kristalline Aminosäuren und sie müssen nicht die strengen Anforderungen erfüllen, wie eine „ergänzende bilanzierte Diät" auf der Grundlage freier Aminosäuren. Das Aminosäurengemisch ist nur dann zulässig, wenn es „nach dem Stand der wissenschaftlichen Erkenntnis einem belegbaren Sonderbedarf des Organismus entspricht". Das heißt, der legale Vertrieb eines solchen Produktes ist bereits ein Beweis für dessen Nützlichkeit. Aminosäurenpräparate können im Körper schneller aufgenommen werden als Proteinpulver oder Eiweiß aus Lebensmitteln. Die Frage aber, ob Aminosäuren als freie Aminosäuren oder kurzkettige Peptide vom Körper vollständiger und schneller aufgenommen werden, ist nicht einfach zu beantworten, da viele Faktoren bedacht werden müssen, so z.B. der Ausgangsstoff für das Hydrolysat, das Hydrolyseverfahren, die der Länge der Peptidketten und das Aminogramm der Mischung aus freien Aminosäuren. Außerdem wird der Unterschied erst bei Portionsmengen von mehr als 5 g bedeutsam.

Zumindest eine Untersuchung mit Laktalbumin als Ausgangsstoff für das Aminosäurehydrolysat ergab bezüglich der Resorption im Darm leichte Vorteile für Hydrolysate mit kurzkettigen Peptiden. Der Vergleich von zwei Hydrolysaten und zwei Mischungen mit freien Aminosäuren führte zu dem Ergebnis, daß 14 der 17 gemessenen Aminosäuren der Hydrolysate mit 55 % kurzkettigen Peptiden (Kettenlänge kleiner als vier, d.h. nicht mehr als vier Aminosäuren miteinander verknüpft) signifikant schneller aufgenommen wurden als von einem Hydrolysat mit 98 % langkettigen Peptiden (Kettenlänge größer als vier) und zwei Kontrollmischungen aus freien Aminosäuren. Bezüglich der Stickstoffaufnahme ergaben sich ebenfalls Vorteile für das Hydrolysat mit kurzkettigen Peptiden [14].

Entscheidend beim Vergleich von freien Aminosäuren und Hydrolysaten ist aber letztlich die Qualität des Produktes: Mischungen kompletter Proteine aus freien Aminosäuren müssen aus L-Aminosäuren zusammengesetzt sein. Die D-Form muß vom Körper erst in die L-Form umgewandelt werden und kann außerdem die Aufnahme der L-Form behindern. Meiden Sie auch Produkte, die DL-Aminosäuren enthalten, eine Mischung aus 50 % D- und 50 % L-Form (einzige Ausnahme DL-Phenylalanin, DLPA). Bei den heute gängigen Produkten kann man jedoch, wenn man bei einer der renommierten Firmen kauft, davon ausgehen, daß ausschließlich L-Aminosäuren vorliegen (siehe dazu auch 4.7.7: Nebenwirkungen durch D-Aminosäuren).

Aminosäurenpräparate, welche auch die entbehrlichen Aminosäuren im richtigen Verhältnis liefern, sind solchen vorzuziehen, die nur die unentbehrlichen enthalten. Einige der eingenommenen Aminosäuren werden bereits wieder ausgeschieden, während die benötigten entbehrlichen noch synthetisiert werden [15].

**Tab. 26a Aminosäurebilanzen ausgewählter Lebensmittel***

| Nahrungsmittel | Protein pro 100 g | Histidin | Isoleuzin | Leuzin |
|---|---|---|---|---|
| Rumpsteak (Rind, reines Muskelfleisch) | 22,0 | 0,850 | 1,250 | 1,950 |
| Rind (Leber) | 19,7 | 0,660 | 1,150 | 1,990 |
| Kalbfleisch (reines Muskelfleisch) | 21,3 | 0,800 | 1,290 | 1,890 |
| Schwein (Lendenfilet) | 22,0 | 0,990 | 1,270 | 1,920 |
| Schwein (Leber) | 20,7 | 0,680 | 1,340 | 2,120 |
| Schweinehackfleisch | 22,4 | 0,970 | 1,230 | 2,040 |
| Schwein (Schinken, geräuchert) | 18,0 | 0,780 | 0,990 | 1,640 |
| Schwein (Schinkenspeck) | 9,1 | 0,400 | 0,510 | 0,840 |
| Dosenwürstchen (Brühwürstchen) | 13,0 | 0,350 | 0,700 | 1,000 |
| Mettwurst | 13,9 | 0,330 | 0,672 | 1,100 |
| Leberwurst (grob) | 15,9 | 0,474 | 0,769 | 1,330 |
| Salami (deutsch) | 21,0 | 0,566 | 1,010 | 1,510 |
| Gelatine | 84,2 | 0,610 | 1,370 | 2,740 |
| Lamm (reines Muskelfleisch) | 20,8 | 0,600 | 1,020 | 1,690 |
| Truthahn (Brust) | 24,1 | 0,840 | 1,220 | 1,850 |
| Ente (Durchschnitt) | 18,1 | 0,410 | 0,940 | 1,400 |
| Gans (Durchschnitt) | 15,7 | 0,440 | 0,740 | 1,320 |
| Hähnchen (Gebraten) | 19,9 | 0,610 | 1,290 | 1,780 |
| Vollei (Hühnerei) | 12,9 | 0,330 | 0,930 | 1,260 |
| Eiklar (Hühnereiweiß) | 11,1 | 0,280 | 0,740 | 1,080 |
| Eigelb (Hühnereigelb) | 16,1 | 0,440 | 1,090 | 1,630 |
| Camembert (30% Fett i.Tr.) | 23,5 | 0,780 | 1,340 | 2,250 |
| Briekäse (50% Fett i. Tr.) | 22,6 | 0,760 | 1,080 | 2,050 |
| Emmentaler (Schweiz) | 28,7 | 1,020 | 1,730 | 2,990 |
| Hering | 18,2 | 0,520 | 1,040 | 1,750 |
| Makrele | 18,7 | 0,840 | 1,090 | 1,800 |
| Kabeljau (Dorsch) | 17,7 | 0,520 | 0,990 | 1,690 |
| Heilbutt (weißer Heilbutt) | 20,1 | 0,480 | 1,270 | 1,940 |
| Forelle | 19,5 | 0,570 | 1,070 | 1,780 |

* alle Werte in Gramm

** i.Tr. = in Trockenmasse

**Tab. 26a (Fortsetzung)**

| Valin | Lysin | Phenyl-alanin + Tyrosin | Methionin + Cystein /Cystin | Threonin | Trypto-phan | Arginin | Glutamin + Gluta-minsäure |
|---|---|---|---|---|---|---|---|
| 1,320 | 2,310 | 1,950 | 0,930 | 1,150 | 0,290 | 1,540 | 4,130 |
| 1,470 | 1,750 | 1,940 | 0,880 | 1,010 | 0,310 | 1,300 | 2,980 |
| 1,310 | 2,050 | 1,900 | 0,880 | 1,130 | 0,300 | 1,540 | 3,970 |
| 1,420 | 2,200 | 1,890 | 1,020 | 1,250 | 0,300 | 1,520 | 3,910 |
| 1,450 | 1,830 | 1,910 | 0,950 | 1,070 | 0,310 | 1,360 | 2,770 |
| 1,380 | 2,320 | 1,920 | 0,930 | 1,120 | 0,290 | 1,490 | 4,410 |
| 1,110 | 1,870 | 1,550 | 0,750 | 0,900 | 0,230 | 1,200 | 3,540 |
| 0,570 | 0,950 | 0,790 | 0,380 | 0,460 | 0,120 | 0,610 | 1,810 |
| 0,730 | 1,000 | 0,960 | 0,560 | 0,450 | 0,130 | 0,900 | – |
| 0,816 | 0,783 | 0,805 | 0,271 | 0,474 | 0,176 | 0,982 | – |
| 0,987 | 1,240 | 1,205 | 0,525 | 0,692 | 0,180 | 0,987 | – |
| 1,050 | 1,690 | 1,453 | 0,707 | 0,862 | 0,176 | 1,460 | – |
| 2,130 | 3,800 | 2,280 | 0,760 | 1,820 | 0,006 | 7,450 | 9,580 |
| 1,120 | 1,890 | 1,640 | 0,700 | 0,890 | 0,820 | 1,390 | 3,050 |
| 1,240 | 2,110 | 1,240 | 0,890 | 0,970 | 0,220 | 1,570 | – |
| 0,870 | 1,560 | 0,710 | 0,450 | 0,790 | – | 1,100 | – |
| 0,970 | 1,240 | 1,170 | 0,380 | 0,700 | 0,200 | 0,980 | 2,340 |
| 1,180 | 2,040 | 1,670 | 0,940 | 1,010 | 0,280 | 1,390 | 3,690 |
| 1,120 | 0,890 | 1,390 | 0,760 | 0,710 | 0,230 | 0,890 | 1,810 |
| 0,980 | 0,740 | 1,220 | 0,760 | 0,580 | 0,200 | 0,680 | 1,640 |
| 1,240 | 1,300 | 1,570 | 0,780 | 1,010 | 0,290 | 1,280 | 2,200 |
| 1,620 | 1,900 | 2,620 | 0,800 | 0,850 | 0,370 | 0,900 | 5,180 |
| 1,420 | 1,960 | 2,500 | 0,750 | 0,800 | 0,340 | 0,780 | 4,650 |
| 2,120 | 2,390 | 3,220 | 0,960 | 1,140 | 0,430 | 1,000 | 5,760 |
| 1,210 | 1,750 | 1,420 | 0,900 | 1,040 | 0,210 | 1,180 | 3,230 |
| 1,210 | 1,730 | 1,480 | 0,870 | 0,970 | 0,270 | 1,160 | 3,170 |
| 1,090 | 2,050 | 1,550 | 0,850 | 0,970 | 0,240 | 1,210 | 3,130 |
| 1,300 | 1,560 | 1,360 | 1,040 | 0,990 | 0,260 | 1,370 | 3,010 |
| 1,250 | 2,020 | 1,600 | 0,830 | 1,480 | 0,240 | 1,400 | 3,330 |

Werte entnommen: Souci SW, Fachmann W, Kraut H. Die Zusammensetzung der Lebensmittel, Nährwert-Tabellen. 5. Auflage 1994, Medpharm Scientific Publishers, Stuttgart 1994.

## Tab. 26b Aminosäurebilanzen ausgewählter Lebensmittel*

| Nahrungsmittel | Protein pro 100 g | Histidin | Isoleuzin | Leuzin |
|---|---|---|---|---|
| Scholle | 17,1 | 0,380 | 1,140 | 1,600 |
| Alaska Seelachs | 16,7 | 0,450 | 1,390 | 1,610 |
| Lachs (Salm) | 19,9 | 0,660 | 1,160 | 1,770 |
| Rotbarsch | 18,2 | 0,420 | 1,140 | 1,780 |
| Thunfisch | 21,5 | 1,090 | 1,210 | 2,170 |
| Sardine | 19,4 | 0,460 | 1,190 | 1,870 |
| Ölsardinen | 24,1 | 0,530 | 1,120 | 1,910 |
| Garnele (Shrimp) | 18,6 | 0,410 | 1,000 | 1,970 |
| Miesmuschel (Blau- oder Pfahlmuschel) | 9,8 | 0,240 | 0,470 | 0,760 |
| Erdnuß | 25,3 | 0,710 | 1,230 | 2,030 |
| Cashewnuß | 17,5 | 0,390 | 1,160 | 1,440 |
| Walnuß | 14,4 | 0,360 | 0,670 | 1,140 |
| Paranuß | 13,6 | 0,350 | 0,560 | 1,070 |
| Sesam (Samen) | 17,7 | 0,490 | 0,930 | 1,540 |
| Sonnenblumensamen | 22,5 | 0,630 | 1,370 | 1,710 |
| Cornflakes | 7,2 | 0,240 | 0,330 | 1,240 |
| Haferflocken (ganz) | 12,5 | 0,300 | 0,610 | 1,130 |
| Reis (weiß, poliert) | 6,8 | 0,170 | 0,340 | 0,660 |
| Brötchen (Semmel) | 8,3 | 0,180 | 0,480 | 0,760 |
| Weizenvollkornbrot | 7,0 | 0,150 | 0,320 | 0,530 |
| Weizenmischbrot | 6,2 | 0,230 | 0,270 | 0,510 |
| Eierteigwaren (Nudeln) | 12,3 | 0,460 | 0,530 | 1,010 |
| Champignon (Zuchtchampignon) | 2,7 | 0,057 | 0,110 | 0,120 |
| Pfifferling (Rehling) | 1,6 | 0,028 | 0,039 | 0,086 |
| Steinpilz | 3,6 | 0,220 | 0,030 | 0,120 |
| Steinpilz (getrocknet) | 19,7 | 1,590 | 0,210 | 0,840 |
| Broccoli (roh) | 3,3 | 0,063 | 0,130 | 0,160 |
| Rosenkohl (roh) | 4,5 | 0,110 | 0,210 | 0,230 |
| Bierhefe | 47,9 | 1,300 | 2,490 | 3,350 |

* alle Werte in Gramm

**Tab. 26b (Fortsetzung)**

| Valin | Lysin | Phenyl-alanin + Tyrosin | Methionin + Cystein /Cystin | Threonin | Trypto-phan | Arginin | Glutamin + Gluta-minsäure |
|---|---|---|---|---|---|---|---|
| 1,110 | 1,770 | 1,320 | 0,740 | 0,910 | 0,190 | 1,150 | 2,860 |
| 1,130 | 2,050 | 1,530 | 0,680 | 1,140 | 0,220 | 1,300 | 3,020 |
| 1,390 | 2,020 | 1,630 | 2,330 | 1,110 | 0,260 | 1,330 | 3,230 |
| 1,040 | 1,900 | 1,400 | 0,860 | 1,010 | 0,200 | 1,190 | 3,300 |
| 1,420 | 2,210 | 2,020 | 0,900 | 1,180 | 0,300 | 1,250 | 3,520 |
| 1,450 | 2,280 | 1,720 | 0,860 | 1,120 | 0,240 | 1,310 | 3,040 |
| 1,300 | 2,240 | 1,620 | 0,980 | 1,130 | 0,210 | 1,330 | – |
| 0,990 | 2,020 | 1,530 | 0,980 | 0,850 | 0,210 | 1,740 | 3,250 |
| 0,610 | 0,780 | 0,820 | 0,430 | 0,460 | 0,120 | 0,730 | 1,370 |
| 1,450 | 1,100 | 2,730 | 0,740 | 0,850 | 0,320 | 3,460 | 5,630 |
| 1,510 | 0,750 | 1,580 | 0,830 | 0,700 | 0,450 | 1,980 | – |
| 0,770 | 0,440 | 1,300 | 0,470 | 0,540 | 0,170 | 2,090 | 3,960 |
| 0,780 | 0,420 | 1,040 | 1,370 | 0,400 | 0,170 | 2,120 | – |
| 1,110 | 0,640 | 1,970 | 0,900 | 0,910 | 0,290 | 2,200 | 3,730 |
| 1,260 | 0,890 | 1,910 | 0,880 | 0,910 | 0,310 | 2,200 | 6,400 |
| 0,440 | 0,180 | 0,700 | 0,330 | 0,320 | 0,050 | 0,240 | 1,860 |
| 0,810 | 0,500 | 1,350 | 0,630 | 0,530 | 0,190 | 0,870 | 3,080 |
| 0,490 | 0,290 | 0,650 | 0,280 | 0,280 | 0,090 | 0,570 | 1,580 |
| 0,490 | 0,190 | 0,740 | 0,180 | 0,320 | 0,070 | 0,290 | 2,740 |
| 0,360 | 0,200 | 0,580 | 0,300 | 0,240 | 0,100 | 0,360 | 2,380 |
| 0,320 | 0,240 | 0,470 | 0,190 | 0,230 | 0,060 | 0,370 | 2,240 |
| 0,590 | 0,450 | 1,060 | 0,410 | 0,420 | 0,080 | 0,710 | 4,490 |
| 0,090 | 0,170 | 0,140 | 0,037 | 0,087 | 0,024 | 0,200 | – |
| 0,052 | 0,039 | 0,123 | 0,129 | 0,087 | 0,048 | 0,076 | – |
| 0,078 | 0,190 | 0,220 | 0,348 | 0,110 | 0,210 | 0,260 | – |
| 0,560 | 1,350 | 1,590 | 2,500 | 0,750 | 1,460 | – | – |
| 0,170 | 0,150 | 0,120 | 0,050 | 0,120 | 0,037 | 0,190 | – |
| 0,240 | 0,250 | 0,200 | 0,040 | 0,160 | – | 0,280 | – |
| 2,730 | 3,540 | 3,930 | 1,500 | 2,560 | 0,740 | 2,180 | – |

Werte entnommen: Souci SW, Fachmann W, Kraut H. Die Zusammensetzung der Lebensmittel, Nährwert-Tabellen. 5. Auflage 1994, Medpharm Scientific Publishers, Stuttgart 1994.

Bei sorgfältiger Mischung könnten mit freien Aminosäuren theoretisch Wertigkeiten erzielt werden, die noch über denen von Hydrolysaten liegen, dies erfordert aber sehr viel Zeitaufwand und wird in der Praxis wohl nur einem Experten gelingen.

Bei Proteinhydrolysaten ist die Proteinwertigkeit des Ausgangsproduktes wichtig, ebenso wie die Art der Hydrolyse. Hydrolysate sind quasi „vorverdautes“ Eiweiß. Proteinprodukte wie Molke, Soja, Fisch oder Eier werden mit Hilfe einer Base, einer Säure oder Enzymen zerlegt. Am Ende dieses Prozesses fallen ca. 30-50 % freie Aminosäuren an, sowie Di- und Tripeptide. Wird die Hydrolyse mittels einer Base (alkalisch) vorgenommen, so werden Aminosäuren teilweise in die D-Form übergeführt; einige Aminos werden sogar zerstört. Bei der Säurehydrolyse bleibt die L-Form der Aminosäuren erhalten, doch werden Teile der schwefelhaltigen Aminosäuren oxidiert und Asparagin und Glutamin in Asparagin- und Glutaminsäure verwandelt. Tryptophan und Cystein werden weitgehend zerstört.

Die enzymatische Hydrolyse liefert nicht völlig gleiche Resultate wie die Proteinverdauung im Körper, ist aber als bestes, weil schonendstes Hydrolyseverfahren zu werten [16]. Eine enzymatische Spaltung bis zu kurzen Peptidketten mit einem mittleren Molekulargewicht von unter 500 Dalton liefert die am schnellsten resorbierbaren Peptide. Solche Präparate sind sehr leicht am extrem bitteren Geschmack zu erkennen. Somit müssen drei wesentliche Forderungen an ein gutes Proteinhydrolysat gestellt werden:

- Verwendung eines hochwertigen Rohstoffes (z.B. Laktalbumin)
- Schonendes Hydrolyseverfahren (enzymatisch)
- Spaltung bis zu einer Kettenlänge mit einem mittleren Molekulargewicht von etwa 500 Dalton (entspricht einem Tripeptid)

Durch den Einsatz eines solchen Produktes im Dosisbereich von 10-20 g vor der Belastung oder in der Nachtrainingsphase, bzw. früh morgens nach dem Erwachen, wird eine rasche Resorption und damit eine schnelle Versorgung mit Aminosäuren gesichert. Ein solcher Einsatz empfiehlt sich vor allem beim Leistungssportler, wo eine zeitlich optimale Eiweißversorgung eine leichte Leistungsverbesserung erwarten lässt.

Natürlich kann man immer argumentieren, bilanzierte Aminosäuremischungen könnten individuell auf den Sportler zugeschnitten werden. Allerdings ist der spezifische Aminosäurebedarf zu verschiedenen Tageszeitpunkten nicht bekannt und kann auch nicht ohne weiteres individuell festgelegt werden. Von daher erscheint eine Selbstzusammenstellung verschiedener Aminosäuren zur Proteinversorgung des Körpers nicht nur zeitaufwendig und teuer, sondern auch unsicher hinsichtlich der beabsichtigten Wirkungen.

Für die allgemeine Proteinversorgung sind freie Aminosäuren oder Gemische dieser Substanzen sicherlich kaum geeignet und sehr teuer. Sinnvoller ist hier die genau dosierte Gabe einzelner Aminosäuren, um bestimmte Funktionen im Körper in eine gewünschte Richtung zu beeinflussen (siehe dazu in Kapitel 6 und 7).

### 4.7 Wie sicher sind freie Aminosäuren?

Freie Aminosäuren sind Nährstoffe. Im Gegensatz zu naturbelassenen Lebensmitteln enthalten Aminosäureprodukte oft nur eine Auswahl einzelner Nährstoffe, d.h. einzelne Aminosäuren; manchmal sind auch Vitamine zugesetzt. Die Zusammensetzung von Produkten mit freien Aminosäuren entspricht in der Regel einem ganz bestimmten Verwendungszweck, nämlich der Nahrungsergänzung in einer speziellen Belastungssituation.

Aminosäuren sind Nährstoffe, die, anders als Vitamine, in einer engen Wechselbeziehung zueinander stehen. Die Gabe einer Aminosäure in größeren Mengen kann die Harmonie des ganzen Systems stören. Das kann zu einer Behinderung der Proteinsynthese führen, aber auch noch weitergehende Folgen haben. Daher waren Aminosäuren nach deutschem Lebensmittelrecht bislang den Zusatzstoffen gleichgestellt. Es gibt aber zahlreiche Allgemeinverfügungen und Ausnahmegenehmigungen, wonach freie Aminosäuren bei einfachen Lebensmitteln in begrenztem Umfang zulässig sind.

Für diätetische Lebensmittel hat die Europäische Union im Februar 2001 fast alle freien Aminosäuren ohne Mengenbegrenzung freigegeben. Das gilt auch für diätetische Lebensmittel, wie sie z.B. in der Sporternährung verwendet werden. Seitdem ist es nicht mehr erforderlich, solche Produkte als „ergänzende bilanzierte Diät“ zu deklarieren und zu rechtfertigen, wie das früher der Fall war. Im Rahmen des freien Warenverkehrs innerhalb der Europäischen Union kann auch ein reines Aminosäurenprodukt vertrieben werden, das im Ursprungsland als einfaches Lebensmittel gilt. Manche Hersteller von Aminosäure- und anderen Sportnahrungsprodukten sind deshalb in das europäische Ausland abgewandert und verkaufen Ihre Waren von dort nach Deutschland.

### *4.7.1 Toxizität von Aminosäuren*

Jeder Stoff bewirkt bei entsprechend hoher Dosis unerwünschte Effekte, d.h. er wird toxisch (giftig). Das gilt grundsätzlich auch für Nährstoffe, ja sogar für reines, destilliertes Wasser, von dem mehrere Liter auf nüchternen Magen eingenommen, für einen Erwachsenen tödlich sein können. Die Existenz unerwünschter Wirkungen sagt also nichts über den Wert eines Nährstoffes aus.

Für jede einzelne Aminosäure lassen sich durch hochkonzentrierte Infusion toxische Dosierungen ermitteln. Diese Daten sagen aber wenig über die orale Toxizität aus, die viel niedriger liegt: Bei oraler Zufuhr kann der Organismus durch unvollständige Resorption im Darm und durch die nachgeschaltete Leberpassage korrigierend eingreifen. Die Toxizitätswerte für einzelne Aminosäuren sagen darüber hinaus nichts über die Toxizität von Aminosäurenkombinationen aus; hier gilt der Grundsatz, daß Gemische von Aminosäuren stets besser verträglich sind, als wenn man nur eine der enthaltenen Aminosäuren zuführen würde. Dies ist darauf zurückzuführen, daß der Organismus Gemische in der Regel sinnvoller verwerten kann, etwa für die Proteinsynthese.

In der langjährigen Anwendung von Aminosäureprodukten als Nahrungsergänzung beim Sportler hat sich gezeigt, dass unerwünschte Wirkungen mit gesundheitlicher Beeinträchtigung praktisch nicht zu beobachten sind. Dennoch sollen die grundsätzlich möglichen Nebenwirkungen nachfolgend aufgezeigt werden: Wirkungen, die auf der Aminosäure selbst beruhen, sollten klar von den Wirkungen getrennt werden, die durch Verunreinigungen im Rohstoff, physiologisch ungünstige Salzbildner (Salzsäure) oder durch Abbauvorgänge nach der Produktion ausgelöst werden können. (Spezifische Neben-/Wechselwirkungen und die jeweilige Toxizität, falls bekannt, werden in Kapitel 7 unter den einzelnen Aminosäuren aufgeführt).

### *4.7.2 Ungleichgewichte bei der Aminosäurezufuhr*

Die Zufuhr einzelner Aminosäuren in hoher Dosierung kann das natürliche Gleichgewicht zwischen den Aminosäuren im Blut und in den Zellen stören: es entsteht ein Ungleichgewicht im Aminosäurestoffwechsel. Dazu kommt es, wenn der Organismus, vor allem die Leber, nicht mehr in der Lage ist, eine einseitige Aminosäurezufuhr durch Umbau in andere Aminosäuren oder durch „Vernichtung" überschüssiger Aminosäuren (über den Umbau in Glukose oder durch Oxidation) auszugleichen. Solche Zustände treten am ehesten bei einigen unentbehrlichen Aminosäuren auf, die im Körper nur relativ langsam abgebaut werden können, z.B. Lysin, Methionin und Tryptophan. Die Folgen sind in der Regel eine Verschlechterung der Proteinsynthese und in extremen Fällen eine Veränderung des Aminosäurestoffwechsels im Gehirn. Tabelle 27 gibt einen Überblick über die Symptome bei einem Ungleichgewicht im Aminosäurestoffwechsel.

**Tab. 27 Mögliche Symptome bei einem Ungleichgewicht im Aminosäurestoffwechsel**

- Schlafstörungen
- Depressionen
- Müdigkeit
- Kopfschmerzen
- vermehrte Neigung zu Allergien
- Leistungsabfall im Sport und im Beruf
- verlängerte Regeneration nach dem Training
- erhöhte Infektanfälligkeit

Bei den verzweigtkettigen Aminosäuren (Leuzin, Isoleuzin und Valin) liegt eine besondere Situation vor: Solange man diese drei Aminosäuren gemeinsam in einem sinnvollen Verhältnis (ca. 1-2:1:1) zuführt, werden selbst bei extremen

Mengen keine Nebenwirkungen beobachtet. Die isolierte Zufuhr von nur einer oder zwei dieser Aminosäuren stört dagegen das empfindliche Gleichgewicht des gemeinsamen Stoffwechsels dieser Eiweißbausteine und bewirkt einen drastischen Konzentrationsabfall bei der nicht zugeführten Aminosäure.

Das kann eine Verringerung der Proteinsynthese zur Folge haben. Dieser Zustand kann sogar bei übermäßigem und einseitigem Verzehr von Blutprodukten (Blutwurst) eintreten: Blutproteine enthalten viel Leuzin, wenig Valin und fast kein Isoleuzin. Bei ihrer Verdauung wird daher ein untypisches Aminosäuregemisch freigesetzt. Die Isoleuzinkonzentration im Blut sinkt dann langfristig ab und die Proteinsynthese wird gebremst. Bei den üblichen Ernährungsgewohnheiten mit gemischter Kost sowie bei sinnvoll zusammengesetzten Aminosäurenprodukten sind derart unerwünschte Wirkungen aber nicht zu befürchten.

### *4.7.3 Ammoniaküberladung durch Aminosäuren?*

Bei einigen Aminosäuren kann die hochdosierte Zufuhr zu einem Anstieg der Ammoniakkonzentration im Blut und dadurch zur Ermüdung führen. Am stärksten ausgeprägt ist dieser Effekt bei Threonin, Serin und Glyzin. Dies spricht gegen die Verwendung von glyzinreichen Gelatinehydrolysaten vor intensiven Trainingsbelastungen. Bilanzierte Aminosäuregemische oder hochwertige Eiweißhydrolysate aus Laktalbumin für Sportler enthalten aber so geringe Mengen der genannten Aminosäuren, daß keine Leistungsminderung zu befürchten ist.

### *4.7.4 Harnstoffproduktion unter Aminosäurenzufuhr*

Jede erhöhte Zufuhr an Eiweiß oder Aminosäuren führt zwangsläufig auch zu einem vermehrten Anfall von Harnstoff als Abfallprodukt des Aminosäurestoffwechsels. Wenn genügend Flüssigkeit zugeführt wird und die Nieren funktionsfähig sind, erwachsen daraus keine Probleme. Wer unter einer eingeschränkten Nierenfunktion leidet, sollte sich aber besser eiweißarm ernähren (50-60 g Protein pro Tag oder weniger). Diese Personen sollten auch kein intensives Training mehr betreiben, sondern höchstens maßvollen Ausdauersport (bis zu einer Stunde pro Tag), um eine vermehrte Harnstoffproduktion durch Aminosäurenabbau zu vermeiden. Die Zufuhr freier Aminosäuren zum Zweck einer Sporternährung ist hier nicht erforderlich und sollte bei Nierenkranken prinzipiell unterbleiben (mit Ausnahme von Carnitin, das bei der Dialyse ausgewaschen wird).

### *4.7.5 Veränderungen des Säuren-Basen-Haushaltes*

Ein Drittel der schwefelhaltigen Aminosäuren wird zur Bildung von Taurin genutzt; zwei Drittel dagegen unter Bildung von Schwefelsäure bzw. ihren Salzen abgebaut. Es entsteht also Säure im Körper, die von den Nieren ausgeschieden werden muss. Gerade für eine Ernährung, die am Muskelaufbau orientiert ist, sind aber die schwefelhaltigen Aminosäuren (Methionin und Cystein) besonders wichtig. Für den Sportler empfiehlt es sich, eine hohe Zufuhr dieser Aminosäuren (etwa in Form von Protein- oder Aminosäurenpräparaten) durch eine obst- bzw. gemüsereiche und damit basenbildende Vollwerternährung zu kompensieren.

Eine Übersäuerung der Zellen stört auch die Proteinsynthese. Der Sportler verbessert höchstwahrscheinlich die anabole Verwertung von Eiweiß bzw. Aminosäuren, wenn er neben Milcheiweiß und Aminosäuren eine mineralstoffreiche, pflanzliche Kost bevorzugt.

### *4.7.6 Harntreibende Wirkung einiger Aminosäuren*

Einige Aminosäuren haben harntreibende Wirkungen, wenn sie in Mengen von mehreren Gramm eingenommen werden. Insbesondere Arginin ist für diese Nebenwirkung bekannt. Das beruht nach neueren Erkenntnissen auf einer Verengung der abfließenden Gefäße im Nierengewebe: Dadurch erhöht sich der Filtrationsdruck und es wird mehr Urin produziert. Da Argininpräparate oft unmittelbar nach einer intensiven Belastung eingenommen werden, hat diese Nebenwirkung durchaus eine positive Seite: Die Ausscheidung der durch intensive körperliche Belastung entstandenen Abbauprodukte (z.B. Harnstoff) wird beschleunigt. Bei einer geschädigten Niere kann die Erhöhung des Filtrationsdruckes allerdings sehr unerwünscht sein, so daß Nierenkranke definitiv keine argininreichen Aminosäurensupplemente verwenden sollten. Es ist auch möglich, die harntreibende Wirkung von Arginin durch bewußte Kombination mit anderen Aminosäuren – besonders Alanin und Glyzin – zu mindern. Dies ist der Hauptgrund, weshalb manche Argininsupplemente einen relativ hohen Zusatz an Glyzin enthalten. Umgekehrt kann der Zusatz von Lysin die harntreibende Wirkung verstärken. Die einst beliebte Isidori-Kombination (Arginin-Pyroglutamat plus Lysin) [17] wird daher heute meist im Lysinanteil reduziert.

### *4.7.7 Nebenwirkungen durch D-Aminosäuren*

Die hochwirksamen, natürlich in der Nahrung vorkommenden L-Aminosäuren konnten früher nur unter Schwierigkeiten in reiner Form produziert werden. Daher wurden bis Ende der achtziger Jahre oft noch DL-Aminosäuren verwendet, in denen die Hälfte der Aminosäuremenge in der „falschen“ Form vorlag, d.h. die räumliche Struktur der D-Aminosäuren unterschied sich von derjenigen der L-Form. Bei einigen Aminosäuren kann der Organismus die D-Aminosäuren in die „richtigen“ L-Aminosäuren umwandeln. Dies ist z.B. beim DL-Methionin der Fall, das in der Tierfütterung aus Kostengründen auch heute noch Verwendung findet. Bei anderen Aminosäuren ist die D-Form einfach unwirksam.

In neuerer Zeit wird diskutiert, ob einige D-Aminosäuren sogar schädlich wirken können. Das ist u.a. deshalb von Interesse, weil bei manchen technischen Verfahren der Lebensmittelindustrie aus den natürlich vorhandenen L-Aminosäuren geringe Mengen D-Aminosäuren entstehen (z.B. durch Mikrowellenbehandlung). In der Sporternährung werden in Deutschland keine DL-Aminosäuren verwendet, ebensowenig bei den pharmazeutischen Aminosäureprodukten. Ausgenommen sind einige Präparate mit DL-Aspartaten. Diese können zumindest für hochbelastete Personen (Sportler, schwer Erkrankte, frisch Operierte) nicht empfohlen werden.

### *4.7.8 Nebenwirkungen durch Aminosäurenhydrochloride?*

Die vier basischen Aminosäuren Arginin, Ornithin, Lysin und Histidin werden von der Industrie als Hydrochloride (z.B. Arginin-Hydrochlorid, Arginin-HCL) angeboten, weil sie in dieser Form gut kristallisieren, chemisch stabil sind und sich auch gut zu Tabletten pressen lassen. Die Verwendung als Hydrochlorid bedeutet aber, daß der Konsument mit der Aminosäure ungewollt auch Salzsäure zu sich nimmt. Diese wird im Körper freigesetzt und muß neutralisiert werden, was für den gesunden, wenig belasteten Organismus kein Problem darstellt. Bei hochbelasteten Personen wie Sportlern oder Genesenden ist dagegen jede unnötige Zufuhr von Säure als potentielle Stoffwechselstörung zu sehen und sollte vermieden werden. Es wäre zwar denkbar, die Salzsäure durch gleichzeitige Zufuhr basenbildender Mineralstoffe zu kompensieren. Trotzdem sind physiologisch sinnvolle Salze wie Acetat, Malat oder Tartrat bzw. die reinen Basen vorzuziehen.

### *4.7.9 Nebenwirkungen durch herstellungsbedingte Verunreinigungen*

Bis 1989 galt die Reinheit von freien Aminosäuren als unproblematisch. Soweit durch den Herstellungsprozess Spuren von Begleitstoffen vorhanden waren, wurden diese als unbedenklich angesehen. Im Jahr 1989 wurde jedoch, zunächst in den USA, ein merkwürdiges Syndrom beobachtet, das dem Verzehr von Produkten mit freiem Tryptophan zugeordnet werden konnte. Wegen der besonderen Merkmale (ungewöhnliche Vermehrung der eosinophilen Blutkörperchen und Muskelstörungen) wurde die Nebenwirkung als „Eosinophilie-Myalgie-Syndrom“ bezeichnet.

Anfangs wurden Fälle bekannt, bei denen die Betroffenen relativ große Mengen an reinem Tryptophan als Schlafmittel oder Nahrungsergänzung eingenommen hatten. Daher wurde zunächst vermutet, daß diese Menschen große Tryptophanmengen einfach nicht vertragen. Später wurde aber festgestellt, daß alle Betroffenen Produkte eingenommen hatten, deren Tryptophan von einem speziellen japanischen Hersteller stammte und ausschließlich für orale Zwecke bestimmt war. So wurde auch verständlich, daß bei jahrzehntelanger Verwendung tryptophanhaltiger Infusionslösungen nie ein solcher Nebenwirkungsfall aufgetreten war. Weiterhin wurde erkannt, daß nur einige Chargen dieses Herstellers Nebenwirkungen ausgelöst hatten: Diese Chargen waren mit einem gentechnisch veränderten Bakterium hergestellt worden, das produktiver als sein Vorgänger war. Wegen der scheinbar hohen „Reinheit“ hatte die Firma sogar einige bis dahin übliche Filterschritte weggelassen. In mühsamer analytischer Kleinarbeit konnte nachgewiesen werden, daß die neuen Chargen Verunreinigungen enthielten, die bei normalen Aminosäureanalysen gar nicht sichtbar werden.

Einige der Verunreinigungen wurden später identifiziert und ihre toxische Wirkung im Tierversuch erwiesen. Es handelte sich um Tryptophan-Reaktionsprodukte. Möglicherweise verwechselt der menschliche Körper diese mit richtigem Tryptophan und baut sie in ein Eiweiß ein, das dann aber andere Eigenschaften aufweist. Das „falsche“ Eiweiß kann nun vom körpereigenen Immunsystem als fremd erkannt und angegriffen werden, was einige der Symptome des Eosinophilie-Myalgie-Syndroms erklären könnte.

Folgerichtig hat man die besonders stark betroffenen Personen mit nachweislich reinem Tryptophan behandelt und konnte erstaunliche Besserungen beobachten. Dies ist wohl der entscheidende Beweis dafür, daß die Nebenwirkungen nicht auf Tryptophan selbst zurückzuführen sind. Als auch Fälle mit relativ geringer Tryptophanaufnahme bekannt wurden, hat das Bundesgesundheitsamt zunächst alle oralen Arzneiprodukte verboten. Es hat aber nie ein förmliches Verbot für Tryptophan in diätetischen Produkten gegeben. Inzwischen mußte das Bundesgesundheitsamt aufgrund eines neuen Verwaltungsgerichtsurteils das Verbot weitgehend wieder aufheben.

Aus heutiger Sicht besteht also kein Zweifel mehr, daß es sich um die Folgen verunreinigter Ware eines einzigen Herstellers gehandelt hat. Die betroffene Firma stellt kein Tryptophan für die Anwendung beim Menschen mehr her. Die Produkte der anderen, wenigen Hersteller sind offensichtlich frei von der charakteristischen, krankmachenden Verunreinigung (in der Fachliteratur „Peak E“ genannt). Dennoch besteht natürlich ein großes Interesse, daß solche Verunreinigungen nicht noch einmal auftreten und es wurden neue Qualitätsprüfungen zur größtmöglichen Sicherheit bei Tryptophan entwickelt. Schließlich muß noch darauf hingewiesen werden, daß Tryptophan eine unentbehrliche Aminosäure ist, die nicht einfach aus einer diätetischen Aminosäuremischung herausgenommen werden kann. Wenn Tryptophan fehlt, ist die biologische Wertigkeit Null. Gegen den Zusatz von Tryptophan in Sporternährungspräparaten bestehen keine Bedenken. Der Rohstoff sollte aber nach den neuen Verfahren auf Reinheit geprüft sein, am besten ist die Verwendung der Pharmaqualität.

### *4.7.10 Beurteilung der sonstigen Aminosäurewirkungen*

Zusammenfassend kann festgestellt werden, daß die meisten Aminosäuren neben der eigentlichen, eiweißaufbauenden und regenerationsfördernden Wirkung auch zahlreiche andere Effekte entfalten können. Die meisten dieser Wirkungen sind aber im Prinzip auch bei einseitiger Auswahl von Nahrungsprotein möglich. Diese zusätzlichen Wirkungen können physiologisch sinnvoll sein, in Einzelfällen aber auch unerwünscht.

Bei sinnvoller Anwendung freier Aminosäuren sind unerwünschte Effekte praktisch ausgeschlossen. Produkte mit einer Vielzahl freier Aminosäuren in „bilanzierter" Mischung sind in höchstem Maße anwendungssicher. Bei Aminosäurenprodukten mit nur wenigen Aminosäuren kommt es auf die richtige Mischung an. Hier sollte der Konsument nach Möglichkeit die Produkte namhafter europäischer Firmen wählen.

Bei der Beurteilung oder richtigen Anwendung von fragwürdigen Aminosäurenprodukten hilft der Gang zum Hausarzt oft nicht viel, denn dieser versteht meist noch weniger von Aminosäuren als der belesene Laie. Der aufgrund deutschen Diätrechts auf vielen Produkten zu findende Hinweis „nur unter medizinischer Kontrolle verwenden" ist daher in jeder Hinsicht unsinnig: Der örtliche Mediziner hat weder das Fachwissen, noch die analytischen Möglichkeiten, um die planmäßige Wirkung eines Produktes zu überwachen. Bei einem sinnvoll zusammengesetzten Produkt ist eine medizinische Kontrolle außerdem gar nicht notwendig.

*

1. Groff JL, Gropper SS, Hunt SM. Advanced nutrition and human metabolism, 2nd ed. West Publishing, 1995.

2. Silk DBA et al. Protein digestion and amino acid and peptide absorption. Proceedings of the Nutrition Society (1985) 44: 63-72.

3. Fern EB et al. Effects of exaggerated amino acid and protein supply in man. Experientia (1991) 47: 168-172.

4. Boirie Y et al. Slow and fast dietary proteins differently modulate postprandial protein accretion. Proc Natl Acad Sci USA (1997) 94: 14930-14935.

5. Fruhbeck G. Slow and fast dietary proteins. Nature (1998) 391: 843-844.

6. Waterlow JC. Protein turnover with special reference to man. Q J Exp Phys (1984) 69: 409-438.

7. Demling RH et al. Effect of hypocaloric diet, increased protein intake and resistance training on lean mass gains and fat mass loss in overweight police officers. Ann Nutr Metab (2000) 44: 21-29.

8. Barth CA, Scholz-Ahrens KE, Pfeuffer M, Hotze A: Response of hormones and lipid metabolism to different dietary proteins. Monogr Atheroscler (1990) 16: 110-25.

9. Young VR, Wayler A, Garza C, Steinke FH, Murray E, Rand WM, Scrimshaw NS. A long-term metabolic balance study in young men to assess the nutritional quality of an isolated soy protein and beef proteins. Am J Clin Nutr (1984) 39: 8-15.

10. Reuss F. Proteinreiche Kraftsporternährung. Konzentrierte Kraftspender. Apotheke Aktiv (1987) 2:

11. Reuss F. Proteinreiche Kraftsporternährung. Milch allein macht keine Muskeln. Apotheke Aktiv (1987) 1:

12. Reuss F. Hydroxyprolin im Sportlereiweiß: Fortschritt oder Irrweg? Fitness News

13. Yamamoto and Wang. Second international symposium on the role of soy in treating and preventing disease, 1996

14. Grimble JK, Keohane PP, Higgins BE, Kaminski Jr MV, Silk DBA. Effect of peptide chain length and nitrogen absorption from two lactalbumin hydrolysates in the normal human jejunum. Clinical Science (1986) 71: 65-69.

15. Colgan M. Amino Acid Wars 2. Muscle & Fitness (1987) 10: 247f.

16. Arthur MD. Amino Acid Wars 3. Muscle & Fitness (1987) 11: 246.

17. Isidori A, Lo Mosaco A, Cappa M. A study of growth hormone release in man after oral administration of amino acids. Current Medical Research And Opinion (1981) 7:

18. Strauss et al. Genistein exerts estrogen-like effects in male mouse reproductive tract. Mol Cell Endocrinol (1998) 144(1-2): 83-93.

19. Zhong et al. Effects of dietary supplement of soy protein isolate and low fat diet on prostate cancer. FASEB J (2000) 14(4): a531.11

20. Nagata C et al. Inverse association of soy product intake with serum androgen and estrogen concentrations in Japanese men. Nutr Cancer (2000) 36(1): 14-18.

21. Anderson JW. Meta-analysis of the effects of soy protein intake on serum lipids. New Engl J Med (1995) 333: 276-282.

22. Potter SM. Overview of proposed mechanism for the hypocholesterolemic effect of soy. J Nutr (1995) 125: 606-611.

23. Dwyer JT, Goldin B, Saul N, Gualtieri L, Batakat S, Adlercreutz H. Tofu and soy drinks contain phytoestrogens. J Am Diet Assoc (1994) 94: 739-743.

24. Forsythe WA. Soy protein, thyroid regulation and cholesterol metabolism. J Nutr (1995) review, 3 suppl 125: 619-623.

KAPITEL 5

# ERNÄHRUNG FÜR EINEN OPTIMALEN PROTEINSTOFFWECHSEL

## 5.1 Fette, Kohlenhydrate und Eiweiß

Der Proteinstoffwechsel stellt keinen isolierten Vorgang dar. Wie alle anderen Stoffwechselfunktionen im Körper ist er eng verknüpft mit der Zufuhr von Makro- und Mikronährstoffen. Nur bei einer optimalen Versorgung mit diesen Stoffen läuft der Proteinstoffwechsel optimal ab.

### *5.1.1 Sporternährung*

In den letzten Jahren hat sich die Ernährung im Bereich des Kraftsports gewandelt. Während früher die Devise galt „je weniger Fett, desto besser", so weiß man heute, daß eine moderate Fettzufuhr im Bereich von 20-40 % der Gesamtkalorien den körpereigenen Testosteronspiegel optimiert [1-4]. Da das männliche Geschlechtshormon der wesentliche hormonelle Faktor für den Proteinaufbau ist, kann man davon ausgehen, daß eine Ernährung mit weniger als 20 % der Gesamtenergie in Form von Fett für Natural-Athleten (Kraftsportler, die auf Doping verzichten) keine optimalen Ergebnisse liefern wird.

Während unter den Sportmedizinern die Mehrheit noch davon ausgeht, daß Ausdauersportler mit einer kohlenhydratreichen Kost (60 % und mehr der Gesamtkalorien in Form von Kohlenhydraten) in höheren Intensitätsbe-

**Tab. 28 Nährstoffverteilung für Ausdauersportler***

| Gesamtkalorienzufuhr | 2000 kcal. | 3000 kcal. | 4000 kcal. | 5000 kcal. |
|---|---|---|---|---|
| Kohlenhydrate | 60 %=293 g | 60 %=439 g | 55 %=537 g | 50 %=610 g |
| Eiweiß | 15 %= 73 g | 15 %=110 g | 15 %=146 g | 15 %=183 g |
| Fett | 25 %= 54 g | 25 %= 81 g | 30 %=129 g | 35 %=188 g |

* 1 g Kohlenhydrate und Protein jeweils 4,1 kcal.; 1 g Fett = 9,3 kcal.

Anmerkung: Bei einer Kalorienzufuhr von 4000 kcal. und mehr wird es erfahrungsgemäß schwierig, 60 % der Kalorien in Form von Kohlenhydraten zuzuführen, so daß hier oft der Fettanteil auf 30 % und mehr erhöht und die Kohlenhydrate auf 50 % der Gesamtkalorien oder weniger abgesenkt werden, um das Nahrungsvolumen in Grenzen zu halten.

reichen (etwa im Wettkampf) am leistungsfähigsten sind, so können diese Daten nicht ohne weiteres auf Kraftsportler übertragen werden. Zum einen gilt es zu bedenken, daß der Kohlenhydratverbrauch bei trainierten Ausdauersportlern zwischen 80 und 120 g pro Stunde liegen kann, was Zufuhrempfehlungen von bis zu 500 g täglich bei mehrstündigem Training rechtfertigt. Überdies zeigen Ausdauersportler eine deutlich erhöhte Insulinempfindlichkeit in der Skelettmuskulatur, was eine Einspeicherung von Kohlenhydraten in Form von Muskelglykogen begünstigt. Eine Umwandlung der Kohlenhydrate in Fettsäuren mit nachfolgender Speicherung im Unterhautfettgewebe erscheint deshalb auch bei erhöhter Zufuhr unwahrscheinlich.

Ein anderes Szenario liegt jedoch beim Bodybuilder vor. Die Trainingsumfänge liegen hier deutlich niedriger; der Trend geht in Richtung kürzerer Trainingseinheiten im Bereich von 30-45 Minuten. Auch die Anzahl der wöchentlichen Belastungen liegt meist niedriger als beim Ausdauersportler. Bedenkt man zusätzlich, daß der Kohlenhydratverbrauch pro Stunde beim Kraftsportler eher niedriger als der des Ausdauersportlers liegt, so erklärt sich schon daraus eine weniger wichtige Rolle dieses Nährstoffs für den Kraftsport.

**Tab. 29 Nährstoffverteilung für Kraftsportler***

| Gesamtkalorienzufuhr | 2000 kcal. | 3000 kcal. | 4000 kcal. | 5000 kcal. |
|---|---|---|---|---|
| Kohlenhydrate | 40 %=195 g | 40 %=293 g | 40 %=390 g | 40 %=488 g |
| Eiweiß | 30 %=146 g | 30 %=220 g | 30 %=293 g | 30 %=366 g |
| Fett | 30 %= 65 g | 30 %= 97 g | 30 %=129 g | 30 %=161 g |

* 1 g Kohlenhydrate und Protein jeweils 4,1 kcal.; 1 g Fett = 9,3 kcal.

Darüber hinaus zeigen neue Forschungsergebnisse aus den USA [5], daß die beim Krafttraining verursachten Zellschädigungen, die bei größerem Ausmaß als Muskelkater spürbar werden, zu einer Insulinresistenz führen. Das bedeutet, daß der Körper vermehrt Insulin ausschütten muß, um Glukose aus dem Blut als Muskelglykogen zu speichern. Bei jeder Kohlenhydratzufuhr kommt es beim Kraftsportler also zu einem erhöhten Insulinausstoß, was dazu führt, daß im Blut befindliche Fette und Kohlenhydrate vermehrt als Fettsäuren im Unterhautfettgewebe gespeichert werden. Dies dürfte auch der Grund dafür sein, warum viele Bodybuilder bei einer erhöhten Kohlenhydratzufuhr rascher an Körperfett zulegen. Von daher hat es sich bei vielen Kraftathleten bewährt, die tägliche Ernährung in 30 % Fette, 40 % Kohlenhydrate und 30 % Eiweiß aufzuteilen. Empirische Daten legen nahe, daß damit bei Bodybuildern, die ohne pharmakologische Unterstützung trainieren, die besten Fortschritte hinsichtlich Muskelaufbau und Fettabbau erzielt werden.

Manche Kraftsportler senken ihren Kohlenhydratanteil sogar noch stärker ab und erhöhen dafür den Fettanteil. Dabei werden dann bevorzugt einfach (z.B. Nüsse, Olivenöl) und mehrfach ungesättigte Fettsäuren (Leinöl, fetter Seefisch, Sojaöl, Walnussöl) zugeführt; gesättigte Fette werden weitgehend gemieden. Am Ende dieser Skala stehen jene Sportler, die auf ketogene Ernährungsmodelle setzen, bei denen die Kohlenhydratzufuhr entweder fast ganz vermieden, oder auf wenige Tage pro Woche beschränkt wird. So läßt sich einerseits der Proteinstoffwechsel ökonomisieren, andererseits wird die Speicherung von Körperfett durch geringe Insulinspiegel weitgehend unterbunden. (Mehr Informationen in: Klaus Arndt & Stephan Korte „Die Anabole Diät", erschienen im Novagenics-Verlag 1997).

### *5.1.2 Ernährung für akut Erkrankte und Genesende*

Für einen beschleunigten Genesungsprozeß wäre für den Kranken bzw. Genesenden eine ähnliche Nährstoffverteilung wie beim Kraftsportler zu empfehlen: 30% Fett, 40% Kohlenhydrate und 30% Eiweiß, wenn dabei auf die Qualität der Fettsäuren geachtet wird (siehe oben). Der durch die höhere Fettzufuhr auf natürliche Weise optimierte Testosteronspiegel sorgt für schnellere Fortschritte bei der Wundheilung, stärkt das Immunsystem und verbessert das allgemeine Befinden. Allerdings sollte der Kohlenhydratanteil hier nicht unter 40% der Gesamtkalorien gesenkt werden, da sonst eine weitere Immunschwächung zu erwarten ist.

So profitiert der Typ II Diabetiker (sog. Alterdiabetes) häufig von einer verringerten Kohlenhydratzufuhr (ca. 40% der Gesamtkalorien), bei Erhöhung der qualitativ hochwertigen Fette (z.B. in Olivenöl, Rapsöl, Leinöl, Hering, Lachs, Makrele). Eine Erhöhung des Proteinanteils beim Diabetiker ist kritisch zu sehen, da wegen einer bereits vorliegenden Nierenschädigung eine solche Maßnahme nachteilig sein könnte. Eine Kostumstellung darf daher immer nur unter ärztlicher Aufsicht stattfinden. Beim Typ I Diabetiker (sog. juvenile Diabetes) werden durch eine Verringerung der Kohlenhydrate ebenfalls Insulineinsparungen erreicht. Allerdings darf bei ihm die Verringerung der Kohlenhydrate nur mit größerer Vorsicht und ebenfalls nur unter ärztlicher Aufsicht erfolgen, um lebensgefährliche Stoffwechselentgleisungen zu verhindern.

Die Behandlung vieler anderer Erkrankungen, die durch einen gestörten Insulinstoffwechsel mit bedingt sind, wie z.B. abnorme Veränderungen der Blutfettwerte und des Blutgefäßsystems, Übergewicht, Bluthochdruck etc. läßt sich durch eine Reduzierung der Kohlenhydrate bei entsprechender Erhöhung der einfach und mehrfach ungesättigten Fettsäuren ebenfalls

**Tab. 30 Nährstoffverteilung für Genesende***

| Gesamtkalorienzufuhr | 2000 kcal. | 2500 kcal. | 3000 kcal. | 3500 kcal. |
|---|---|---|---|---|
| Kohlenhydrate | 40 %=195 g | 40 %=244 g | 40 %=293 g | 40 %=341 g |
| Eiweiß | 30 %=146 g | 30 %=183 g | 30 %=220 g | 30 %=256 g |
| Fett | 30 %= 65 g | 30 %= 81 g | 30 %= 97 g | 30 %=113 g |

* 1 g Kohlenhydrate und Protein jeweils 4,1 kcal.; 1 g Fett = 9,3 kcal.

unterstützen. In vielen Fällen wird bereits kurze Zeit nach der Ernährungsumstellung eine Besserung des Krankheitsbildes verzeichnet, was dazu führt, daß die zuvor eingesetzten Medikamenten-Dosierungen reduziert werden können, oder im günstigsten Fall sogar ganz auf Medikamente verzichtet werden kann. Einen Einblick in die kohlenhydratreduzierte Ernährung gibt das oben angeführte Buch aus dem Novagenics-Verlag, das sich aber in erster Linie an Kraftsportler wendet. Die bislang umfassendste wissenschaftliche Dokumentation der Vorteile einer solchen Ernährung hat unseres Wissens nach der deutsche Autor Nikolai Worm in seinem Buch „Syndrom X oder Ein Mammut auf den Teller“ zusammengestellt, erschienen im Hallwag Verlag 2000.

### *5.1.3 Diäternährung*

Grundsätzlich gilt dasselbe wie für Sportler und Kranke: Der Fettanteil sollte nicht zu stark eingeschränkt und die Proteinzufuhr eher erhöht werden, um den Eiweißabbau im Körper in Grenzen zu halten und die hohe Sättigungswirkung der Proteine auszunutzen. 30 % Fett (vorwiegend aus einfach und mehrfach ungesättigten Fettsäuren, siehe oben), 30 % Kohlenhydrate und 40 % Eiweiß wäre eine günstige Nährstoffverteilung, wobei manche Diätbewußte die Kohlenhydrate auch noch weiter absenken. Im Zweifel sollte eher der Fettanteil erhöht werden und dafür der Kohlenhydratanteil weiter

**Tab. 31 Nährstoffverteilung für die Diät, Kohlenhydrate reduziert***

| Gesamtkalorienzufuhr | 1200 kcal. | 1500 kcal. | 2000 kcal. | 2500 kcal. |
|---|---|---|---|---|
| Kohlenhydrate | 30 %= 88 g | 30 %=110 g | 30 %=146 g | 30 %=183 g |
| Eiweiß | 40 %=117 g | 40 %=146 g | 40 %=195 g | 40 %=243 g |
| Fett | 30 %= 39 g | 30 %= 48 g | 30 %= 64 g | 30 %= 81 g |

* 1 g Kohlenhydrate und Protein jeweils 4,1 kcal.; 1 g Fett = 9,3 kcal.

gesenkt. Im Gegensatz zu den immer noch verbreiteten fettarmen Diäten lassen sich so, eine ausreichende Kalorienreduzierung vorausgesetzt, erheblich bessere Diäterfolge erzielen, insbesondere an den „hartnäckigen" Stellen am Bauch bei Männern, sowie an Gesäß und Oberschenkeln bei Frauen. Ein Grund dafür ist auch in der Optimierung des Testosteronspiegels sowie des Fettstoffwechsels zu suchen.

Die Kalorieneinschränkung sollte nicht zu drastisch ausfallen; als Faustregel haben sich 300-500 kcal. weniger pro Tag bewährt. Je stärker der Kohlenhydratanteil der Ernährung abgesenkt wird, desto weniger Insulin wird ausgeschüttet. Dies ist wichtig, da ein hoher Insulinspiegel die Fettverbrennung blockiert. Durch den im Vergleich zu fettarmen Diäten relativ hohen Fettanteil in der Ernährung läßt sich ein besseres Sättigungsgefühl erreichen. Gleichzeitig erkennt der Körper ein reichliches Angebot an Fettsäuren aus der Nahrung und regelt deshalb den Fettstoffwechsel nicht auf „Sparflamme" herunter; ein Grund dafür, warum viele Menschen bei fettarmen Diäten zunächst zwar recht gut abnehmen, dann aber oft ein „Plateau" erreicht wird und sich einfach kein weiterer Fettabbau mehr einstellen will. Oft kommt der Körperfettverlust dann mit einer weiteren Reduktion der Kohlenhydrate wieder in Gang. Aus der langjährigen Erfahrung vieler Athleten und Diätwilliger gilt die Faustregel: Je niedriger der Körperfettanteil ist, desto schwieriger wird ein weiterer Verlust an Fettgewebe und desto besser spricht der Organismus auf eine Reduktion der Kohlenhydrate an.

**Tab. 32 Nährstoffverteilung für die Diät, Kohlenhydrate streng reduziert***

| Gesamtkalorienzufuhr | 1200 kcal. | 1500 kcal. | 2000 kcal. | 2500 kcal. |
|---|---|---|---|---|
| Kohlenhydrate | 15%= 44g | 15%= 55g | 15%= 73g | 15%= 91g |
| Eiweiß | 40%=117g | 40%=146g | 40%=195g | 40%=243g |
| Fett | 45%= 58g | 45%= 73g | 45%= 97g | 45%=121g |

* 1 g Kohlenhydrate und Protein jeweils 4,1 kcal.; 1 g Fett = 9,3 kcal.

Der Proteinanteil in der Diät sollte höher ausfallen als bei einer herkömmlichen Ernährung, da der Körper bei einer Kalorienreduktion vermehrt auf Aminosäuren zur Energiegewinnung zurückgreift und ansonsten gezwungen wird, diese durch den Abbau von Leber- und Muskeleiweiß zu gewinnen. Mit dem relativ hohen Fettanteil einer modernen Diäternährung wird der Insulinspiegel niedrig gehalten und der Körper greift vermehrt auf Fette zur Energiegewinnung zurück, die bei einem Kaloriendefizit aus dem Unterhautfettgewebe stammen.

Eine solche Diät läßt sich aufgrund des besseren Sättigungsgefühls (mehr Fett, mehr Eiweiß) oft besser durchhalten und sorgt durch ihren hohen Proteinanteil auch für den Erhalt der stoffwechselaktiven, kalorienverbrennenden Muskulatur. Obendrein erlaubt sie einen gesteigerten Fettabbau durch geringere Insulinausschüttungen und, bedingt durch niedrigere Blutzuckerspiegel (weniger Kohlenhydrate) eine vermehrte Freisetzung von Fettsäuren aus den Körperdepots zur Energiegewinnung.

Es bleibt anzumerken, daß bei vielen erfahrenen Sportlern durch einen weitergehenden Verzicht auf Kohlenhydrate und eine Erhöhung des Fettanteils diese für den Fettabbau günstige Stoffwechsellage noch weiter optimiert werden kann. Für mehr Informationen empfiehlt sich auch hier die Lektüre der oben angeführten Bücher.

## 5.2 Vitamine, Mineralstoffe, Spurenelemente

In allen drei Situationen, im Sport, ebenso wie bei Krankheit und in der Diät, befindet sich der Körper in einer Stress-Situation: Der Sportler belastet ihn über Gebühr, der Diätbewußte enthält ihm Kalorien und Nährstoffe vor, und der Kranke muß ihm mehr Nährstoffe als gewöhnlich zur Verfügung stellen, um den Heilungsverlauf zu begünstigen. Es gilt heute als erwiesen, daß der Bedarf an Vitalstoffen wie Vitaminen, Mineralstoffen und Spurenelementen, ebenso wie der von Antioxidantien, bei Stress ansteigt.

Der Sportler wird seine Leistungsreserven nicht optimal ausnutzen, wenn ein Mangel an Mikronährstoffen vorliegt, der Kranke verzögert den Heilungsprozeß, und gemeinsam mit dem Diätbewußten ist beiden die erhöhte Anfälligkeit für Infektionen.

### *5.2.1 Vitaminbedarf im Sport*

Die Diskussion um den Vitaminbedarf im Sport wird bereits seit Jahren höchst kontrovers geführt. Da gibt es die Verfechter der These, durch eine ausgewogene Ernährung würden alle Vitalstoffe in ausreichender Menge zugeführt. Die Vertreter dieser Argumentation bestreiten nicht, daß in Stress-Situationen ein erhöhter Bedarf an diesen wichtigen Inhaltsstoffen der Nahrung vorliegt, dieser könne jedoch durch eine „ausgewogene, vollwertige Kost“ abgedeckt werden. Die Einnahme von Vitaminpräparaten sei daher überflüssig und abzulehnen. Auf der anderen Seite stehen jene Experten, die glauben, es müsse in diesen Fällen von einem erheblichen Mehrbedarf an Vitalstoffen ausgegangen werden, der mit einer „ausgewogenen, vollwertigen Kost“ keinesfalls abzudecken sei. Selbst die neuen Zufuhrempfehlungen der Deutschen Gesellschaft für Ernährung (DGE), die für einige Nährstoffe etwas höher ausfallen, wurden mit Kritik aufgenommen [27]. Folgende Argumente werden von ihnen ins Feld geführt:

Die ausgewogene, vollwertige Kost ist eine Idealvorstellung, die in der Realität nicht bestehen kann: Selbst für sehr gewissenhafte Menschen ist es ausgesprochen schwer, sich jeden Tag durch mehrere, ausgewogene Mahlzeiten zu ernähren. Vorausgesetzt, das könnte bewerkstelligt werden, so wäre doch nicht sichergestellt, alle notwendigen Vitamine und Mineralstoffe in ausreichendem Maße zu erhalten. Die in Ernährungstabellen angeführten Mengen an Nährstoffen liefern lediglich Durchschnittswerte. So kann etwa der Gehalt an Beta-Carotin in Mohrrüben um den Faktor 26 (!) differieren; einige Orangen enthalten überdurchschnittliche Mengen an Vitamin C, andere nur Spuren; bei Äpfeln ist der Gehalt an Vitamin C abhängig vom Standort des Baumes und der Reifezeit der Frucht.

Die heute umfassend industrialisierte Nahrungsmittelproduktion konzentriert sich darauf, dem Verbraucher ein optisch ansprechendes Produkt anzubieten. Den „inneren Werten“ dieser Nahrungsmittel wird oft nur wenig Aufmerksamkeit geschenkt. Deshalb erreichen viele Lebensmittel nicht mehr die in Nährwerttabellen angegeben Vitalstoffwerte (ein Großteil der dort veröffentlichten Daten ist schon relativ alt). Stress-Situationen wie übermäßige Belastung durch Sport oder Krankheit, langfristige Kalorienreduzierung und häufig einseitige Ernährung wie bei sog. Mode-Diäten, oder unzureichende Regeneration durch Schlafmangel (Schlafstörungen gelten heute als Volkskrankheit) erhöhen den Bedarf an Vitalstoffen. Auch die Dauer der Lagerung von Nahrungsmitteln und die Belastung mit Schadstoffen (Pestizide, Schwermetalle) spielt eine nicht zu unterschätzende Rolle bei der Beurteilung der Verfügbarkeit von Nährstoffen. Letztlich muß auch bedacht werden, daß sich Menschen niemals völlig gleichen. Zwei Individuen mögen gleich groß sein und gleich viel wiegen, die gleiche Sportart ausüben, bzw. unter der gleichen Krankheit leiden und die gleichen Nahrungsmittel verzehren; durch individuelle Unterschiede im Stoffwechsel werden sie trotzdem nicht in gleichem Maße mit Nährstoffen versorgt sein.

Sportlich aktive Menschen haben einen leicht erhöhten Bedarf an Vitamin B2, B6 und B5 (Pantothensäure) [16]. Es kommt zu einem Nachlassen der sportlichen Leistungsfähigkeit, wenn dieser Mehrbedarf nicht gedeckt wird [17]. Studien zeigen allerdings, daß dies mit der normalen Nahrung ohne Probleme möglich ist [18]. Weitere Studien belegen, daß sich bei zusätzlicher Gabe von Vitaminen des B-Komplexes keine Leistungsverbesserungen ergeben [19-22]. Das gilt auch für andere Vitamine: Es konnten zwar bei der Verabreichung von 400-3000 mg Vitamin C nach Belastung ver-

## Tab. 33 Vitalstoffgehalt Gemüse und Salate pro 100 g*

| Vitamine | Broccoli (roh)** | Blumenkohl (roh)** | Grünkohl (roh)** | Spinat (roh)** | Weißkraut (roh)** | Rotkraut (roh)** | Feldsalat |
|---|---|---|---|---|---|---|---|
| Vitamin A (Retinol) | 143,13 mcg | 1,73 mcg | 861,50 mcg | 781,17 mcg | 11,96 mcg | 2,50 mcg | 650,00 mcg |
| Carotenoide | 871,00 mcg | 10,36 mcg | 5,17 mg | 4,69 mg | 71,76 mcg | 15,00 mcg | 3,90 mg |
| Vit. E (Tocopherole) | 747,00 mcg | 270,00 mcg | 1,70 mg | 2,29 mg | 1,70 mg | 1,70 mg | 600,00 mcg |
| Vitamin K | 174,00 mcg | 167,00 mcg | 817,00 mcg | 335,00 mcg | 79,50 mcg | 24,50 mcg | – |
| Vitamin B1 | 98,50 mcg | 110,00 mcg | 100,00 mcg | 110,00 mcg | 48,57 mcg | 68,00 mcg | 65,00 mcg |
| Vitamin B2 | 178,00 mcg | 100,00 mcg | 250,00 mcg | 230,00 mcg | 37,29 mcg | 50,00 mcg | 80,00 mcg |
| Nikotinamid | 1,00 mg | 600,00 mcg | 2,10 mg | 620,00 mcg | 320,00 mcg | 430,00 mcg | 380,00 mcg |
| Pantothensäure | 1,29 mg | 1,01 mg | – | 250,00 mcg | 260,00 mcg | 320,00 mcg | – |
| Vitamin B6 | 280,00 mcg | 200,00 mcg | 250,00 mcg | 220,00 mcg | 174,00 mcg | 150,00 mcg | 250,00 mcg |
| Biotin | 500,00 µg | 1,50 mcg | 500,00 µg | 6,90 mcg | 3,08 mcg | 2,00 mcg | – |
| Folsäure | 111,00 mcg | 125,00 mcg | 187,00 mcg | 145,00 mcg | 31,00 mcg | 35,00 mcg | 145,00 mcg |
| Vitamin C | 115,00 mg | 73,00 mg | 105,00 mg | 52,00 mg | 45,18 mg | 50,00 mg | 35,00 mg |
| **Mineralien** | | | | | | | |
| Natrium | 19,00 mg | 16,00 mg | 42,00 mg | 65,00 mg | 11,67 mg | 4,00 mg | 4,00 mg |
| Kalium | 373,00 mg | 328,00 mg | 490,00 mg | 633,00 mg | 208,00 mg | 266,00 mg | 421,00 mg |
| Magnesium | 24,00 mg | 17,00 mg | 31,00 mg | 58,00 mg | 23,00 mg | 18,00 mg | 13,00 mg |
| Calcium | 105,00 mg | 20,00 mg | 212,00 mg | 126,00 mg | 46,00 mg | 35,00 mg | 35,00 mg |
| Eisen | 1,30 mg | 630,00 mcg | 1,90 mg | 4,10 mg | 500,00 mcg | 500,00 mcg | 2,00 mg |
| Kupfer | 126,00 mcg | 41,92 mcg | 55,60 mcg | 96,57 mcg | 33,31 mcg | 42,36 mcg | 110,00 mcg |
| Zink | 605,00 mcg | 257,00 mcg | 330,00 mcg | 585,00 mcg | 224,00 mcg | 239,00 mcg | 442,00 mcg |
| Chrom | 1,00 mcg | 2,00 mcg | 8,53 mcg | 8,94 mcg | 2,92 mcg | 500,00 µg | |
| Jod | 15,00 mcg | 0,64 mcg | 12,00 mcg | 12,00 mcg | 1,93 mcg | 5,20 mcg | – |
| Selen | 700,00 µg | 938,00 µg | 1,37 mcg | 800,00 µg | 2,51 mcg | 920,00 µg | – |

* mg = Milligramm, mcg bzw. µg = Mikrogramm (millionstel Gramm)

**Die Werte für das gekochte, abgetropfte Gemüse liegen deutlich niedriger; hier empfiehlt sich der Verzehr als Rohkost

Werte entnommen: Souci SW, Fachmann W, Kraut H. Die Zusammensetzung der Lebensmittel, Nährwert-Tabellen. 5. Auflage 1994, Medpharm Scientific Publishers, Stuttgart 1994.

ringerte Muskelkatersymptome und eine leicht beschleunigte Regeneration der Kraft nach intensiver Belastung [8,9], sowie verringerte Blutparameter für Mikrotraumen und Zellschädigungen bei 400-1200 I.E. Vitamin E täglich nachgewiesen werden [7,10-12]. Leistungsverbesserungen wurden aber in diesen gut kontrollierten Studien, außer bei Vorliegen eines in unserer Bevölkerung sehr seltenen Vitamindefizits, nicht beobachtet [13-15]. Aus wissenschaftlicher Sicht bleibt also festzuhalten, daß zahlreiche methodisch saubere Studien zumindest bei Sportlern keine Leistungsverbesserungen durch eine zusätzliche Vitamingabe zeigen konnten, was eine Übersicht von Brouns [6] zusammenfasst.

Allerdings können die Argumente der Befürworter einer zusätzlichen Vitamin- bzw. Mineralstoffgabe auch nicht einfach abgetan werden. Viele Leistungssportler scheren sich übrigens wenig um diese akademische Diskussion: Im Zweifel entscheiden sie sich für eine Nahrungsergänzung. Statt eine Haltung für oder wider eine Position einzunehmen, macht es vermutlich mehr Sinn, das Beste aus beiden Welten zu kombinieren: Vitalstoffe sollten zuvorderst über die tägliche Ernährung zugeführt werden. Ein „Sicherheitszuschlag" in Form zusätzlicher Vitamine, Mineralien und Antioxidantien, eingenommen als Nahrungsergänzung, rundet die Versorgung ab. Als Grundversorgung mit Vitalstoffen sollte den „green leafy vegetables" (grünen Blattgemüsen) der Vorzug gegeben werden, Früchte ergänzen das Angebot über die Nahrung. Wer sich an die Empfehlung hält, 400-500 g Gemüse sowie 300-400 g Obst täglich zu verzehren, hat bereits einen wichtigen Grundstein seiner Vitalstoffversorgung gelegt.

### *5.2.2 Vitaminbedarf bei Genesenden*

Bei akuten Erkrankungen, nach Operationen sowie in der Genesungsphase ist nicht nur der Nährstoff-, sondern vermutlich auch der Vitaminbedarf erhöht. So sind die Vitamine der Wundheilung (Vitamin C und E) sowie der Blutbildung (Vitamin B12 und Folsäure) hier an erster Stelle zu nennen. Ein Mangel an diesen Vitalstoffen wird sich negativ auf den Heilungsverlauf auswirken. Gerade bei stationärem Aufenthalt, wo der Patient häufig

## Tab. 34 Vitalstoffgehalt Früchte und Gemüsefrüchte pro 100 g*

| Vitamine | Apfel** | Banane** | Grapefruit | Pfirsich** | Kiwi | Tomaten* | Avocado |
|---|---|---|---|---|---|---|---|
| Vitamin A (Retinol) | 4,33 mcg | 8,14 mcg | 34,15 mcg | 14,82 mcg | 7,48 mcg | 84,33 mcg | 12,08 mcg |
| Carotenoide | 26,00 mcg | 68,86 mcg | 208,74 mcg | 99,35 mcg | 46,70 mcg | 506,00 mcg | 102,56 mcg |
| Vit. E (Tocopherole) | 490,00 mcg | 270,00 mcg | 297,00 mcg | 1,01 mg | – | 813,00 mcg | 1,30 mg |
| Vitamin K | 2,20 mcg | 0,50 mcg | – | 3,00 mcg | 28,50 mcg | 8,00 mcg | 20,33 mcg |
| Vitamin B1 | 35,00 mcg | 44,00 mcg | 48,00 mcg | 27,00 mcg | 17,00 mcg | 57,00 mcg | 80,00 mcg |
| Vitamin B2 | 32,00 mcg | 57,00 mcg | 24,00 mcg | 51,00 mcg | 50,00 mcg | 35,00 mcg | 150,00 mcg |
| Nikotimamid | 300,00 mcg | 650,00 mcg | 240,00 mcg | 850,00 mcg | 410,00 mcg | 530,00 mcg | 1,10 mg |
| Pantothensäure | 100,00 mcg | 230,00 mcg | 250,00 mcg | 140,00 mcg | – | 310,00 mcg | 1,10 mg |
| Vitamin B6 | 103,00 mcg | 363,00 mcg | 28,00 mcg | 26,00 mcg | – | 100,00 mcg | 530,00 mcg |
| Biotin | 4,50 mcg | 5,50 mcg | 350,00 µg | 1,90 mcg | – | 4,00 mcg | 10,00 mcg |
| Folsäure | 12,00 mcg | 17,00 mcg | 11,00 mcg | 2,70 mcg | – | 44,50 mcg | 30,00 mcg |
| Vitamin C | 12,00 mg | 12,00 mg | 43,74 mg | 9,50 mg | 71,00 mg | 24,54 mg | 13,00 mg |
| **Mineralien** | | | | | | | |
| Natrium | 3,00 mg | 1,00 mg | 1,60 mg | 1,30 mg | 4,10 mg | 3,37 mg | 3,00 mg |
| Kalium | 144,00 mg | 393,00 mg | 180,00 mg | 205,00 mg | 295,00 mg | 242,00 mg | 503,00 mg |
| Magnesium | 6,40 mg | 36,00 mg | 10,00 mg | 9,20 mg | 23,80 mg | 13,57 mg | 29,00 mg |
| Calcium | 7,10 mg | 8,70 mg | 18,00 mg | 7,80 mg | 38,00 mg | 8,53 mg | 10,00 mg |
| Eisen | 480,00 mcg | 550,00 mcg | 340,00 mcg | 480,00 mcg | 800,00 mcg | 550,00 mcg | 600,00 mcg |
| Kupfer | 53,39 mcg | 105,00 mcg | 46,15 mcg | 72,63 mcg | 95,00 mcg | 60,44 mcg | 225,00 mcg |
| Zink | 103,00 mcg | 210,00 mcg | 129,00 mcg | 145,00 mcg | 110,00 mcg | 168,00 mcg | 410,00 mcg |
| Chrom | 4,00 mcg | 7,50 mcg | 1,00 mcg | 2,00 mcg | – | 5,00 mcg | |
| Jod | 1,08 mcg | 2,80 mcg | 1,30 mcg | 1,00 mcg | – | 0,53 mcg | – |
| Selen | 1,38 mcg | 1,43 mcg | 1,00 mcg | 1,20 mcg | – | 985,00 µg | – |

* mg = Milligramm, mcg bzw. µg = Mikrogramm (millionstel Gramm)

**Die Werte für getrocknete Früchte liegen z.T. erheblich höher, vor allem bei den Mineralien

Werte entnommen: Souci SW, Fachmann W, Kraut H. Die Zusammensetzung der Lebensmittel, Nährwert-Tabellen. 5. Auflage 1994, Medpharm Scientific Publishers, Stuttgart 1994.

mit einer nährstoffarmen Kost versorgt wird, ergeben sich Nachteile für die Genesung. In solchen Fällen bleibt nur die Möglichkeit, sich selbst mit hochwertiger Kost (frischem Gemüse, Obst, Vollkornprodukten, Geflügel, fettarmen Milchprodukten, ergänzt mit hochwertigen Fettsäuren) zu versorgen, was sich im Klinikalltag allerdings nicht einfach gestaltet. Da ist es dann immer noch günstiger, die vitalstoffarme Kost der Klinik mit einem qualitativ hochwertigen Multivitaminpräparat zu ergänzen, das alle Vitamine mindestens in der empfohlenen Tagesdosis enthält und die Wundheilungs- und Blutbildungsvitamine in noch etwas größerer Menge. Dies ist in manchen Fällen sogar ein Muß, nämlich immer dann, wenn die Nährstoffaufnahme im Körper gestört ist, etwa nach Eingriffen im Bereich des Magen-Darm-Traktes oder wenn der Appetit nach der Operation wenig oder gar nicht ausgeprägt ist und deshalb sehr wenig gegessen wird.

### *5.2.3 Vitaminbedarf in der Diät*

Bei einer Kalorienreduktion, sprich einer Diät, wird nicht nur die Energie verringert, sondern auch die Vitamin- und Mineralstoffversorgung. Als Faustregel kann festgehalten werden, daß es bei einer Gesamtenergiezufuhr von weniger als 1300-1500 kcal. pro Tag unmöglich ist, alle Vitamine und Mineralstoffe in ausreichender Menge zuzuführen, egal wie vollwertig und ausgewogen die Kost auch sein mag. Deshalb sollte diese kritische Marke bei einer kalorienreduzierten Ernährung nie oder nur für kurze Zeit unterschritten werden. Doch auch bei einer Kalorienzufuhr im Bereich von 1500-2000 kcal. täglich muß man bereits gutes Fachwissen besitzen, um Vitamine in ausreichender Menge zuzuführen. Wer hier nicht gezielt Rohkost (frisches Gemüse und Obst) und Vollkornprodukte sowie mageres Fleisch und Milchprodukte zuführt, hat wenig Chancen, seinen Vitaminbedarf in allen Bereichen abzudecken.

Deshalb ist in solchen Situationen die Einnahme eines qualitativ hochwertigen Multivitaminpräparates letztlich die einzig praktikable Lösung. Gerade die B-Vitamine und Vitamin C spielen eine wichtige Rolle im Fettstoffwechsel, so daß die Zufuhr dieser Substanzen Priorität hat. Die Nahrungsergänzung in Höhe der empfohlenen Tagesdosis bzw. auch leicht darüber sichert eine Versorgung in dieser Phase am besten ab.

### *5.2.4 Empfehlungen für die Nahrungsergänzung mit Vitaminen*

Ein gutes Multivitaminpräparat sollte so beschaffen sein, daß die wasserlöslichen Vitamine (B-Komplex mit Folsäure, Biotin und Pantothensäure, sowie Vitamin C) täglich zu den Mahlzeiten eingenommen werden; die fettlöslichen können in Höhe der Tagesdosis ebenfalls täglich zusammen mit den wasserlöslichen zugeführt werden. Theoretisch würde jedoch bei der zweiten Gruppe auch eine erhöhte Zufuhr alle paar Tage in Frage kommen, da fettlösliche Vitamine im Körper über mehrere Wochen bzw. Monate gespeichert werden können.

In Deutschland sind in den letzten Jahren zunehmend mehr Multivitaminpräparate auch mit Zusatz von Mineralstoffen und Spurenelementen erhältlich. Wegen des strengen deutschen Rechts, bei dem schon moderate Dosierungen einiger Nährstoffe die Einstufung als Arzneimittel auslösen, (siehe zur Dimension des Problems in [26]) schneiden diese im Vergleich mit ausländischen Produkten in der Regel aber nicht gut ab. Im europäischen Ausland und in den USA können sehr viel bessere Präparate erworben werden, die mehr Substanzen, vernünftige Dosierungen und oft auch bessere Zusammenstellungen liefern. Solche Kombipräparate enthalten nicht selten 40 und mehr verschiedene Stoffe und bieten das wohl beste Preis-Leistungsverhältnis. Präparate mit zeitverzögerter Freigabe (Retardpräparate) bzw. sorgfältig abgestimmten Kombinationen, in denen Vitamin E und Calcium die Resorption von Eisen nicht behindern, sowie ein balanciertes Verhältnis von Zink zu Kupfer, Magnesium zu Calcium und Magnesium zu Kalium vorliegt, sind am oberen Ende der Bewertungsskala einzuordnen.

Vereinzelt sind gute Vitamin-/Mineralstoffprodukte in Bodyshops oder Health Food Shops im Ausland zu erhalten, oder können über deutsche Apotheken im Ausland bestellt werden. Es spielt keine Rolle, ob die Entscheidung für eine ausgewogene Zufuhr einzelner Vitamine fällt, oder für ein Multivitamin- bzw. ein Kombiprodukt mit anderen Substanzen. Doch sollte bei der Einnahme darauf geachtet werden, die Absorption von anderen Stoffen wie Mineralien und Spurenelementen nicht zu behindern. Wer Medikamente verschrieben bekommt, sollte unbedingt seinen Arzt über die Verwendung von Nahrungsergänzungen informieren; der muß dann prüfen, ob eventuell die Wirkung der Medikamente davon betroffen ist. (Ausführliche Informationen über Vitamine, Mineralien und Spurenelemente in: Klaus Arndt (Hg): „Handbuch Nahrungsergänzungen", erschienen im Novagenics Verlag 1999).

Im Hinblick auf einen optimierten Proteinstoffwechsel sind folgende Punkte ebenfalls von Bedeutung: Statt allein Vitamin A sollte weitgehend dessen Vorstufe beta-Carotin enthalten sein, da von diesem Provitamin nur so viel in Vitamin A umgewandelt wird, wie der Organismus benötigt. Dabei sollte nach Möglichkeit dem natürlichen beta-Carotin der Vorzug gegeben werden; moderne Produkte enthalten natürliche Carotinoide aus Algen.

Vitamin B6 sollte in Dosierungen von mindestens 5-10 mg enthalten sein. Früchte und Gemüse sind heute z.T. erheblich mit Pestiziden belastet. Der Verzehr solcher Nahrungsmittel erhöht den Bedarf an Vitamin B6. Außerdem ist der Bedarf an diesem Vitamin bei gesteigerter Eiweißzufuhr erhöht (Tagesbedarf: ca. 0,02 mg pro g aufgenommenem Eiweiß). Tagesmengen von über 100 mg Vitamin B6 sollten aber vermieden werden. Vitamin B3 (Niacin, Niacinamid) spielt im Stoffwechsel einiger Aminosäuren eine bedeutende Rolle. 30-60 mg pro Tag, verteilt auf mehrere Gaben sollten genügen, um Mängeln bei großen Belastungen und hoher Eiweißzufuhr vorzubeugen.

Folsäure sollte in einer Dosis von mindestens 400 mcg (= 0,4 mg) enthalten sein, was dem neu empfohlenen Tagesbedarf entspricht. Dieses Vitamin spielt eine wichtige Rolle beim Abbau des Homocysteins im Blut, ein Stoffwechselprodukt der Aminosäure Methionin, das als eigenständiger Risikofaktor für vorzeitige Arterienverkalkung gilt. Die neuen Referenzwerte der DGE legen nahe, daß ein Großteil der Bevölkerung mit Folsäure unterversorgt ist und deshalb einen erhöhten Homocysteinspiegel im Blut aufweist. So wird die durchschnittliche Zufuhr nur auf 200 mcg Folsäure, also die Hälfte des empfohlenen Bedarfs, geschätzt. Abbildung 4 gibt einen Einblick in die Dimension des Problems.

## Abb. 4 Homocystein: Risikogruppen und Behandlung

Die Abbildung 4a zeigt den Altersgang der Homocysteinspiegel (Hcy) in der Normalbevölkerung (Daten nach NHANES III, Framingham, n=2144). Als kritische Grenze gelten Hcy-Spiegel größer als 10µmol (Millionstel Moleküle) pro Liter. Männer überschreiten im Durchschnitt mit 50 Jahren die Risikogrenze, Frauen dagegen erst mit 75 Jahren. Nach Berechnungen von Prof. Motulsky gehen in den USA 9,7 % der Todesfälle durch Herzerkrankungen auf überhöhte Hcy-Spiegel zurück.

Abbildung 4b zeigt die Senkung der Homocystein-Plasmaspiegel bei Patienten mit Hyperhomocysteinämie. Folsäure allein vermag den Hcy-Spiegel deutlich zu senken. Noch besser wirkt eine Kombination aus Folsäure, Vitamin B12 und B6. Die in nebenstehender Grafik verwendeten Daten stammen aus Untersuchungen von J.P. Ubbing aus Pretoria, Südafrika: 80 Personen wurden über sechs Wochen mit den genannten Vitaminen behandelt. Die Dosierungen lagen bei 0,65 mg Folsäure, 10 mg Vitamin B6 und 0,4 mg Vitamin B12.

Nach Prof. Ubbink ist die alleinige Gabe von Folsäure nicht anzuraten, da bei Patienten mit einem Mangel an Vitamin B12 die Folsäure wirkungslos bleibt. Von Vitamin B6 profitieren jene Patienten, bei denen der Abbauweg von Hcy zu Cystein gestört ist (erkennbar durch Verdoppelung der Hcy-Spiegel nach Gabe von Methionin).

**Abb. 4a Lebensalter und Serum-Homocysteinspiegel**

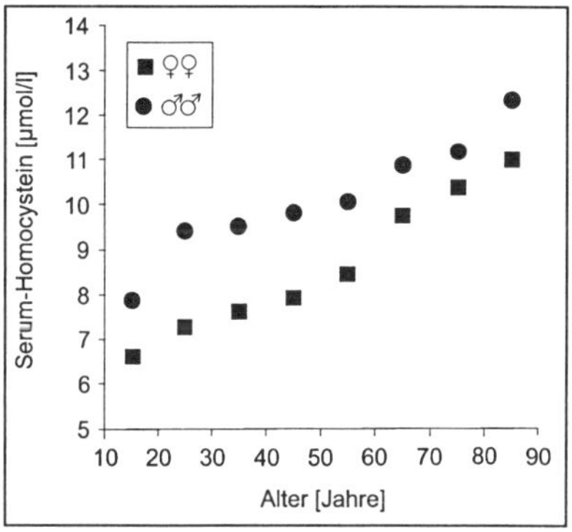


**Abb. 4b Vitamine zur Behandlung erhöhter Homocysteinspiegel**

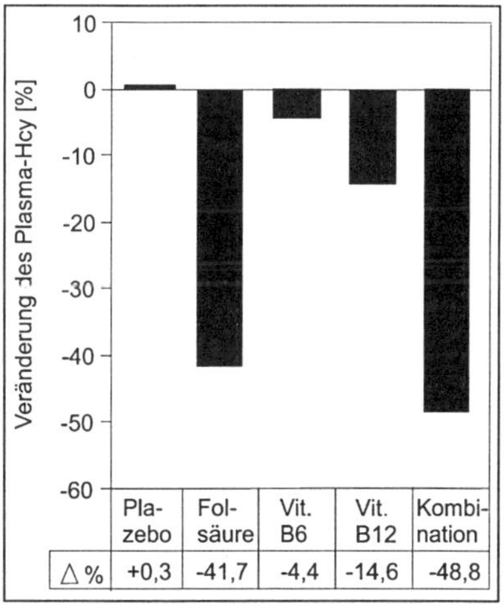


| | Plazebo | Folsäure | Vit. B6 | Vit. B12 | Kombination |
|---|---|---|---|---|---|
| Δ % | +0,3 | -41,7 | -4,4 | -14,6 | -48,8 |

Zahlen, Grafiken und Namen entnommen: Risikofaktor Hyperhomocysteinämie. Fortschr. Med. (1995) 25: Kongreßreport 37/1

### 5.2.5 *Antioxidantien*

Neue Forschungsergebnisse belegen eindeutig, daß bestimmte Vitamine, Mineralstoffe und Spurenelemente vor verschiedenen Erkrankungen schützen können, wenn sie in ausreichender Menge im Körper vorhanden sind. Gemeint sind die sog. Antioxidantien, die das Immunsystem kräftigen und die einzelnen Zellen vor den schädlichen, sog. freien Radikalen schützen. Dabei handelt es sich um hochreaktive Sauerstoffverbindungen, die im Körper ständig entstehen. Freie Radikale treten als Folge falscher Lebens- und Ernährungsgewohnheiten vermehrt auf; unter Stress aller Art, sowie durch Sport, Rauchen, Umweltgifte usw. Auf lange Sicht beeinflusst ein Übermaß an freien Radikalen den Gesundheitsstatus negativ. Nach Meinung vieler Experten spielen sie eine Mitverursacherrolle bei der Auslösung krankhafter Prozesse.

Der Wissenschaftler spricht in diesem Zusammenhang von „free radical diseases". Hierbei handelt es sich um Krankheiten, die mit einem Ungleichgewicht zwischen oxidativen und antioxidativen Vorgängen im Körper in Verbindung gebracht werden. Dazu zählen immunologische Erkrankungen, Zivilisationskrankheiten und degenerative Erkrankungen, die zunehmend erst im Alter auftreten, wie Arteriosklerose, chronische Entzündungen, Erkrankungen des zentralen Nervensystems (Morbus Parkinson, Alzheimer usw.), Katarakt (grauer Star), rheumatische Erkrankungen, Diabetes und Krebs.

Die Mechanismen, die zur Schädigung von Körperzellen durch freie Radikale führen, sind noch nicht vollständig wissenschaftlich dokumentiert, weil Radikale äußert kurzlebig sind und mit den bekannten Meßmethoden meist nur indirekt erfasst werden können. Sicher ist jedoch, daß freie Radikale Zellen schädigen können, indem sie entweder Zellmembranen, Proteine oder aber die Erbsubstanz angreifen. Der auslösende Faktor für ein erhöhtes Auftreten freier Radikaler ist sog. oxidativer Stress, der auf den Körper einwirkt. Dazu kommt es bei erhöhtem Sauerstoffumsatz unter verstärkter körperlicher Anstrengung (Leistungssport) und bei sog. oxidativen Noxen, wie Auto- und Industrieabgasen, Ozon, Smog, Rauchen, Alkoholgenuss sowie vermehrter UV-Strahlung, etwa im Urlaub und in Solarien.

In diesem Zusammenhang muß darauf hingewiesen werden, daß auch Krankheitserreger wie Bakterien und Viren ihre schädliche Wirkung im Körper teilweise über oxidative Prozesse entfalten, während das Immunsystem mit Hilfe von freien Radikalen diese Eindringlinge bekämpft. Daher sind freie Radikale nicht automatisch negativ zu sehen, sondern auch ein wichtiger Schutzmechanismus des Körpers. Schlecht ist lediglich ein Übermaß an diesen freien Radikalen. Kommt es zu einer verstärkten Bildung dieser hochreaktiven Sauerstoffverbindungen, so ist es denkbar, daß die körpereigenen antioxidativen Mechanismen, die zwar hochgeregelt werden können, mehr und mehr ins Hintertreffen geraten, was sich dann gerade im Bereich des Immunsystems negativ bemerkbar macht. Eine ausreichende Versorgung mit Antioxidantien unterstützt das Immunsystem also, wenn es durch zu viel oxidativen Stress „angeschlagen" ist. Wenn ein Erreger nicht abgewehrt werden konnte und sich die Krankheit entwickelt, so kann durch die Zufuhr von Antioxidantien wieder ein Gleichgewicht zwischen freien Radikalen und Radikalfängern geschaffen werden, was in der Regel nicht nur das Immunsystem unterstützt, sondern auch die Wirkung von Medikamenten, denn oft arbeiten Antioxidantien und Medikamente „Hand in Hand", um den Eindringling zu vernichten.

Allerdings entfalten auch manche Medikamente im Körper starke, oxidative Wirkungen; bekannte Vertreter dieser Gruppe sind viele Chemotherapeutika, die bei Krebserkrankungen zum Einsatz kommen, sowie anti-virale Mittel, die in der Therapie von HIV und AIDS verwendet werden. Die Nebenwirkungen dieser Präparate können durch die Verabreichung von Antioxidantien gemindert oder vermieden werden; bestimmte Aminosäuren können in diesem Zusammenhang ebenfalls unterstützend eingreifen (siehe hierzu 7.8: Cystein/NAC, 7.19: Glutamin und 7.22: Carnitin).

Die bekanntesten Antioxidantien sind die Vitamine C und E, das Provitamin beta-Carotin und das Spurenelement Selen. Sie sind am besten erforscht, zahlreiche Studien belegen ihre Wirksamkeit als Schutzfaktoren vor freien Radikalen. Doch auch andere Mikronährstoffe wie das Lycopin der Tomate, alpha-Liponsäure (in Fleisch enthalten) und verschiedene sekundäre Pflanzenstoffe wie Catechine (vorwiegend in grünem Tee), sowie Flavonoide und Polyphenole (enthalten in verschiedenen Obst- und Gemüsesorten) werden als potente Radikalfänger angesehen. Namhafte Mediziner und Ernährungswissenschaftler plädieren inzwischen dafür, die präventive Wirkung der Antioxidantien beim Festlegen von Zufuhrempfehlungen stärker zu berücksichtigen. Sie sind der Meinung, daß die Empfehlungen der DGE heutzutage der neuen Rolle der Vitalstoffe als Gesundheitsgarant nicht mehr gerecht werden. Für eine optimale Versorgung sollten nach Meinung vieler Experten die Vorgaben drei bis fünfmal höher angesetzt werden, als zur Zeit üblich. Tabelle 35 listet die sich daraus ergebenden Tagesdosierungen, die auch für Menschen in Stress-Situationen, also Sportler, Kranke und Diätbewußte sinnvoll erscheinen.

Die Zufuhrempfehlungen in Tabelle 35 sind mit einer „ausgewogenen" Ernährung nur schwer zu bewerkstelligen, womit sich wiederum die Frage nach der Notwendigkeit einer Nahrungsergänzung stellt. Allerdings wird die Einnahme synthetisch hergestellter Antioxidantien zur Gesundheitsvorsorge von ernstzunehmenden Wissenschaftlern mittlerweile sehr kritisch gesehen. Abgeleitet wurden solche Zufuhrempfehlungen nämlich aus Studien, die feststellten, daß Personen, die diese Antioxidantien mit der natürlichen Nahrung vermehrt zuführten, auch weniger Krebs- und Herz-Kreislauferkrankungen bekamen. Doch die darauf folgenden, großangelegten Untersuchungen hinsichtlich einer Antioxidantienzufuhr über Nahrungsergänzungen zeigten enttäuschende, teilweise sogar alarmierende Ergebnisse. So kam es bei Rauchern zu einer erhöhten Rate an Lungenkrebserkrankungen, wenn synthetisch hergestelltes beta-Carotin in einer Dosis von 15 mg täglich zugeführt wurde, so daß mittlerweile von einem solchen Vorgehen abgeraten wird [23]. Auch aktuelle Übersichtsarbeiten bezüglich der Antioxidantienzufuhr durch Nahrungsergänzungen und Gesundheit äußern sich sehr kritisch [25], bzw. lehnen eine solche ab [24]. Es scheint so, als ob im Körper ein empfindliches Gleichgewicht zwischen freien Radikalen und Antioxidantien herrschen würde, das durch die Zufuhr synthetischer Präparate empfindlich aus dem Gleichgewicht gebracht wird.

So steht auch hier der Verbraucher zwischen den Fronten der „Vitaminpäpste" einerseits, die eine Nahrungsergänzung als zwingend notwendig

**Tab. 35 Erforderliche Antioxidantien-Mengen bei oxidativem Stress**

| Substanz | erford. Menge | Vorkommen |
|---|---|---|
| Vitamin C | 300-500 mg | Früchte und Rohkostgemüse |
| Beta-Carotin | 5-10 mg | Rohkost-Gemüse |
| Vitamin E | 200-400 mg | hochwertige Öle, Nüsse, Rohkostgemüse |
| Selen | 100 mcg | Nüsse, Rohkostgemüse |
| Alpha-Liponsäure | 50-150 mg | Fleisch |
| Lycopin | 3-6 mg | Tomaten |
| Flavonoide, Polyphenole | Bedarf unklar | Früchte und Rohkost-Gemüse |
| Catechine | 400-800 mg | Grüntee-Extrakt, oder 4-6 Tassen täglich |

ansehen und den nüchternen Wissenschaftlern, die hier keine Notwendigkeit sehen und auf eine Ernährung mit hohem Anteil an Obst und Gemüse verweisen. Letztlich bleibt wiederum nur der Mittelweg, wie er sich auch bei der Zufuhr von Vitaminen empfiehlt: So viel wie möglich mit der natürlichen Nahrung zuführen durch Obst und Gemüse, dabei viel Rohkost und erst bei erhöhtem oxidativem Stress der Einsatz eines Antioxidantienpräparats, bei dem allerdings der Anteil von beta-Carotin auf unter 15 mg begrenzt sein sollte.

### *5.2.6 Mineralstoffe und Spurenelemente*

Beim Sportler finden sich vor allem Defizite bei Magnesium, Kalium, Eisen, Zink und Jod. Genau diese Stoffe bilden auch die Schwachpunkte in der Krankenernährung; besonders einer Ernährung unter stationären Bedingungen. Dem Zink kommt eine große Bedeutung zu, denn beim Kranken unterstützt es durch seinen fördernden Einfluß auf den Testosteronstoffwechsel und das Immunsystem die Wundheilung bzw. den Heilungsprozeß. Auch in der Diät sind diese Aspekte von Bedeutung, ebenso, wie die ausreichende Zufuhr von Jod zur Optimierung der stoffwechselanregenden und fettverbrennenden Schilddrüsenhormone. Ausgehend vom Bedarf des Sportlers können folgende Empfehlungen zur Nahrungsergänzung gegeben werden:

Magnesiummangel kann Krämpfe verursachen. Eine Kost mit reichlich Obst, Gemüse und Vollkornprodukten liefert meist genügende Mengen, um den beim Sportler bis auf 600 mg täglich erhöhten Bedarf zu decken. Ansonsten ist die Nahrungsergänzung mit Magnesium generell zu empfehlen. Dabei sollten Magnesiumhydrogenaspartat, Magnesiumorotat, Magnesiumgluconat und Magnesiumcitrat bevorzugt werden. Magnesiumoxid und -sulfat werden weniger gut vom Körper aufgenommen. Ein Magnesiumpräparat sollte nicht zeitgleich mit hochdosierten Calcium-Supplementen eingenommen werden, da beide Mineralien sich bei der Resorption behindern können. Auch das Verhältnis der beiden zueinander ist wichtig. Es sollte höchstens 2:1 betragen (1000 mg Calcium für 500 mg Magnesium). Viele Menschen nehmen durch phosphatreiche Lebensmittel (z.B. Wurst) zuviel Phosphor auf. Ein Überangebot von Phosphor aber erhöht den Bedarf an Calcium und Magnesium. Optimal wäre die Einnahme eines Magnesiumpräparates in Verbindung mit einer proteinhaltigen Mahlzeit, da Protein die Resorption einer größeren Menge an Magnesium verbessert.

Kaliummangel kann ebenfalls Krämpfe verursachen, insbesondere unter Belastung. Darüber hinaus kann ein Kaliummangelzustand die Neigung zu Herzrhythmusstörungen verstärken (sogenannte Extrasystolen, also „Extraschläge“) und im ausgeprägten Fall zu Muskelschwäche führen. Eine kaliumreiche Kost besteht aus Obst, Vollkornprodukten und Kartoffeln. Der Bedarf des Sportlers kann bis auf 4 g Kalium täglich erhöht sein, da dieser Mineralstoff auch die Glykogenspeicherung in der Muskulatur unterstützt.

Das Spurenelement Zink hat wesentliche Bedeutung für das Immunsystem, für die Haut und für die ordnungsgemäße Testosteronproduktion beim Mann. Der tägliche Bedarf des Sportlers dürfte bei 20-50 mg liegen und wird durch eine abwechslungsreiche Kost mit Vollkornprodukten und

Fleisch meist gedeckt. Erste Defizite können sich in einer leichten Trainingsunlust und einer erhöhten Infektanfälligkeit zeigen. Auch das Bindegewebe ist auf eine ausreichende Zinkzufuhr angewiesen. Die bei Kraftsportlern oft beobachteten „Dehnungs-" oder „Schwangerschaftsstreifen" (Striae Distensae) lassen sich z.B. auf einen Mangel an Zink zurückführen. Bereits vorhandene Dehnungsstreifen müssen hingenommen, die Bildung von neuen kann jedoch durch die vermehrte Zufuhr von Zink verhindert werden.

In der Genesung ist Zink für die Abwehrkräfte und die Wundheilung besonders wichtig. Die Hauptlieferanten Vollkornprodukte und Fleisch werden oft nicht in genügender Menge zugeführt, insbesondere bei stationärem Aufenthalt, so daß die Nahrungsergänzung mit Zink in der Klinik fast schon als essentiell zu bezeichnen ist. Die Zufuhr sollte unabhängig von den Mahlzeiten erfolgen und 20 mg täglich nicht überschreiten. Bei höherer Zufuhr kann es zu einer Schwächung des Immunsystems sowie zu einem Abfall des „guten" HDL-Cholesterins kommen. Bei Supplementierung von mehr als 5 mg Zink sollte auch Kupfer zugeführt werden; wobei die Kupfermenge 10 % der Zinkmenge betragen sollte (also 2 mg Kupfer bei 20 mg Zink). Gut resorbierbare Zinkverbindungen sind Zinkorotat, Zinkmonomethionin, Zinkhydrogenaspartat, Zinkgluconat und Zinkcitrat.

Eisen ist wichtig für die Produktion von roten Blutkörperchen und damit für den Sauerstofftransport im Blut. Gerade Frauen zeigen hier, bedingt durch die Menstruation oft Defizite; besonders betroffen sind Sportlerinnen in den Ausdauerdisziplinen. Die Wahrscheinlichkeit für einen Mangel erhöht sich drastisch, wenn kein oder nur wenig Fleisch verzehrt wird, da das Eisen aus Fleisch am besten resorbiert wird. Auch operative Eingriffe oder Verletzungen, bei denen es zu größeren Blutverlusten gekommen ist, führen zu einem erhöhten Eisenbedarf zur Neubildung der roten Blutkörperchen. Eine Nahrungsergänzung mit Eisenpräparaten sollte aber nur unter ärztlicher Aufsicht erfolgen, da ein Übermaß an diesem Spurenelement im Blut die Bildung von freien Radikalen fördern kann. Deshalb sollte stets versucht werden, Eisen durch den Konsum von 300-600 g Fleisch oder Fisch wöchentlich zuzuführen, da auf diesem Wege eine Überdosierung ausgeschlossen ist. Das Eisen aus Vollkorn-, Sojaprodukten und Gemüse wird dagegen nur schlecht resorbiert. In beiden Fällen kann die Aufnahme im Körper durch die gleichzeitige Zufuhr von Vitamin C gefördert werden, etwa wenn gleichzeitig Zitrusfrüchte oder Orangensaft verzehrt werden; der gleichzeitige Verzehr von Tee oder Kaffee hemmt dagegen die Resorption von Eisen.

Jod ist wichtig für eine ordnungsgemäße Produktion von Schilddrüsenhormonen, die den Stoffwechsel regulieren. So kann es bei einem Mangel zu einer leichten Schilddrüsenunterfunktion kommen, was den Grundumsatz erniedrigt und den Abbau von Körperfett erschwert. Durch den regelmäßigen Verzehr von Fisch (3 mal pro Woche) und die Verwendung von Jodsalz kann diesem vorgebeugt werden. Eine Nahrungsergänzung im Bereich von 150-200 mcg täglich (entsprechend dem empfohlenen Tagesbedarf) kann erfolgen, wenn diese Bedingungen nicht gegeben sind.

*


1. Dorgan JF, Judd JT, Longcope C, Brown C, Schatzkin A, Clevidence BA, Campbell WS, Nair PP, Franz C, Kahle L, Taylor PR. Effects of dietary fat and fiber on plasma and urine androgens and estrogens in men: a controlled feeding study. Am J Clin Nutr (1996) 64: 850-5.
2. Erasmus U. Fats that heal, fats that kill. Alive books, Burnaby, BC, Canada, 1993.
3. Hamalainen E, Adlercreutz H, Puska P, Pietinen P. Diet and serum sex hormones in healthy men. J Steroid Biochem (1984) 20: 459-64.
4. Volek JS, Kraemer WJ, Bush JA, Incledon T, Boetes M. Testosterone and cortisol in relationship to dietary nutrients and resistance exercise. J Appl Physiol (1997) 82: 49-54.
5. Lowery L et al. Human Nutrition Laboratory (HNL) der Kent State University, vorgestellt auf dem Ohio Academy of Sciences Annual Meeting im März 2001.
6. Brouns F. Die Ernährungsbedürfnisse von Sportlern. Springer Verlag, Berlin, 1993.
7. Evans WJ. Vitamin E, vitamin C, and exercise. Am J Clin Nutr (2000) 72(2 Suppl): 647S-52S.
8. Jakeman P, Maxwell S. Effect of antioxidant vitamin supplementation on muscle function after eccentric exercise. Eur J Appl Physiol (1993) 67: 426-430.
9. Kaminski M, Boal R. An effect of ascorbic acid on delayed-onset muscle soreness. Pain (1992) 50: 317-321.
10. McBride JM, Kraemer WJ, Triplett-McBride T, et al. Effect of resistance exercise on free radical production. Med Sci Sports Exerc (1998) 30: 67-72.

11. Rokitzki L, Logemann E, Huber G, et al. Alpha-Tocopherol supplementation in racing cyclists during extreme endurance training. Int J Sport Nutr (1994) 4: 253-264.

12. Meydani M et al. Protective effect of vitamin E on exercise-induced oxidative damage in young and older adults. Am J Physiol (1993) 264 (5 pt 2): R992-998.

13. Tiidus PM, Houston ME. Vitamin E status and response to exercise training. Sports Med (1995) 20: 12-23.

14. Johnston CS, Swan PD, Corte C. Substrate utilization and work efficiency during submaximal exercise in vitamin C depleted-repleted adults. Int J Vitam Nutr Res (1999) 69: 41-44.

15. Gerster H. The role of vitamin C in athletic performance. J Am Coll Nutr (1989) 8: 636-643.

16. Keith R, Alt L. Riboflavin status of female athletes consuming normal diets. Nutr Res (1991) 11(7): 727-734.

17. Van der Beek EJ, van Dokkum W, Wedel M et al. Thiamin, riboflavin and vitamin B6: impact of restricted intake on physical performance in man. J Am Coll Nutr (1994) 13: 629-640.

18. Van der Beek EJ. Vitamin supplementation and physical exercise performance. J Sports Sci (1991) 9: 77-90.

19. Winters LR, Yoon JS, Kalkwarf HJ et al. Riboflavin requirements and exercise adaptation in older women. Am J Clin Nutr (1992) 56: 526-532.

20. Trembly A et al. The effects of riboflavin supplementation on the nutritional status and performance of elite swimmers. Nutr Res (1984) 4: 201.

21. Murray R, Bartoli WP, Eddy DE et al. Physiological and performance responses to nicotinic-acid ingestion during exercise. Med Sci Sports Exerc (1995) 27: 1057-1062.

22. Manore MM. Vitamin B6 and exercise. Int J Sport Nutr (1994) 4: 89-103.

23. Omenn GS. Chemoprevention of lung cancer: the rise and demise of beta-carotene. Annu Rev Public Health (1998) 19: 73-99.

24. Sandstrom B, Astrup AV, Dyerberg J, Holmer G, Poulsen HE, Stender S, Kondrup J, Gudmand-Hoyer E. The effect on health of dietary antioxidants and antioxidant supplements. Ugeskr Laeger (1994) 156(51): 7675-7679.

25. McDermott JH. Antioxidant nutrients: current dietary recommendations and research update. J Am Pharm Assoc (Wash) (2000) 40(6): 785-799.

26. Reuss, F. Nahrungsergänzungen – Nutzen für den Verbraucher und Chancen für den Handel. Biopress (1999) 20: 10-15

27. Reuss, F. Überarbeitung der Nährstoffzufuhrempfehlungen durch die Deutsche Gesellschaft für Ernährung. Ergebnisse des DGE-Kongresses am 13. März 2000. Biopress (2000) 23: 26-30

KAPITEL 6

# SPEZIFISCHE WIRKUNGEN VON AMINOSÄUREKOMBINATIONEN

## 6.1 Aminosäuren für das Immunsystem

Für die Stimulation des Immunsystems durch Nahrungsergänzungen hat sich in der klinischen Medizin der Begriff „Immunonutrition" durchgesetzt. Dabei kommen auch bestimmte Aminosäuren einzeln oder in Kombination mit anderen zur Anwendung.

Arginin hat sich als sicheres und wirksames Mittel zur Funktionssteigerung des Immunsystems bewährt. Als Vorläufer für die Synthese des Antioxidants Stickoxid (NO) führt es zu einer verbesserten Immunantwort, hat gefäßerweiternde Effekte und verbessert die Fließeigenschaften des Blutes. Die Gabe von Arginin führte bei 17 g pro Tag zu einer verbesserten Wundheilung durch Steigerung der Proteinsynthese [1] und einem geringeren Gewichtsverlust nach Operationen. Selbst bei Personen, deren Immunsystem normal funktioniert, konnte nach nur dreitägiger Gabe von Arginin eine um 200 % erhöhte Zellteilungsrate der Lymphozyten nachgewiesen werden [2].

Carnitin übt neben vielen anderen positiven Wirkungen auch ausgeprägte immunstimulierende Eigenschaften aus; seine Anwendung hat sich bei HIV/AIDS, akuter Blutvergiftung und Chronischem Müdigkeits-Syndrom als hilfreich erwiesen [3].

Cystein ist ein wesentlicher Bestandteil des Glutathions, einer der stärksten antioxidativen Substanzen im Körper (Glutathion besteht aus den Ami-

**Abb. 5 Molekülstruktur Glutathion**

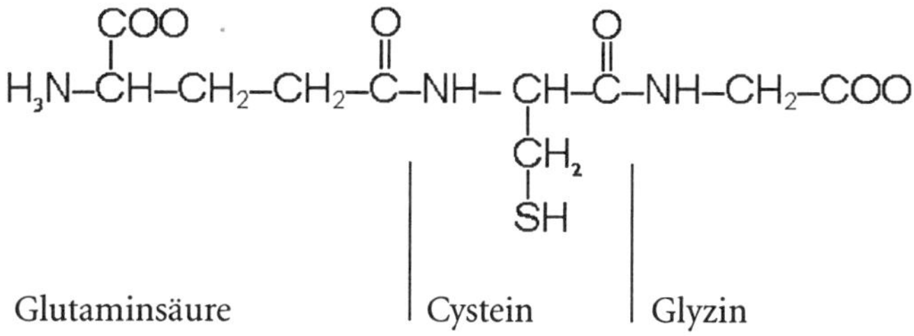


nosäuren Cystein, Glyzin und Glutaminsäure). Darüber hinaus ist Cystein für eine ordnungsgemäße Funktion der Zellen des Immunsystems von Bedeutung [4]. Diese Eigenschaften des Cysteins treten besonders deutlich bei immungeschwächten Patienten zutage, wie am Beispiel von HIV-Patienten nachgewiesen [6,7]. Ähnlich wie Glutamin kräftigt es die Magen- und Darmwände [5] und schützt so vor den schädigenden Effekten bestimmter Medikamente. Cystein wird im Allgemeinen nicht in Reinform, sondern als N-Acetyl-Cystein (NAC) verabreicht.

Glutamin dient als Nährstoff für die Zellen des Immunsystems und der Darmschleimhaut. Der Bedarf bei Streß und Traumen (Verletzungen) ist stark erhöht; bei Gabe von Glutamin wird durch Stabilisierung der Darmwandfunktion ein Übertreten von Keimen aus dem Darm in die Bauchhöhle unterbunden (engl. Leaky Gut Syndrome, kann bei kataboler Stoffwechsellage nach großen Operationen und Traumen auftreten). Überdies wurde bei Einbeziehung von Glutamin in die parentale Ernährung (Ernährung über Infusion oder Magensonde) eine deutliche Verringerung der Sterblichkeitsrate bei Risikopatienten festgestellt [8], ebenso wie eine deutliche Senkung der Stickstoffverluste [9].

Ornithin hat den gleichen stimulierenden Effekt auf die Thymusdrüse wie Arginin, kann es aber als Wachstumsstimulans nicht ersetzen [10]. In Form von Ornithin-alpha-Ketoglutarat (Ornitinoxoglutarat) führt es zu deutlich beschleunigter Wundheilung sowie verkürztem Krankenhausaufenthalt [11,12] und reduziert sowohl die Betreuungszeit durch Klinikpersonal, als auch die zur Behandlung notwendige Medikamenten-Menge bei alten Patienten [13].

Citrullin entsteht im Körper bei der Synthese von Stickoxid (NO) aus Arginin und als Stoffwechselprodukt im Harnstoffzyklus. Citrullin als Nahrungsergänzung wird in der Leber zu Arginin umgebaut und kann einen Arginin-Mangel ausgleichen; über die Verbindung von zwei Argininmolekülen zu Ornithin kann es auch als Grundstoff für die Synthese dieser Aminosäure dienen. Entsprechend kann Citrullin das Arginin als Wachstumsstimulans für die Lymphozyten ersetzen. Citrullin wird vorwiegend zur Behandlung von Lebererkrankungen eingesetzt, etwa bei Zirrhosen, Hepatitis und Störungen des Harnsäurestoffwechsels mit hohen Ammoniakspiegeln (siehe zu den aufgeführten Aminosäuren auch in Kapitel 7).

Die Wirksamkeit der Immunonutrition bei stationär behandelten Patienten ist mittlerweile belegt. In einer von Braga et al. durchgeführten Studie mit 206 Krebskranken (die Darm-, Magen- und Bauchspeicheldrüsen-Tumoren aufwiesen) erhielt die Versuchsgruppe sieben Tage vor Operationsbeginn ein Getränk mit Arginin, RNA (Ribonukleinsäure als Baustein für eine gesteigerte Proteinsynthese) und Omega-3 Fettsäuren. Die Kontrollgruppe erhielt das gleiche Getränk, doch ohne diese Zusatzstoffe. Nach der Operation wurden beide Gruppen mit den gleichen Formeln weiterernährt. Die Zufuhr der immunstimulierenden Nährstoffe reduzierte das Infektionsrisiko nach der Operation und die Dauer des Krankenhausaufenthalts [14]. In einer später durchgeführten Untersuchung wurden die finanziellen Ersparnisse durch die Anwendung der Immunonutrition im vorgenannten Fall bestimmt; es ergab sich ein Kostenvorteil von 2.386,- Euro für jeden Patienten, bei dem keine Komplikationen aufgetreten waren [15].

Die Meta-Analyse von 12 Studien (mit insgesamt 1482 Patienten), durchgeführt von Beale et al., ergab ebenfalls deutliche Vorteile der Immunonutrition [16]. Dabei kamen die Produkte Impact® (Novartis) und Immun-Aid® (McGraw) zur Anwendung; beide Produkte enthalten Arginin, Omega-3 Fettsäuren und Nukleotide (Bausteine der Nukleinsäuren, z.B. RNA oder

DNA); Immun-Aid® enthält zusätzlich Glutamin. Obgleich kein Unterschied zwischen Versuchs- und Kontrollgruppen bezüglich der Sterblichkeitsrate festgestellt werden konnte, war das Infektionsrisiko bei Anwendung der immunstimulierenden Nährstoffe deutlich (um 40 %) erniedrigt und der Krankenhausaufenthalt fiel im Durchschnitt 2,9 Tage kürzer aus. Die Kosten für die Immunonutrition eingerechnet, ergab sich durch die kürzere Verweildauer und ausgebliebene Aufwendungen für Komplikationen ein Kostenvorteil von 30 % gegenüber einer herkömmlichen Behandlung [17].

Natürlich kamen sowohl bei Braga, als auch bei der Meta-Analyse von Beale neben den Aminosäuren Arginin und Glutamin auch andere Nährstoffe, wie Omega-3 Fettsäuren und Nukleotide, zum Einsatz. Trotzdem geben beide Untersuchungen einen guten Anhalt dafür, welche Kosteneinsparungen bei gleichzeitig verbesserter Behandlungsqualität (schnellere Genesung mit weniger Komplikationen) durch die routinemäßige Anwendung zumindest dieser beiden Aminosäuren möglich sind. Gleichzeitig stellt sich die Frage, warum bei weniger schweren Erkrankungen bzw. weniger aufwendigen Operationen (Knochenbrüchen, Hüftoperationen etc.) nicht grundsätzlich Aminosäuren wie Arginin, Ornithin und Glutamin verabreicht werden, um die Genesung zu beschleunigen und Kostenvorteile zu erwirtschaften. Dabei müßten bei herkömmlicher, oraler Nahrungsergänzung nicht einmal teure pharmazeutische Produkte zum Einsatz kommen; preisgünstige Sportnahrungsmittel in Form von Aminosäurepräparaten würden den gleichen Zweck erfüllen.

## 6.2 Verzweigtkettige Aminosäuren in Sport, Krankheit und Diät

Die verzweigtkettigen Aminosäuren Isoleuzin, Leuzin und Valin (BCAAs) üben eine besondere Funktion im Proteinstoffwechsel aus. Sie werden überwiegend für den Aufbau neuer Gewebe verwendet, weniger aber für die Synthese von biologisch aktiven Molekülen, etwa für Hormone [18]. Dementsprechend sind Aminosäuremischungen ohne BCAAs weniger effektiv für eine verstärkte Proteinsynthese in Muskulatur und Leber [19].

### *6.2.1 BCAAs als Energielieferanten im Kraft- und Ausdauersport*

Verzweigtkettige Aminosäuren bieten dem Athleten entscheidende Vorteile: Sie sind extrem wichtig für die Regeneration und Erhaltung von Muskelgewebe; 35 % der kontraktilen Proteine in der Muskulatur bestehen aus ihnen. Sie haben eine aufbauende Wirkung; u.a. durch eine Stimulation der Insulinsekretion und sie beeinflussen den Energiehaushalt positiv. Bei einem Glykogenmangel dienen sie als Energielieferanten, indem sie Stickstoff für den Aufbau entbehrlicher Aminosäuren liefern (Alanin-Glukose-Zyklus).

Nach einer proteinreichen Mahlzeit erscheinen die verzweigtkettigen Aminosäuren als erste im Blut. Nach der Verarbeitung in der Leber sind beinahe 70 % aller ins Blut gelangenden Aminosäuren BCAAs. Danach werden sie sehr schnell von den Muskeln aufgenommen. In den ersten drei Stunden nach einer Mahlzeit machen die verzweigtkettigen Aminosäuren etwa 50-90 % der gesamten Aminosäurenaufnahme der Muskeln aus [20]. Daneben stimulieren BCAAs, besonders Leuzin, die Ausschüttung von Insulin. Insulin unterstützt zusammen mit den BCAAs die Aufnahme aller anderen Aminos (außer Tryptophan) in die Muskelzellen.

Um die verzweigtkettigen Aminosäuren optimal hinsichtlich des Muskelaufbaus nutzen zu können, sollten sie alle zusammen eingenommen werden. Die schnelle Absorption der BCAAs verhindert allerdings die Aufnahme von zwei anderen wichtigen Aminosäuren der gleichen Gruppe, Tryptophan und Tyrosin. Für beide stehen dann nicht genügend Carrier-Moleküle zur Verfügung. Als einzelne, freie Aminosäuren sollten sie nicht zusammen mit BCAA-Präparaten eingenommen werden, sondern am besten in einem zeitlichen Abstand von drei Stunden.

Die isolierte Zufuhr von BCAAs, d.h. die alleinige Einnahme aller drei verzweigtkettigen Aminosäuren vor einem Ausdauertraining ist nach Reuss [21] wegen der Oxidation unter Belastung und des Harnstoffanfalls kritisch zu sehen. Aus 1 g BCAAs entsteht rein rechnerisch ca. 0,5 g Harnstoff, der den Organismus belastet, wenn nicht genügend Flüssigkeit zugeführt wird. Aus diesem Grund ist bei einer BCAA-Supplementation eine erhöhte Flüssigkeitszufuhr wichtig. Vor allem vor Ausdauerbelastungen ist aus diesem Grund die Einnahme von BCAAs abzuwägen; auch bei einem forcierten

Krafttraining dürfte der Körper zuvor eingenommenes Isoleuzin oder Valin überwiegend zur Energiegewinnung heranziehen. Die isolierte Zufuhr von Leuzin oder Isoleuzin oder Valin kann die Proteinsynthese für den Muskelaufbau zeitweilig stören. BCAA-Präparate sollten deshalb besser in Verbindung mit anderem Protein eingenommen werden, bevorzugt mit Eiweißen, die nur geringe Mengen an verzweigtkettigen Aminos aufweisen. Für die Verstoffwechselung von BCAAs sind drei Vitamine besonders wichtig: Biotin, Pantothensäure und Vitamin B6; für eine optimale Nutzung der BCAAs muß auf eine ausreichende Versorgung mit ihnen geachtet werden.

Ein bedeutender Vorteil der Zufuhr von BCAAs für den Sportler liegt im ammoniaksenkenden Effekt, den diese Aminosäuren auf den Organismus ausüben. Während Arginin und Ornithin die Leber beim Abbau des Stoffwechsel-"Verlangsamers" Ammoniak unterstützen, können Leuzin und Isoleuzin die gleiche Aufgabe in der Muskulatur übernehmen. Ein weiterer Vorteil, die BCAAs dem Athleten bieten, ist die verstärkte Insulinausschüttung, die diese Aminosäuren hervorrufen und dadurch Regenerationsprozesse nach dem Training fördern.

Die wichtige Rolle, die diese drei Aminosäuren im Rahmen des Eiweißaufbaus spielen, hat dazu geführt, daß dem Sportler eine Nahrungsergänzung mit BCAAs empfohlen wird. Allerdings konnte eine Leistungssteigerung durch BCAAs bislang nicht nachgewiesen werden [22,23,24], ebensowenig eine verbesserte Anpassung an das Training [50,51]. Eine Gruppe von Wissenschaftlern lieferte jedoch Hinweise darauf, daß die Gabe von 10-20 g BCAAs unter Belastung eine mentale Ermüdung hinauszögern kann [52-54].

Da in den meisten natürlichen Proteinen die BCAAs etwa 50 % aller unentbehrlichen Aminosäuren ausmachen, ist mit einem Mangel bei ausreichender Gesamtproteinzufuhr über Lebensmittel ohnehin nicht zu rechnen [18]. Gerade unter Berücksichtigung der sehr hohen Proteinzufuhr von Bodybuildern erscheint es unwahrscheinlich, daß eine Nahrungsergänzung mit wenigen Gramm dieser Aminosäuren einen nennenswerten Einfluss auf den Muskelaufbau ausübt. Darüber hinaus ist zwar für Ausdauersportler eine vermehrte Oxidation von BCAAs nachgewiesen, jedoch nicht für Kraftsportler. Doch selbst für den Ausdauersportler scheinen sich nur Leistungsverbesserungen zu ergeben, wenn die BCAAs beim Höhentraining [25] oder beim Training in großer Hitze [26] eingesetzt werden.

Wenn beim Sportler die Entscheidung für die Einnahme von BCAAs als Nahrungsergänzung fällt, sollten diese Aminosäuren vor dem Training eingenommen werden. Selbst wenn eine BCAA-Oxidation zu einem vermehrten Anfall von Harnstoff im Körper führt, so entfaltet der durch sie ausgelöste Anstieg des Insulinspiegels antikatabole Effekte. Darüber hinaus sieht sich der Körper nicht genötigt, auf eigene BCAAs aus der Muskulatur zurückzugreifen, wenn die Glykogenspeicher langsam zur Neige gehen. Sportler, die mit BCAAs vor dem Training gute Erfahrungen machten, haben meist 5-15 g BCAAs oder mehr eingenommen.

Eine preisgünstigere und noch etwas wirkungsvollere Alternative wäre der Verzehr eines Laktalbuminhydrolisats vor dem Training. 20-50 g davon stellen durch den hohen BCAA-Anteil (23-25%) ausreichend verzweigtkettige Aminosäuren zur Verfügung, wobei diese aus einem Hydrolysat ähnlich schnell resorbiert werden, wie in freier Form. Gleichzeitig werden damit auch die anderen Aminosäuren zugeführt, so daß die BCAAs ihre Effekte in der Muskulatur voll entfalten können.

### *6.2.2 BCAAs bei Krankheit und Diät*

Beim akut Erkrankten oder Genesenden könnte eine dem erhöhten Bedarf angemessene Zufuhr der BCAAs die Rekonvaleszenz beschleunigen. Gerade im Hinblick auf eine Krankenernährung ohne ausreichend hochwertiges Protein, oder eine durch die Krankheit eingeschränkte Nahrungsaufnahme würde sich eine Nahrungsergänzung mit BCAAs empfehlen. Spezifische Vorteile einer Zufuhr von BCAAs ergeben sich bei Leberzirrhose [27] und über den Mechanismus der Hemmung der Tryptophan-Aufnahme durch das Gehirn beim Coma hepaticum (siehe Abb. 6). Ebenfalls über das System der Carrier im Blut funktioniert die Verminderung der Aufnahme von Phenylalanin, was zur Normalisierung abnorm hoher Spiegel an dieser Aminosäure führen kann. So wird durch eine Verabreichung von BCAAs die Behandlung der Phenylketonurie unterstützt [28], einer genetisch beding-

**Abb. 6 Die Rolle der Neurotransmitter beim Coma hepaticum**

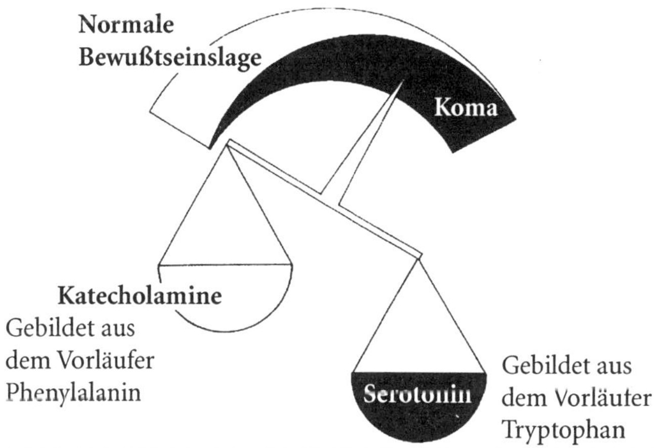


In der Medizin wird der Mechanismus der Tryptophan-Blockade im Gehirn durch BCAAs zur Behandlung des aus einer stark gestörten Leberfunktion resultierenden Komas (Coma hepaticum) genutzt und liefert ein gutes Beispiel für die Funktion des Transportsystems der Aminosäuren im Blut.

Beim Coma hepaticum löst die Unterfunktion der Leber einen Insulinüberschuss aus, der für einen verstärkten Transport der BCAAs in die Muskulatur sorgt, wo sie zur Energiegewinnung verstoffwechselt werden. Tryptophan und die BCAAs benutzen im Blut dasselbe Transportsystem (die gleichen Carrier). Durch eine Verminderung der BCAAs im Blut kommt es durch viele freie Carrier zu einer überhöhten Zufuhr von Tryptophan in das Gehirn, was eine erhöhte Serotoninproduktion nach sich zieht. Obwohl gleichzeitig über dieses Transportsystem auch mehr Phenylalanin in das Gehirn gelangt, das als Vorstufe für eine Gruppe von Neurotransmittern mit Namen Katecholamine (Adrenalin und Noradrenalin) dient, wird wegen des Tryptophanüberschusses die Bildung von Katecholaminen vermindert. Der hohe Serotoninausstoß führt zu starker Ermüdung bis hin zur Bewusstlosigkeit. Diese Bewusstseinstrübung wird durch eine gezielte Zufuhr von BCAAs beseitigt.

---

Abbildung entnommen: Begleitunterlagen zu Comafusin Hepar® Pfrimmer & Co Pharmazeutische Werke Erlangen GmbH, 1986.

ten Erkrankung, die durch eine übermäßige Aufnahme von Phenylalanin zu Nervenschädigungen führt. Auch beim sog. dystonen Syndrom (Dyskinesia tarda; gekennzeichnet durch unwillkürliche Bewegungen der Gesichtsmuskulatur u.ä.) ergeben sich durch BCAAs Vorteile für den Patienten [29].

Für den Kranken und den Diätbewußten empfehlen sich die gleichen Mengen BCAAs, wie oben für den Sportler angeführt, wenn entweder die Versorgung mit Protein unzureichend ausfällt, oder vorwiegend Proteinquellen mit relativ geringem BCAA-Gehalt gewählt werden.

Da BCAAs im Blut bevorzugt transportiert werden, hemmen sie die Zufuhr anderer Aminosäuren der gleichen Gruppe, wie Tryptophan, Phenylalanin und Tyrosin, in das Gehirn. Insbesondere Tryptophan wirkt im Gehirn wegen seiner Umwandlung in den Überträgerstoff Serotonin beruhigend. Ein höherer Serotoninspiegel im Gehirn fördert das Wohlbefinden und verringert das Verlangen nach Kohlenhydraten (siehe dazu auch unter 7.12: Tryptophan). Wenn also Wert gelegt wird auf einen hohen Serotoninausstoß, etwa beim Einsatz von Tryptophan als Einschlafhilfe, sollten nach Möglichkeit keine BCAAs als Nahrungsergänzung eingenommen werden, zumindest nicht am Abend.

## 6.3 Aminosäuren gegen Prostata-Beschwerden

Die gutartige Prostatavergrößerung bei Männern ist ein verbreitetes Problem. Obwohl von vielen als Alterskrankheit angesehen, leiden auch jüngere Männer ab Mitte 30 daran. Unter Sportlern, die anabole Steroide eingenommen haben, ist diese Erkrankung ebenfalls nicht selten, da die Prostata als muskeldurchzogene Drüse durch hohe Zufuhren von Androgenen wächst. Durch ihren größeren Umfang drückt die Drüse nun auf die Harnröhre, was eine Vielzahl von Beschwerden nach sich zieht. Vor allem kommt es zu einer unvollständigen Entleerung der Blase, sowie zu einem gesteigerten Harndrang, da sich die beim Wasserlassen nur zum Teil entleerte Blase schneller wieder füllt.

Eine alte Untersuchung rechtfertigt den Einsatz einer Aminosäurekombination zur Linderung von Beschwerden, die durch eine gutartige Vergrößerung der Prostata ausgelöst werden (benigne Prostatahyperplasie) [30]. Zu Beginn der Behandlung wurden täglich je 780 mg Alanin, Glycin und Glutaminsäure verabreicht, nach zwei Wochen wurde die Dosis auf die Hälfte reduziert (je 390 mg von jeder Aminosäure) und für weitere zweieinhalb Monate beibehalten. Nach diesen insgesamt 3 Monaten zeigten 66 % der so behandelten Patienten eine Verminderung des Harndrangs, 50 % konnten mit weniger Verzögerung Wasser lassen, 46 % konnten ohne Unterbrechung Wasser lassen und bei 43 % ließ die Häufigkeit des Harndrangs nach; dabei traten keine Nebenwirkungen auf. Diese Ergebnisse wurden später bestätigt [31].

Die entbehrlichen Aminosäuren Alanin und Glycin sind Bestandteil des Prostatasekrets, das zur Fortbewegung der Samenfäden dient; zusammen mit der Glutaminsäure scheinen sie für die ordnungsgemäße Funktion der Prostata notwendig zu sein. Als körpereigene Substanzen und in den geringen Dosierungen, wie in den vorgenannten Untersuchungen verwendet, ist mit Nebenwirkungen nicht zu rechnen, was bei anderen Wirkstoffen zur Behandlung dieser Erkrankung möglich ist (z.B. Finasterid). Die Wirkung der Aminosäurekombination läßt sich wahrscheinlich durch höhere Dosierung und weitere Nahrungsergänzungen noch verstärken. Linderungen von Prostatabeschwerden wurden durch Verabreichung von essentiellen Fettsäuren in Form eines Eßlöffels Leinöl pro Tag erreicht [32] (wobei gleichzeitig Vitamin E eingenommen werden sollte), sowie durch die Gabe von Zink-Präparaten in Dosierungen von 50 mg pro Tag [33,34] (wobei die Gabe von Zink bei Langzeitanwendung 20-30 mg pro Tag nicht überschreiten sollte, ansonsten sind Defizite bei der Kupferaufnahme zu erwarten sowie eine Absenkung des „guten" HDL-Cholesterins).

## 6.4 Insulinausschüttung durch Aminosäuren

Manche Aminosäuren verstärken die Insulinausschüttung. Dabei handelt es sich um einen sinnvollen Mechanismus, denn die Aufnahme vieler Aminosäuren in die Zellen wird durch erhöhte Insulinkonzentrationen beschleunigt. Die stärkste insulinstimulierende Wirkung weisen die Aminosäuren

Arginin und Phenylalanin auf, sowie die verzweigtkettigen Aminosäuren (Leuzin, Isoleuzin, Valin, wobei Leuzin am stärksten wirkt) [35]. Interessanterweise sind die erhöhten Insulinkonzentrationen nach Aminosäurenzufuhr in der Regel nicht – wie man erwarten würde – mit einem merklichen Abfall der Glukosekonzentration im Blut verbunden. Diese erhöhte Insulinausschüttung ist in abgeschwächter Form auch nach der Zufuhr größerer Eiweißmengen zu beobachten. Es handelt sich also um eine natürliche Reaktion des Körpers, die durch einige Aminosäuren verstärkt werden kann.

Da nach dem Training ein rascher Anstieg des Insulinspiegels im Blut den durch die vorangegangene Belastung verursachten Proteinabbau stoppt und einen erneuten Eiweißaufbau einleitet, ist es gerade aus Sicht des Kraftsportlers wichtig, den Insulinspiegel direkt nach Beendigung des Trainings schnell anzuheben. Eine Kombination aus Kohlenhydraten mit hohem glykämischen Index und einem Proteinhydrolysat (möglichst Laktalbuminhydrolysat) leistet hier gute Dienste. Eine weitere Insulinerhöhung lässt sich mit der Zufuhr freier Aminosäuren erreichen. So führen Arginin und Phenylalanin in Dosierungen von je 5-10 g zu einer maximalen Wirkung hinsichtlich einer Insulinsekretion [35]. Der hohe BCAA-Anteil eines Laktalbuminhydrolysats wirkt hier ebenfalls stimulierend. Somit könnte eine Mahlzeit nach dem Training zur Maximierung des Insulinausstoßes folgendermaßen aussehen:

- 150 g Cornflakes (einfache Kohlenhydrate, die zu einer raschen Erhöhung des Blutzuckerspiegels führen)
- 30 g Laktalbuminhydrolysat
- 7 g Arginin
- 7 g Phenylalanin

Die daraus resultierende, hohe Insulinausschüttung garantiert dann eine maximal beschleunigte Regeneration und optimalen Muskelaufbau.

Die Nährstoffzufuhr nach dem Training sollte möglichst direkt im Anschluss erfolgen (engl. auch „window of opportunity“ genannt). Flüssige Nahrung wird dabei noch etwas schneller resorbiert als feste. Insbesondere innerhalb der ersten 2 Stunden nach dem Training können Nährstoffe von der Muskulatur am besten aufgenommen werden. Hier ist die Insulinempfindlichkeit der trainierten Muskulatur am höchsten, wodurch die Möglichkeit einer Fettspeicherung am geringsten ausfällt.

An Kohlenhydraten sind 1,5-2,0 g pro kg Körpergewicht (Aufbauphase) sofort nach dem Training, sowie 2 Stunden später zu empfehlen. In der Diätphase, z.B. zur Vorbereitung auf einen Bodybuildingwettkampf, sollte mit der Nachtrainingsmahlzeit nicht mehr als 1 g Kohlenhydrate pro kg Körpergewicht zugeführt werden. Einfache Zucker mit hohem glykämischen Index sollten wegen ihres schnellen Übertritts in das Blut bevorzugt werden, z.B. Cornflakes, reife Bananen, Weißbrot, Glukosepolymere, Maltodextrin oder Dextrose. Dadurch kommt es zu einem höheren Insulinausstoß und dadurch zu einem erhöhten Aminosäuretransport in die Muskelzellen und einem verstärkten Proteinaufbau in der Muskulatur, einem rascheren Abfall des muskelabbauenden Stresshormons Cortisol, einer besseren Glykogeneinlagerung in der Muskulatur und in der Summe zu einer verbesserten Regeneration.

An Protein genügen 0,5 g pro kg Körpergewicht nach Beendigung des Trainings; das gilt sowohl für die Aufbau-, als auch für die Diätphase. Wegen der raschen Resorption im Darm empfiehlt sich ein Molkenprotein (Laktalbumin) direkt nach dem Training. Ein noch höherer Insulinausstoß kann durch die Einnahme eines Laktalbuminhydrolysats nach dem Training erreicht werden, die Aminosäuren gelangen hier am schnellsten ins Blut. In der ersten Mahlzeit nach dem Training sollten Fette dagegen so weit wie möglich gemieden werden, eine durch sie verzögerte Magenentleerung würde zu einem geringeren Insulinanstieg führen.

Der Athlet sollte so viel trinken, wie zum Ausgleich des Schweißverlustes nötig ist. Zusätzlich sollten 0,5-1,0 Liter Wasser getrunken werden, da es für die Glykogeneinlagerung gebraucht wird (1 g Glykogen benötigt zu seiner Speicherung ca. 2,7 g Wasser). Außerdem bietet sich direkt nach dem Training die Einnahme weiterer Supplements an, z.B. Creatin oder Glutamin; die hohe Insulinempfindlichkeit fördert deren Aufnahme in die Muskulatur.

## 6.5 Wachstumshormon in Sport und Diät

Einige Aminosäuren fördern bei intravenöser Gabe in hoher Dosierung die Ausschüttung von Wachstumshormon (somatotropes Hormon, abgekürzt STH). Das gilt insbesondere für Arginin und Ornithin, in geringem Umfang aber auch für die verzweigtkettigen Aminosäuren (Leuzin, Isoleuzin und Valin). Beim erwachsenen Menschen begünstigt eine erhöhte Konzentration an STH einen anabolen Eiweißstoffwechsel (Proteinsynthese). So kommt es z.B. nach der Belastung durch Training zu einem Anstieg der Wachstumshormon-Konzentration im Blut, der den erwünschten Trainingseffekt auf die Muskulatur unterstützt. Gleichzeitig wirkt STH fettverbrennend, ein weiterer willkommener Effekt.

### *6.5.1 Effektivität oraler Aminosäurezufuhr für vermehrte STH-Sekretion*

Ob eine gesteigerte Ausschüttung von STH auch durch eine hochdosierte orale Zufuhr von Arginin und Ornithin erreicht wird, bleibt umstritten. So weisen einige Wissenschaftler [36,37] darauf hin, daß in zahlreichen Untersuchungen keine Effekte erzielt werden konnten. Andere dagegen konnten auch bei oraler Gabe einen deutlichen Anstieg von STH nachweisen, so etwa durch die recht hohe Dosis von 13 g Ornithin, die in Einzelfällen Magen- bzw. Darmbeschwerden auslöste [38] (nach Meinung von Friedrich Reuss sind solche Nebenwirkungen allerdings auf eine falsche ph-Einstellung zurückzuführen, nicht aber auf die Aminosäure selbst). Das gleiche gilt für die Verabreichung von 250 mg Arginin pro kg Körpergewicht, entsprechend 20 g bei einem 80 kg schweren Athleten, bei der eine erhöhte STH-Sekretion nachgewiesen werden konnte [46], nicht jedoch bei einer Gabe von lediglich 5 g [47]. Dementsprechend konnte auch in Verbindung solch niedriger Dosierungen und einem Krafttraining kein Einfluss von Arginin und Ornithin auf die Wachstumshormon- oder Insulinsekretion gefunden werden [48,49].

In Abwesenheit anderer Aminosäuren ist ein STH-stimulierender Effekt bei Gabe von 1,2 g Argininpyroglutamat, kombiniert mit 1,2 g Lysin nachgewiesen worden [39]. Dabei verstärkt die Gabe von Lysin die Wirkung von

Arginin und Ornithin, weil es den Transfer dieser Aminosäuren vom Blut in die Zellen verzögert und damit für höhere Blutkonzentrationen sorgt. Eine Untersuchung des deutschen Proteinspezialisten Friedrich Reuss konnte bei 50 % der teilnehmenden Sportler einen um 300 % erhöhten STH-Ausstoß nach Gabe von 3 g Arginin auf nüchternen Magen nachweisen.

Die widersprüchlichen Ergebnisse lassen keine Schlussfolgerung zu, ob eine orale Aminosäurezufuhr zuverlässig einen Anstieg des Wachstumshormons im Körper bewirkt. Ebenso fallen die Rückmeldungen von Personen, welche die Arginin/Ornithin/Lysin-Kombination oder andere der unten aufgeführten Aminosäurekombinationen ausprobiert haben, recht unterschiedlich aus; wobei allerdings die negativen Meinungen überwiegen. So berichten Sportler mit ausreichender Kalorienzufuhr zumeist vom Ausbleiben einer spürbaren Wirkung, während Personen, die eine Diät durchfuhren, öfter einen erleichterten Körperfettabbau erfahren.

Die Einnahme auf nüchternen Magen, im Abstand von drei Stunden zur letzten Mahlzeit, gefolgt von einer weiteren Stunde ohne Nahrungszufuhr, um eine ungehinderte Resorption der eingenommen Aminosäuren zu gewährleisten, scheint dabei eine Voraussetzung für die Wirksamkeit zu sein (siehe dazu auch Tabelle 3: Aminosäuren, geordnet nach Carriern und Einnahmedisziplin); ebenso die Einnahme der Aminosäuren zu den Zeiten, wo die natürliche STH-Ausschüttung am höchsten ausfällt, morgens nach dem Aufstehen bzw. abends vor dem Zubettgehen.

Die umständlichen Einnahmepraktiken für freie Aminosäuren zur STH-Sekretion sind gerade für Bodybuilder, die gewohnlich im Abstand von einigen Stunden jeweils eine proteinreiche Mahlzeit zuführen, schwer anwendbar. Dies ist neben der umstrittenen Effektivität einer oralen Zufuhr von Aminosäuren zur vermehrten Wachstumshormonausschüttung sicherlich ein weiterer Grund, warum solche Präparate kaum noch angeboten werden. Für eine kalorienreduzierte Diät sind die nachgenannten Kombinationen weiterhin zu empfehlen; der Anwender profitiert neben der verstärkten STH-Sekretion auch von den immunstimulierenden Eigenschaften des Arginins und Ornithins.

### *6.5.2 Physiologie und Wirkung von Wachstumshormon*

Das Wachstumshormon (STH) wird von der Hypophyse (Hirnanhangdrüse) ausgeschüttet. Zu den Hauptaufgaben dieser Drüse zählt die hormonelle Regulierung anderer Drüsenaktivitäten. STH ist eines der stärksten Hormone und wirkt im Gegensatz zu anderen auf fast alle Gewebe des Körpers. Es wird von der Hypophyse in Schüben ausgestoßen, in der Leber aber innerhalb einer Stunde wieder abgebaut. Die Leber produziert dann sog. Somatomedine (Wachstumsfaktoren), die für die Wachstumsprozesse im Körper verantwortlich sind.

Die wichtigsten Wirkungen von STH bzw. Somatomedinen sind ein gesteigerter Transport von Aminosäuren durch die Zellmembranen. Die so erreichten, höheren Konzentrationen von Aminosäuren in den Muskelzellen erlauben eine verstärkte Proteinsynthese. Es kommt zu einer erhöhten Proteinsynthese in den Ribosomen. STH bzw. die in der Leber gebildeten Wachstumsfaktoren haben einen direkten Einfluss auf diese Zellorganellen, in denen die Proteinsynthese stattfindet. Dies geschieht auch, wenn keine hohen Konzentrationen von Aminosäuren vorhanden sind (etwa bei strengen Diäten). Gleichzeitig erfolgt eine verstärkte Bildung von Ribonukleinsäure. Es kommt zu einer Stimulation der Transkriptionsprozesse („Ablesung" der Erbinformation in den Zellkernen), es werden größere Mengen von Messenger RNA („Boten"-Ribonukleinsäure; sie ist für die Weitergabe der „abgelesenen" Erbinformation zuständig) produziert. Der Prozess der Proteinsynthese wird somit beschleunigt.

Ein antikataboler Effekt stellt sich durch die Verringerung des Proteinabbaus bei gleichzeitig verstärktem Fettabbau ein. Dafür werden vergleichsweise große Mengen freier Fettsäuren aus den körpereigenen Fettdepots mobilisiert und zur Energiegewinnung eingesetzt. Der Abbau von Protein für diesen Zweck wird so verringert und es stehen gleichzeitig mehr Aminosäuren für die Proteinsynthese zur Verfügung. Auch der Kohlenhydratstoffwechsel wird durch STH beeinflusst. Es kommt zu einer verminderten Aufnahme von Glukose durch die Zellen. Der Blutzuckerspiegel steigt dadurch an; das hat eine verstärkte Ausschüttung von Insulin zur Folge.

Wachstumshormon und Insulin wirken zusammen. Zu große Mengen von STH haben einen antagonistischen (gegensätzlichen) Effekt auf die Insulinwirkung, resultierend in einem zu hohen Blutzuckerspiegel (Hyperglykämie). Zu geringe Mengen an STH im System haben einen zu niedrigen Blutzuckerspiegel (Hypoglykämie) zur Folge. Bei gesunden Menschen regt ein niedriger Blutzuckerspiegel normalerweise aber eine Ausschüttung von Wachstumshormon an. In der richtigen Balance potenziert Insulin die Wirkungen von STH. Beide Hormone wirken beim Aufbau von neuem Gewebe zusammen. Insulin erhöht ebenfalls die Transportrate von Aminosäuren in die Zellen, erhöht die Transkriptionsrate der DNS in den Zellkernen und beschleunigt die Umsetzung der Codes der Messenger RNS. Weder Wachstumshormon noch Insulin allein haben einen signifikanten Einfluss auf das Muskelwachstum, nur eine Kombination dieser beiden Hormone kann die erwähnten Wirkungen auslösen.

Neben seinen anabolen Funktionen beeinflusst STH das menschliche Immunsystem positiv. Mit zunehmendem Alter lässt die Effektivität des Immunsystems nach, was durch den altersbedingten Abfall dieses Hormons nach dem 25.-30. Lebensjahr bedingt sein könnte. In der Jugend ist das Wachstumshormon für das Längenwachstum des Körpers verantwortlich. Ist die genetisch festgelegte Körpergröße erreicht, hat STH keinen Einfluss mehr auf die Körpergröße, doch regelt es weiterhin das Verhältnis von Muskelmasse zu Fett.

Wachstumshormon wird im Tagesverlauf einige Male schubweise ausgeschüttet, vor allem in den ersten Stunden des Tiefschlafs und in den Morgenstunden, kurz vor dem Aufwachen (diurnaler Rhythmus). Zusätzlich wird STH als Reaktion auf bestimmte Belastungen wie Verletzungen, Fasten (niedriger Blutzuckerspiegel), emotionaler Stress und Körpertraining ausgeschüttet. Zu Zeiten der höchsten STH-Sekretion kann der Anteil von Wachstumshormon im Kreislauf 30-100 Nano-(Milliardstel) Gramm pro Milliliter (Tausendstel Liter) betragen. Die Ausschüttung von STH unterliegt äußeren Einflüssen. Diese bestimmen maßgeblich mit, ob und wieviel Wachstumshormon im Körper produziert wird. An erster Stelle wäre hier der Nachtschlaf zu nennen: Regelmäßiger, nicht hinausgezögerter und ununterbrochener Schlaf ist eine der Grundvoraussetzungen für die Ausschüttung von STH. Im Tagesverlauf führen alle Trainingsformen, bei denen sehr viel Laktat (Milchsäure) produziert wird, zu einem deutlichen Anstieg des Wachstumshormons. Beim Krafttraining sind Sätze im Bereich von 10-20 Wiederholungen (Satzdauer 60-90 Sekunden, bis zum Muskelversagen) dafür sehr effektiv. Im Ausdauerbereich ist ein intensives Intervalltraining mit den höchsten Anstiegen an Laktat und STH verbunden.

Wer als Mann allerdings mehr als 15-20 % Körperfett aufweist (Frauen mehr als 25 %), könnte Probleme mit dem Wachstumshormonausstoß bekommen. Amerikanische Studien belegen, daß bei übergewichtigen Leuten der STH-Regelkreis häufig gestört ist. Als Faustregel wurde daraus abgeleitet: Je höher der Prozentsatz an Körperfett, desto schlechter reagiert der Körper auf Zustände, die die Ausschüttung von STH anregen. Es ist aber auch möglich, daß ein hoher Körperfettanteil bei vielen Menschen durch eine zu geringe Freisetzung des fettverbrennenden STHs mitverursacht ist. Vermutlich wegen des höheren Östrogenspiegels haben Frauen im allgemeinen einen höheren STH-Ausstoß als Männer.

Die Ernährung kann einen negativen Einfluss auf die Sekretion von Wachstumshormon ausüben. Fett und einfache Zucker unterbinden oder vermindern den Ausstoß von STH, Alkohol sogar um mehr als 70 %. Eine Hyperglykämie (hoher Blutzuckerspiegel) reduziert die Ausschüttung von STH ebenfalls. Meiden Sie deshalb Mahlzeiten mit hohem Anteil an schnell resorbierbaren Zuckern (z.B. Haushaltszucker, Weißmehl, Süßigkeiten) vor dem Training oder Zubettgehen. Einigen Vitaminen und Mineralien kommt ebenfalls eine besondere Bedeutung zu (grundsätzlich gilt alles, was schon im vorangegangenen Kapitel zur Ernährung für einen optimalen Proteinstoffwechsel erwähnt wurde).

Zusätzlich gilt es zu beachten, daß für eine ordnungsgemäße Funktion des STH-Regelkreises die Vitamine des B-Komplexes wichtig sind. Dem Vitamin B6 kommt erneut eine Sonderstellung zu: Ein Mangel an B6 reduziert die Sekretion von Wachstumshormon um bis zu 50 %, während eine ausreichende Versorgung den normalen Ausstoß nach der Stimulation durch ein besonders hartes Training sogar erhöhen kann. Zusätzlich spielt dieses Vitamin eine wichtige Rolle bei der Sekretion von Insulin. Kalzium, Magnesium und Kalium müssen ebenfalls in ausreichender Menge zur Verfügung stehen. Eine ausreichende Zufuhr von Zink ist für die Funktion des STH-Insulin-Stoffwechsels unerlässlich. Bei Personen, die an einem Zinkmangel leiden, wurde neben der gestörten Bildung von Keimdrüsenhormonen auch eine auffallend niedrige Ausschüttung von Wachstumshormon diagnostiziert [40].

Die aufgezählten Vitamine und Mineralien wirken im STH-Regelkreis zusammen. Falls nur einer dieser Stoffe nicht in ausreichender Menge zur Verfügung steht, sind Defizite in der STH-Ausschüttung möglich.

### *6.5.3 Einnahme von Aminosäuren für eine vermehrte STH-Sekretion*

Um die Konzentration von Neurotransmittern zu erhöhen und so die Vorgänge auszulösen, die in eine vermehrte Ausschüttung von Wachstumshormon münden, müssen die zuvor genannten Aminosäuren erst einmal in ausreichender Menge in das Gehirn gelangen. Neben einer strikten Einnahmedisziplin empfiehlt es sich, wegen der Konkurrenz um Carrier die Aminosäuren einer Gruppe nicht zusammen einzunehmen. Es ist weiterhin zweckmäßig, Aminosäuren einzeln oder in Kombination dann einzunehmen, wenn der Körper ohnehin STH ausschüttet, also früh morgens, vor dem Training bzw. vor dem Zubettgehen. Die Einnahme sollte auch nicht in Verbindung mit Milchprodukten erfolgen (das Calcium in der Milch bindet Aminosäuren und beeinträchtigt so ihre Resorption), sondern mit Wasser.

Wie bei allen Substanzen, die über einen längeren Zeitraum eingenommen werden, sollte auch bei einzelnen Aminosäuren mit geringen Dosen begonnen und diese allmählich gesteigert werden. Die richtige, individuell wirksame Dosis und Kombination muß durch Ausprobieren herausgefunden werden. Um eine Gewöhnung des Körpers an die verwendeten Dosierungen zu verhindern, ist es ratsam, die Aminosäure oder Aminosäurekombinationen in Zyklen einzunehmen (fünf Tage Einnahme, zwei Tage aussetzen oder drei Wochen Einnahme, eine Woche aussetzen sind gängige Zyklen).

### *6.5.4 Einzelne Aminosäuren für eine vermehrte STH-Ausschüttung*

#### *6.5.4.1 Arginin*

Seit 1963/65 – insbesondere durch die Studie von Merimmee (1965) – ist bekannt, daß eine hochdosierte Gabe von Arginin (als Hydrochlorid) die Hypophyse zur Ausschüttung von Wachstumshormon anregen kann. Arginin wird intravenös in Dosierungen von 15-30 g auch heute noch verwendet, um bei Verdacht auf Wachstumshormonmangel die Fähigkeit des Körpers zur Bildung von Wachstumshormon zu prüfen.

In einigen Präparaten wird die Wirkung des Arginins durch die Kombination mit Lysin verstärkt. Lysin hat dabei die Besonderheit, daß es mit Arginin um das gleiche Transportsystem an der Zellmembran konkurriert. Dadurch verbleibt das Arginin länger im Blut und es ergeben sich höhere Maximalkonzentrationen, die stärker die Hirnanhangdrüse anregen können. In anderen Produkten sind Arginin und Ornithin mit Glyzin kombiniert. Der Zusatz von Glyzin soll die Stimulation der Nieren mildern, die bei Arginingabe zu erhöhter Harnproduktion neigen.

Arginin-Produkte werden in den meisten EG-Ländern als Nahrungsergänzungen angesehen. In der medizinischen Fachliteratur sind übrigens Einzelgaben bis zu 60 g Arginin bzw. bei längerfristiger Nahrungsergänzung bis zu 30 g Arginin pro Tag beschrieben. Argininpräparate, wie sie bei der Aufwertung von Milcheiweiß oder in der frühen Regenerationsphase nach intensiven sportlichen Belastungen verwendet werden, haben bislang keine unerwünschten Wirkungen gezeigt. Hinsichtlich der gezielten Hormonstimulation mit Arginin liegen aber nur wenige Erfahrungen über den Langzeiteinsatz vor. Es erscheint daher vernünftig, derartige Produkte nur zeitweise zu verwenden. Der menschliche Körper gewöhnt sich zudem leicht an unnormale Reize und entwickelt ausgleichende Mechanismen. So könnte z.B. die Reaktion auf die Argininingabe immer schwächer werden.

#### *6.5.4.2 Ornithin/Ornithin-alpha-Ketoglutarat*

Ornithin ist in Nahrungsprotein kaum zu finden; es wird aber im Leberstoffwechsel als Zwischenprodukt aus Arginin gebildet (zwei Moleküle Arginin ergeben ein Molekül Ornithin). Ornithin hat von allen Aminosäuren den stärksten Einfluss auf die Sekretion von Insulin, was die anabole Wirkung von STH im Körper verstärkt. Zusätzlich ist es an der Umwandlung von Ammoniak in Harnstoff beteiligt und unterstützt so Entgiftungsvorgänge im Körper. Für eine verstärkte STH-Sekretion werden Dosierungen von 3-5 g täglich angegeben [41]. Eine Variante des Ornithins in Form von Ornithin-alpha-Ketoglutarat (OKG, auch Ornithinoxoglutarat genannt) wurde in Dosierungen von 120 mg pro kg Körpergewicht für eine vermehrte STH-Ausschüttung empfohlen [45]. Allerdings liegen die Vorteile von OKG eher im Bereich der Immunstimulation und der Unterstützung des Leberstoffwechsels (siehe dazu auch unter Ornithin in Kapitel 7).

#### *6.5.4.3 Andere Aminosäuren zur verstärkten STH-Sekretion*

Einige andere Aminosäuren können die Sekretion von STH ebenfalls beeinflussen. Dazu zählen Cystein, Glutamin, Glyzin, Histidin, Lysin, Phenylalanin, Tryptophan und Tyrosin. Diesen Aminosäuren wird von mehreren Verfassern ein Einfluss auf die Sekretion von Wachstumshormon zugeschrieben, Dosierungen zur Einzelanwendung werden aber nicht erwähnt. Den Autoren ist auch keine diesbezügliche Anwendung im Sport oder bei Diäten bekannt. Hohe Zufuhren an Histidin sind übrigens abzulehnen, da sie die Ausscheidung wichtiger Spurenelemente (z.B. Zink) mit dem Urin stark erhöhen und zu einem Mangelzustand führen können.

### *6.5.5 Kombinationen von Aminosäuren zur STH-Ausschüttung*

#### *6.5.5.1 Arginin/Ornithin*

Diese beiden Aminosäuren ergeben die wohl bekannteste und meistverwendete Kombination. Die Dosierungsempfehlungen liegen bei mindestens 2-3 g Arginin, kombiniert mit mindestens 1-2 g Ornithin pro Tag. Mengen bis zu insgesamt 10 g täglich können als unbedenklich gelten, da vergleichbare Argininzufuhren auch mit gewöhnlichen Nahrungseiweißen erreichbar sind [43].

### *6.5.5.2 Arginin/Ornithin/Lysin*

Kombinationen mit Lysin sollen die Wirksamkeit von Arginin/Ornithin erhöhen. Eine mögliche Dosierung liegt bei 1200 mg Lysin, 1200 mg Arginin und 900 mg Ornithin. Lysin sollte nach Angaben von Reuss in größeren oder gleichen Mengen wie Arginin eingenommen werden [43].

### *6.5.5.3 Argininpyroglutamat/Lysin*

Die Wirksamkeit dieser Kombination belegten US-Anbieter früher anhand der italienischen, sog. Isidori-Studie aus dem Jahr 1981, die in der Fachwelt für Aufsehen sorgte [39]. Die orale Zufuhr von nur einmal 1200 mg Argininpyroglutamat plus 1200 mg Lysin hatte bei 15 männlichen Versuchspersonen einen stark erhöhten Ausstoß von Wachstumshormon und Insulin zur Folge. Bislang sind die Rückmeldungen von Sportlern, die diese Kombination in den angegebenen und in erhöhten Dosierungen eingenommen haben, durchweg negativ. Ob der in der Isidori-Studie nachgewiesene STH- und Insulin-Anstieg ausbleibt oder aber das ausgeschüttete STH seine Wirkungen im Körper nicht wie gewünscht entfaltet, bleibt unklar. Fakt ist jedoch, daß die gewünschten Effekte beim Sportler nicht eintreten, was auch der Grund ist, warum diese Kombination kaum noch angeboten wird.

### *6.5.5.4 Ornithin/Phenylalanin bzw. Tyrosin*

Phenylalanin oder Tyrosin können mit Ornithin kombiniert werden. Sie zählen zu den „Großen Neutralen" Aminosäuren und konkurrieren nicht mit Ornithin (basisch) um Carrier. Phenylalanin oder Tyrosin werden im Gehirn zu Dopamin und Noradrenalin umgewandelt, zwei Neurotransmitter, welche die Sekretion von STH effektiv einleiten. Da beide Aminosäuren anregend wirken, sollte diese Kombination morgens, oder 30-60 Minuten vor dem Training eingenommen werden. Die empfohlene Dosis liegt bei 3 g Ornithin plus 2 g Phenylalanin oder Tyrosin [44]. Menschen, die unter Phenlyketonurie (PKU) leiden, dürfen kein Phenylalanin einnehmen (siehe dazu unter 7.9: Phenylalanin).

### *6.5.5.5 Ornithin/Tryptophan*

Tryptophan bewirkt eine STH-Ausschüttung durch die Erhöhung des Serotoninspiegels im Gehirn. Es ist eine „Große Neutrale“ Aminosäure und konkurriert nicht mit Ornithin (basisch) um Carrier. Die Erhöhung der Serotoninspiegel durch Tryptophan hat eine gewisse Schläfrigkeit zur Folge. Diese Kombination empfiehlt sich deshalb vor dem Zubettgehen. Die Dosierung liegt bei 3g Ornithin und 3g Tryptophan [44] Die Kombination von Ornithin mit 5-Hydroxy-Tryptophan (5-HTP), wäre ebenfalls denkbar. Allerdings müßte 5-HTP wegen seiner erheblich stärkeren Serotoninwirkung sehr viel geringer dosiert werden. Erfahrungsberichte dazu liegen bislang nicht vor (siehe dazu unter 7.12: Tryptophan bzw. 7.12.1: 5-HTP).

1. Kirk SJ, Hurson M, Regan MC et al. Arginine stimulates wound healing and immune function in elderly human beings. Surgery (1993) 114: 155-160.
2. Barbul A, Sisto DA, Wasserkrug HL, Efron G. Arginine stimulates immune response in healthy human beings. (1981) Surgery 90: 244.
3. Famularo G, De Simone C. A new era for carnitine? Immunology Today (1995) 16: 211-212.
4. Dröge W, Eck HP, Gander H, Mihm S. Modulation of lymphocyte functions and immune responses by cysteine and cysteine derivatives. Am J Med (1991) 91: (suppl 3C) 140-144.
5. Salim AS. Sulfhydryl-containing agents in the treatment of gastric bleeding induced by nonsteroidal anti-inflammatory drugs. Can J Surgery (1993) 36: 53-58.
6. Dröge W, Eck HP, Mihm S. HIV-induced cysteine deficiency and T-cell dysfunction – a rationale for treatment with N-acetylcysteine. Immunol Today (1992) 3: 211-214.
7. Dröge W. Cysteine and glutathione deficiency in AIDS patients: A rationale for the treatment with N-acetyl-cysteine. Pharmacol (1993) 46: 61-65.
8. Griffiths et al. Six-month outcome of critically ill patients given glutamine-supplemented parenteral nutrition. Nutrition (1997) 13: 295-302.
9. Hammarqvist et al. Addition of glutamine to total parenteral nutrition after elective abdominal surgery spares free glutamine in muscle, counteracts the fall in muscle protein synthesis and improves nitrogen balance. Ann Surg (1989) 209(4): 455-461.

10. Barbul A, Wasserkrug HL, Yoshimura N, Tao R, Efron G. High arginine levels in intravenous hyperalimentation abrogate post-traumatic immune supression. Journal Of Surgical Research (1984) 36: 620ff
11. Cynober L. Amino acid metabolism in thermal burns. JPEN (1989) 13: 196.
12. De Bandt JP, Coudray-Lucas C, Lioret N et al. A randomized controlled trial of the influence of the mode of enteral ornithine alpha-ketoglutarate administration in burn patients. J Nutr (1998) 128: 563-569.
13. Brocker P, Vellas B, Albarede JL, Poynard T. A two-centre, randomized, double-blind trial of ornithine oxoglutarate in 194 elderly, ambulatory, convalescent subjects. Age Ageing (1994) 23: 303-306.
14. Braga M, Gianotti L, Radaelli G, Vignali A, Mari G, Gentilini O, DiCarlo V. Perioperative immunonutrition in patients undergoing cancer surgery. Arch Surg (1999) 134: 428-433.
15. Gianotti L, Braga M, Frei A, Greiner R, Di Carlo V. Health care resources consumed to treat postoperative infections: cost saving by perioperative immunonutrition. Shock (2000) 14(3): 325-330.
16. Beale RJ, Bryg DJ, Bihari DJ. Immunonutrition in the critically ill: a systematic review of clinical outcome. Critical Care Medicine (1999) 27: 2799-2805.
17. Kommentar von Dr. Richard Beale zur Studie: Immunonutrition in the critically ill: a systematic review of clinical outcome. In: Nordic Symposium on Immunonutrition, Novartis, Stockholm 1999, S.11.
18. Harper AE et al. Branched-chain amino acid metabolism. Ann Rev Nutr (1984) 4: 405-454.
19. May ME, Buse MG. Effects of branched-chain amino acids on protein turnover. Diabetes/Metabolism Rev (1989) 5: 227-245.
20. Hatfield FC. Ultimate Sports Nutrition. Contemporary Books, Chicago 1984, S. 68
21. Reuss F. Die verzweigtkettigen Aminosäuren in der Ernährung und Sportmedizin. Fitness News (1989) 2:
22. Madsen K, MacLean DA, Kiens B et al. Effects of glucose, glucose plus branched-chain amino acids, or placebo on bike performance over 100 km. J Appl Physiol (1996) 81: 2644-2650.
23. Davis JM, Welsh RS, De Volve KL, Alderson NA. Effects of branched-chain amino acids and carbohydrate on fatigue during intermittent, high-intensity running. Int J Sports Med (1999) 20: 309-314.
24. van Hall G, Raaymakers JSH, Saris WHM, Wagenmakers AJM. Supplementation with branched-chain amino acids (BCAA) and tryptophan has no effect on performance during prolonged exercise. Clin Sci (1994) 87: 52.
25. Schena F, Guerrini F, Tregnaghi P et al. Branched-chain amino acid supplementation during trekking at high altitude. The effects on loss of body mass, body composition, and muscle power. Eur J Appl Physiol (1992) 65: 394-398.

26. Mittleman KD, Ricci MR, Bailey SP. Branched-chain amino acids prolong exercise during heat stress in men and women. Med Sci Sports Exerc (1998) 30: 83-91.

27. Kato M, Miwa Y, Tajika M et al. Preferential use of branched-chain amino acids as an energy substrate in patients with liver cirrhosis. Internal Med (1998) 37: 429-434.

28. Berry HK, Brunner RL, Hunt MM et al. Valine, isoleucine, and leucine. A new treatment for phenylketonuria. Am J Dis Child (1990) 144: 539-543.

29. Richardson MA, Bevans ML, Weber JB et al. Branched chain amino acids decrease tardive dyskinesia symptoms. Psychopharmacology (1999) 143: 358-364.

30. Damrau F. Benign prostatic hypertrophy: amino acid therapy for symptomatic relief. J Am Geriatric Soc (1962) 10(5): 426-430.

31. Feinblatt HM, Gant JC. Palliative treatment of benign prostatic hypertrophy: value of glycine-alanine-glutamic acid combination. (1958) J Maine Med Assoc (March)

32. Hart JP, Cooper WL. Vitamin F in the treatment of prostatic hypertrophy. Report Number 1, Lee Foundation for Nutritional Research, Milwaukee, Wisconsin, 1941.

33. Bush IM, Berman E, Nourkayhan S et al. Zinc and the prostate. Presented at the annual meeting of the American Medical Association Chicago, 1974.

34. Fahim MS, Fahim Z, Der R, Harman J. Zinc treatment for reduction of hyperplasia of prostate. Fed Proc (1976) 35(3): 361.

35. Van Loon LJC et al. Ingestion of protein hydrolysate and Amino Acid-Carbohydrate mixtures increases postexercise plasma insulin responses in men. J Nutr (2000) 130: 2508-2513.

36. Brouns F. Die Ernährungsbedürfnisse von Sportlern. Springer Verlag, Berlin 1993

37. Williams MH. Nutrition for Fitness and Sport. WmC. Brown Publishers, Dubuque (IA), 1992

38. Bucci L, Hickson JF et al. Ornithine ingestion and growth hormone release in bodybuilders. Nutr Res (1990) 10: 239-245.

39. Isidori A, Lo Mosaco A, Cappa M. A study of growth hormone release in man after oral administration of amino acids. Current Medical Research And Opinion (1981) 7:

40. Scholz H. Mineralstoffe und Spurenelemente. Paracelsus Verlag, ISBN 3-7899-0069-9, S. 136

41. Colgan M. Optimum sports nutrition. Advanced Research Press, New York 1993

42. Hatfield FC. Bodybuilding – a scientific approach, Contemporary Books Inc., Chicago 1984, S. 228

43. Reuss F. Kristalline Aminosäuren in der Sporternährung. Fitness News (1987), Nr. 10, S. 26ff

44. Colgan M. Human growth hormone – promoting its release the natural way. Muscle & Fitness (1988) 1: 76.

45. Colgan M: OKG – caveat emptor. Muscular Development (1993) 3:

46. Besset A, Bonardet A, Rondouin G et al. Increase in sleep related GH and Prl secretion after chronic arginine aspartate administration in man. Acta Endocrinol (1982) 99: 18-23.

47. Marcell TJ, Taaffe DR, Hawkins SA et al. Oral arginine does not stimulate basal or augment exercise-induced GH secretion in either young or old adults. J Gerontol A Biol Sci Med Sci (1999) 54: 395-399.

48. Suminski RR, Robertson RJ, Goss FL et al. Acute effect of amino acid ingestion and resistance exercise on plasma growth hormone concentration in young men. Int J Sport Nutr (1997) 7: 48-60.

49. Fogelholm GM, Naveri HK, Kiilavuori KT et al. Low-dose amino acid supplementation: no effects on serum human growth hormone and insulin in male weightlifters. Int J Sport Nutr (1993) 3: 290-297.

50. Vukovich MD, Sharp RL, Kesl LD et al. Effects of a low-dose amino acid supplement on adaptations to cycling training in untrained individuals. Int J Sport Nutr (1997) 7: 298-309.

51. Freyssenet D, Berthon P, Denis C et al. Effect of a 6-week endurance training programme and branched-chain amino acid supplementation on histomorphometric characteristics of aged human muscle. Arch Physiol Biochem (1996) 104: 157-162.

52. Hassmén P, Blomstrand E, Ekblom B, Newsholme EA. Branched-chain amino acid supplementation during 30-km competitive run: mood and cognitive performance. Nutrition (1994) 10: 405-410.

53. Blomstrand E, Hassmen P, Ek S et al. Influence of ingesting a solution of branched-chain amino acids on perceived exertion during exercise. Acta Physiol Scand (1997) 159: 41-49.

54. Blomstrand E, Hassmen P, Ekblom B et al. Administration of branched-chain amino acids during sustained exercise-effects on performance and on plasma concentration of some amino acids. Eur J Appl Physiol (1991) 63: 83-88.

# KAPITEL 7

# SPEZIFISCHE WIRKUNGEN EINZELNER AMINOSÄUREN

## 7.1 Arginin

Arginin galt früher als semi-essentielle Aminosäure, da sie für den Säugling lebensnotwendig ist. Mittlerweile ist die wichtige Rolle des Arginins für den Organismus wissenschaftlich breit abgesichert und die Einordnung als unentbehrliche Aminosäure wäre für diesen Eiweißbaustein mehr als angemessen. Selbst in der Nierendiät gilt Arginin mittlerweile als unverzichtbar. Der Argininbedarf steigt vor allem bei Infekten und katabolen Zuständen stark an. Die Bedeutung des Arginins zur Behandlung vieler Krankheiten wurde in einer aktuellen Studie als „einzigartig unter den Aminosäuren und vielversprechend für eine Verbesserung von Gesundheit und Wohlbefinden" bezeichnet [1].

Die durchschnittliche tägliche Argininzufuhr beträgt bei gemischter Kost etwa 5 g. Arginin wird im Leberstoffwechsel für die Harnstoffbildung und den Ammoniakabbau benötigt, besonders in der frühen Regenerationsphase nach intensiver körperlicher Belastung. Durch Arginin kann auch die biologische Wertigkeit von Milchproteinen erhöht werden: 100 g Casein können mit mindestens 4 g Arginin aufgewertet werden; 100 g Molkenprotein mit 5 g Arginin und 1 Liter Milch mit 1,5 g Arginin (löst sich sehr gut). Im Körper wird Arginin schnell in Ornithin umgewandelt und umgekehrt. Daher kann Arginin weitgehend durch Ornithin ersetzt werden. Für die Bewertung eines Proteins ist somit die Summe von Arginin und Ornithin entscheidend. Ornithin selbst wird im Körper nicht in Proteine eingebaut und ist die teurere Aminosäure.

**Abb. 7 Molekülstruktur Arginin**

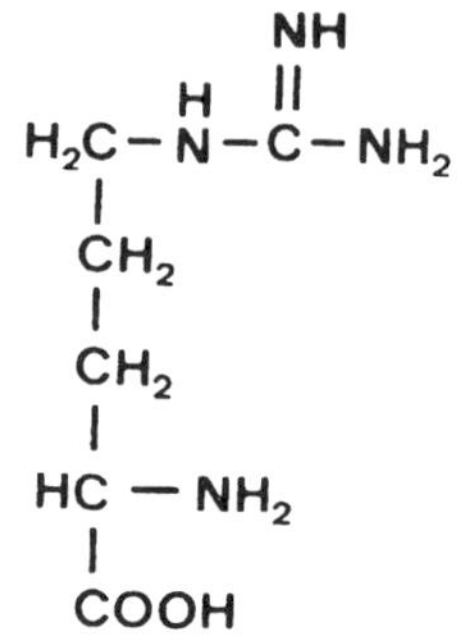


L-Arginin

Abbildung entnommen: Pschyrembel. Klinisches Wörterbuch. Walter de Gruyter. Berlin, New York 1994, S. 53

In größeren Mengen (10-15 g) kann Arginin, intravenös verabreicht, über eine vermehrte Sekretion von Wachstumshormon eine verbesserte Proteinsynthese (anabole Wirkung) und gesteigerten Fettabbau (Lipolyse) einleiten. Inwieweit eine orale Zufuhr wirksam ist, bleibt umstritten. Die Rückmeldungen der Kraftsportler, die Arginin zu diesem Zweck eingesetzt haben, sind jedoch fast alle negativ; wobei vermutlich eine strikte Einnahmedisziplin nicht immer gewährleistet war, oder die Dosis zu gering ausgefallen ist. (Siehe dazu auch unten, sowie unter 6.5: Wachstumshormon in Sport und Diät.)

Arginin stärkt das Immunsystem, was besonders dem akut Erkrankten bzw. Genesenden, dem hoch belasteten Sportler und dem Menschen in der Diät, der durch die Kalorienbeschränkung naturgemäß stärker durch Infekte gefährdet ist, zum Nutzen gereicht. Darüber hinaus wird auch die Wundheilung durch Arginin beschleunigt. So konnte nachgewiesen werden, daß durch Arginin die Lymphozytenanzahl steigt, die Funktionsfähigkeit von Freßzellen und NK-Zellen verbessert wird sowie die Bildung von Interleukin-1, einem Botenstoff des Immunsystems, gefördert wird. Diese Effekte konnten bei Tieren unter Verabreichung von 1 % der Nahrung in Form von Arginin dokumentiert werden [15], ebenso bei Verbrennungsopfern unter 2 %iger Verabreichung [16]. Eine erhöhte Lymphozyten- und NK-Zellenaktivität wurde bei Gabe von 30 g Arginin pro Tag über drei Tage bei Brustkrebspatientinnen festgestellt [17]. Allerdings gibt es auch Hinweise aus in vitro Versuchen, daß sich eine übermäßige Zufuhr von Arginin negativ auf das Immunsystem auswirken könnte [18]. Die Bedeutung des Arginins als immunstimulierender Nährstoff für Intensivpatienten mit schweren katabolen Zuständen wurde unter 6.1: Aminosäuren für das Immunsystem bereits erörtert.

Arginin hat sich als sicheres und wirksames Mittel zur Funktionssteigerung des Immunsystems bewährt. Die Gabe von Arginin führte neben einer verbesserten Wundheilung auch zu einem geringeren Gewichtsverlust nach Operationen. Selbst bei Personen, deren Immunsystem normal funktioniert, konnte nach nur dreitägiger Gabe von Arginin eine um 200 % erhöhte Zellteilungsrate der Lymphozyten nachgewiesen werden [2]. Dabei weist Arginin von allen Aminosäuren die ausgeprägtesten Wirkungen als Immunstimulans auf. Diese positiven Wirkungen des Arginins scheinen organspezifischer Natur zu sein, d.h. die Aminosäure wirkt auf die Thymusdrüse und die Lymphozyten. Citrullin kann Arginin als Wachstumsstimulans für die Lymphozyten ersetzen, hat aber keinen Einfluss auf die Thymusdrüse. Ornithin dagegen hat den gleichen stimulierenden Effekt auf die Thymusdrüse wie Arginin, kann es aber als Wachstumsstimulans nicht ersetzen [3].

Arginin wird in den Gefäßwandzellen durch das Enzym NO-Synthetase in Stickoxid (NO) umgewandelt; NO weist gefäßerweiternde Wirkungen auf. Eine Erhöhung des Stickoxids hat positive Wirkungen im Immunsystem; die Substanz dient zudem als Vorstufe von Neurotransmittern im Gehirn. Ein verbessertes Langzeitgedächtnis durch erhöhte Stickoxidproduktion wird ebenfalls diskutiert. In der Medizin wird die gefäßerweiternde Wirkung der Stickoxiderhöhung durch Arginin als unterstützende Therapie bei Bluthochdruck sowie bei Angina pectoris (Brustschmerzen durch verengte Herzkranzgefäße) genutzt [19]. Zur Verbesserung der Fließeigenschaften des Blutes kann Arginin in Dosierungen von 7-8 g täglich eingesetzt werden, da es einer Trombozytenaggregation (Verklumpung des Blutes) entgegen wirkt [4,20]. Auch eine Senkung der LDL-Cholesterinwerte im Blut durch 17 g Arginin täglich über 2 Wochen wurde nachgewiesen [21].

Bei anderen Erkrankungen, die durch eine Veränderung im Stickoxidstoffwechsel gekennzeichnet sind, könnten sich durch die Zufuhr von Arginin ebenfalls Vorteile ergeben, z.B. zur Vorbeugung bzw. Verhinderung eines Fortschreitens der Atherosklerose [5,6] und bei chronischer Harnblasenentzündung (interstitieller Zystitis), wo 1,5 g Arginin oral pro Tag über einen Zeitraum von drei bzw. sechs Monaten zu einer deutlichen Schmerzlinderung und einer Verbesserung anderer Symptome führten [7,8]. Bei intravenöser Anwendung und hoher Dosierung konnte mit Arginin eine deutliche und anhaltende Schmerzlinderung erzielt werden, ausgelöst durch den Anstieg des körpereigenen, schmerzstillenden Peptids Kyotorphin (Tyrosinyl-Arginin) [9].

Größere Dosen Arginin können entwässernd wirken; die Zufuhr sollte in diesem Fall auf mehrere kleine Portionen verteilt werden. Die Kombination von Arginin und Asparaginsäure (als Argininaspartat) hatte im Doppelblindversuch, durchgeführt mit 24 Skilangläufern über eine Distanz von 28 km, eine 8 %ige Leistungssteigerung zur Folge (nach dreiwöchiger oraler Einnahme von täglich dreimal 1 g Mono-Arginin-Aspartat) [10]. Eine zweiwöchige orale Anwendung bei Marathonläufern in hohen Dosierungen (15 g Arginin-Aspartat) führte zu einer deutlichen Erhöhung des im Blut vorliegenden Wachstumshormons und des Glucagons (was auf den vermehrten Einsatz von Fettsäuren zur Energiegewinnung hindeutet, bzw. einen erhöhten Fettabbau); allerdings kam es gleichzeitig zu einem deutlichen Harnsäureanstieg und einem merklichen Abfall der anderen im Blut vorliegenden Aminosäuren. Die Wissenschaftler schlossen daraus, daß sich aus einer hohen Dosis Arginin-Aspartat keine Vorteile ergeben [11]. Allerdings liegt mit dieser Studie ein weiterer Hinweis auf eine STH-stimulierende und fettabbauende Wirkung von Arginin vor, ebenso durch die Daten von Hurson et al. [21], die bei 17 g Arginin täglich einen Anstieg des IGF-1 (wird in der Leber unter dem Einfluss von Arginin gebildet) und eine positive Stickstoffbilanz (als Parameter für einen vermehrten Gewebeaufbau) bei alten Menschen nachgewiesen haben [21].

Wegen seiner gefäßerweiternden Wirkungen wird Arginin auch von Männern vor dem Sex eingesetzt, um die Erektionsfähigkeit zu verbessern

**Tab. 36 Gute natürliche Quellen für Arginin**

- Haselnuss
- Paranuss
- Mandel
- Walnuss
- Erdnuss
- Kokosnuss
- Fleisch-, Fisch- und Sojaprotein
- Weizenkeimprotein
- Vollreisprotein
- Haferprotein

[22,23]. Empirische Daten deuten auf die Effektivität einer Einnahme von 3-6 g Arginin auf nüchternen Magen 1-2 Stunden vor der sexuellen Aktivität hin. Darüber hinaus enthält die Samenflüssigkeit beim Mann reichlich Arginin; es wird diskutiert, ob ein Mangel an Arginin zu einer geringen Spermiendichte und -anzahl beim Mann führen kann [24].

Bodybuilder setzen Arginin vor dem Training ein, um einen besseren „Pump" in der Muskulatur zu erzielen (meist 4-8 g eine Stunde vor dem Training); nach dem Training wird es von Kraftsportlern genutzt, um den Insulinausstoß zu erhöhen und dadurch die Glykogenspeicherung in der Muskulatur zu verbessern. Dazu werden meist 10-15 g Arginin in einen Proteindrink gegeben.

Während die Wirksamkeit von Arginin, ohne Nebenwirkungen selbst bei höheren Dosierungen, für viele Anwendungen unbestritten ist, birgt die Nahrungsergänzung mit dieser Aminosäure allerdings einen Nachteil: Arginin fördert das Wachstum einiger Arten von Viren (speziell Herpes I und II) und kann daher „schlafende" Herpes-Infektionen erneut aktivieren; diese Gefahr steigt mit zunehmender Dosierung. Friedrich Reuss ist der Ansicht, Arginin stimuliere das Immunsystem so stark, daß Herpesvirenkolonien im Organismus angegriffen werden und deshalb akute Entzündungsreaktionen ausgelöst werden können. Allerdings kann dem durch die gleichzeitige Zufuhr von Lysin entgegengewirkt werden; Lysin erhöht nicht nur die Blutspiegel von Arginin, es hemmt auch die Vermehrung von Herpesviren. Hohe Zufuhren von Lysin in Reinform (mehr als 5 g pro Tag) sind allerdings nicht zu empfehlen; üblicherweise wird bei der Kombination von Arginin mit Lysin das Lysin in der Häfte der Arginin-Menge gegeben.

In hoher Dosis kann Arginin Schlafstörungen verursachen, was bei Ornithin nicht zu befürchten ist. Ebenso berichten manche Anwender von Durchfällen bei Einnahme hoher Einzeldosen von Arginin. Dem kann durch eine einschleichende Gabe (langsame Dosissteigerung) entgegengewirkt werden.

Arginin ist ausgesprochen ungiftig; die orale Toxizität (LD 50), ermittelt im Tierversuch an der Ratte, beträgt für Arginin 5100 mg pro kg Körpergewicht, für Arginin-Monohydrochlorid 12.000 mg pro kg [25]. Die Lagerung wird empfohlen bei Zimmertemperatur (+15 bis +25°C), dicht verschlossen und trocken für Arginin und lichtgeschützt, dicht verschlossen und trocken bei +5 bis +30°C für Arginin-Monohydrochlorid [25].

### *7.1.1 Argininpyroglutamat*

Gegen Ende der 80er Jahre tauchte in den USA Argininpyroglutamat, kombiniert mit Lysin, als neue Aminosäurekombination zur Hypophysenstimulation auf. Die Wirksamkeit dieser Kombination belegten alle US-Anbieter anhand der italienischen, sog. Isidori-Studie aus dem Jahr 1981, die in der Fachwelt für Aufsehen sorgte [12]. Die orale Zufuhr von nur einmal 1200 mg Argininpyroglutamat plus 1200 mg Lysin hatte bei 15 männlichen Versuchspersonen einen stark erhöhten Ausstoß von Wachstumshormon und Insulin zur Folge. Innerhalb von nur 90 Minuten stieg der Blutplasmaspiegel von STH im Durchschnitt auf 700 % und betrug nach acht Stunden noch immer 300 %, also das Dreifache des normalen Wertes. Der Insulinspiegel im Blut stieg binnen 30 Minuten auf etwa 300 % und hatte nach 90 Minuten den Ausgangswert wieder erreicht. Dies ist um so bemerkenswerter, da nur die Kombination von STH und Insulin Wachstumsprozesse im Körper auslösen kann.

Arginin und Lysin können die Hypophyse zum Ausstoß von STH anregen, das ist lange bekannt. Neu war die Kombination von Arginin mit der Pyroglutaminsäure, die im menschlichen Körper in Spuren ebenfalls vorkommt. Pyroglutaminsäure wurde bereits vor 20 Jahren entdeckt, aber in der Forschung lange Zeit vernachlässigt. Doch bislang sind die Rückmeldungen von Athleten, die diese Kombination in den angegebenen und in erhöhten

**Tab. 37 Datenblatt Arginin**

| | |
|---|---|
| **Positive Effekte** | Wichtig für die Harnstoffbildung und den Ammoniakabbau, fördert die Wachstumshormonausschüttung (bei oraler Zufuhr vermutlich nur in hoher Dosierung und bei strikter Einnahmedisziplin). Stärkt deutlich das Immunsystem und beschleunigt die Wundheilung. Erweitert als Vorstufe von Stickoxid (NO) die Gefäße, schützt vor Atherosklerose und senkt erhöhte Cholesterinwerte. Hat schmerzlindernde Wirkung bei Harnblasenentzündung, verstärkt die Glykogenspeicherung, verbessert die Durchblutung in der Muskulatur, fördert die Erektionsfähigkeit beim Mann. |
| **Unbedenklichkeit** | In angegebener Dosierung sicher. Hohe Einzeldosierungen (mehr als 15-20 g) können zu Ungleichgewichten im Aminosäurestoffwechsel führen. |
| **Biologische Verfügbarkeit** | 1. Wahl: Arginin<br>2. Wahl: Arginin-Hydrochlorid |
| **Optimale Dosierung** | • Vorbeugende Immunstimulation: 3-5 g täglich<br>• Immunstimulation bei schweren katabolen Zuständen: 10-20 g täglich, zusammen mit Glutamin und Omega3-Fettsäuren.<br>• Blutdrucksenkung: In der ersten Woche 3-4 g pro Tag, in der zweiten und dritten Woche Steigerung auf 8-12 g täglich. Danach reichen oft 5 g pro Tag als Erhaltungsdosis.<br>• Atherosklerose (Vorbeugung und unterstützende Behandlung): 5-9 g pro Tag.<br>• Hemmung der Blutplättchenverklumpung: 7-8 g täglich.<br>• Senkung des LDL-Cholesterins: 17 g täglich.<br>• Gesteigerte STH-Sekretion: 10-15 g täglich, Einnahmedisziplin wahren.<br>• Gesteigerte IGF-1-Produktion: 17 g täglich, Einnahmedisziplin wahren. |

**Tab. 37 Datenblatt Arginin (Fortsetzung)**

| | |
|---|---|
| | • Verbesserte Erektionsfähigkeit beim Mann: 3-6 g auf nüchternen Magen eine Stunde vor dem Akt.<br>• Verbesserte Muskeldurchblutung: 4-8 g eine Stunde vor dem Training (1-2 Std. Abstand zur letzten Mahlzeit).<br>• Gesteigerte Insulinsekretion nach dem Training, Förderung der Glykogenspeicherung: 10-15 g direkt nach Beendigung des Trainings, in Kombination mit einem hochwertigen Protein.<br>• chronische Harnblaseninfektion (unterstützende Behandlung): Langzeitanwendung mit 1,5 g pro Tag. |
| **Nebenwirkungen** | Aktivierung latenter Herpesinfektion möglich (dem kann durch Gabe von Lysin entgegengewirkt werden; siehe dazu unter Lysin), in hoher Dosierung Schlafstörungen und Durchfälle möglich. Entwässernde Wirkung, mögliche negative Wirkungen bei Nierenerkrankungen durch erhöhten Filtrationsdruck unklar. |
| **Wechselwirkungen** | Wirkungsverstärkung bei gleichzeitiger Einnahme blutdrucksenkender Medikamente möglich. |
| **Besondere Hinweise** | Bei Auftreten von Durchfällen einschleichende Dosierung wählen. Bei Neigung zu Herpes Arginin mit Lysin kombinieren (siehe dazu unter Lysin). Arginin (Base) Toxizität (LD 50, Ratte oral) 5.100 mg pro kg Körpergewicht. Lagerung bei +15 bis +25°C, dicht verschlossen und trocken. Arginin-Monohydrochlorid: Toxizität (LD 50, Ratte oral) 12.000 mg pro kg. Lagerung lichtgeschützt, dicht verschlossen und trocken bei +5 bis +30°C. |

Dosierungen eingenommen haben, durchweg negativ. Ob der in der Isidori-Studie nachgewiesene STH- und Insulin-Anstieg ausbleibt oder aber das ausgeschüttete STH seine Wirkungen im Körper nicht wie gewünscht entfaltet, bleibt unklar. Fakt ist jedoch, daß die gewünschten Effekte beim Sportler nicht eintreten, was auch der Grund ist, warum diese Kombination praktisch nicht mehr angeboten wird. Neuere Studien belegen die Wirksamkeit der Pyroglutaminsäure als mildes Antidepressivum [13], das selbst bei oraler Zufuhr schnell resorbiert und in relativ hoher Konzentration (ca. 60 % der in das Gehirn gelangten Menge) zwei bis vier Stunden nachweisbar ist [14].


1. Wu G, Meininger CJ, Knabe DA, Bazer FW, Rhoads JM. Arginine nutrition in development, health and disease. Curr Opin Clin Nutr Metab Care (2000) 01, 3: 1, 59-66.
2. Barbul A, Sisto DA, Wasserkrug HL, Efron G. Arginine stimulates immune response in healthy human beings. Surgery (1981) 90: 244.
3. Barbul A, Wasserkrug HL, Yoshimura N, Tao R, Efron G. High arginine levels in intravenous hyperalimentation abrogate post-traumatic immune supression. J Surg Res (1984) 36: 620ff.
4. Wolf A, Zalpour C, Theilmeier G et al. Dietary L-arginine supplementation normalizes platelet aggregation in hypercholesterolemic humans. J Am Coll Cardiol (1997) 29: 479-485.
5. Garlichs CD, Beyer J, Zhang H, Schmeisser A, Plötze K, Mügge A, Schellong S, Daniel WG. Decreased plasma concentrations of L-hydroxy-arginine as a marker of reduced NO formation in patients with combined cardiovascular risk factors. J Lab Clin Med (2000) 05, 135: 5, 419-425.
6. Boger RH, Bode-Boger SM, Brandes RP, Phivthong-ngam L, Bohme M, Nafe R, Mugge A, Frolich JC. Dietary L-arginine reduces the progression of atherosclerosis in cholesterol-fed rabbits: comparison with lovastatin. Circulation (1996) 4: 1282-1290.
7. Korting GE, Smith SD, Wheeler MA et al. A randomized double-blind trial of oral L-arginine for treatment of interstitial cystitis. J Urol (1999) 161: 558-565.
8. Smith SD, Wheeler MA, Foster HE Jr, Weiss RM. Improvement in interstitial cystitis symptom scores during treatment with oral L-arginine. J Urol (1997) 158: 703-708.
9. Harima A, Shimizu H, Takagi H. Analgesic effect of L-arginine in patients with persistent pain. Eur Neuropsychopharmacol (1991) 12, 1: 4, 529-533.
10. Schmidt P, Gleispach H, Wolf W, Pressenhofer H, Schwaberger G. Leistungsbeeinflussung und Stoffwechselveränderungen während einer Langzeitbelastung unter Argininaspartat. Leistungssport (1980) 6: 486ff.
11. Colombani PC, Bitzi R, Rindova P, Frey W, Arnold M, Langhans W, Wenk C. Chronic arginine aspartate supplementation in runners reduces total plasma amino acid level at rest and during a marathon run. Eur J Nutr (1999) 12, 38: 6, 263-270.
12. Isidori A, Lo Mosaco A, Cappa M: A study of growth hormone release in man after oral administration of amino acids. Current Medical Research and Opinion (1981) 7:

13. Beni M, Pellegrini-Giampietro DE, Moroni F. A new endogenous anxiolytic agent: L-pyroglutamic acid. Fundamental Clinical Pharmacology (1988) 2:

14. Chanal JL, Audran M, Sicard MT, Briley, M. Brain penetration of orally administered sodium pyroglutamate. J Pharm Pharmacol (1988) 40:

15. Reynolds JV, Daly JM, Zhang S, Evantash E, Shou J, Sigal R, Ziegler MM. Immunomodulatory mechanisms of arginine. Surgery (1988) 104(2): 142-151.

16. Lu SL. Effect of arginine supplementation on T-lymphocyte function in burn patients. Zhonghua Zheng Xing Shao Shang Wai Ke Za Zhi (1993) 9(5): 368-371, 398.

17. Brittenden J, Park KG, Heys SD, Ross C, Ashby J, Ah-See AK, Eremin O. L-arginine stimulates host defenses in patients with breast cancer. Surgery (1994) 115(2): 205-212.

18. Wiebke EA, Grieshop NA, Sidner RA, Howard TJ, Yang S. Effects of L-arginine supplementation on human lymphocyte proliferation in response to nonspecific and alloantigenic stimulation. J Surg Res (1997) 70(1): 89-94.

19. Bredt DS. Endogenous nitric oxide synthesis: biological functions and pathophysiology. Free Radic Res (1999) 31(6): 577-596.

20. Adams MR, Forsyth CJ, Jessup W, Robinson J, Celermajer DS. Oral L-arginine inhibits platelet aggregation but does not enhance endothelium-dependent dilation in healthy young men. J Am Coll Cardiol (1995) 26(4): 1054-1061.

21. Hurson M, Regan MC, Kirk SJ, Wasserkrug HL, Barbul A. Metabolic effects of arginine in a healthy elderly population. JPEN J Parenter Enteral Nutr (1995) 19(3): 227-230.

22. Cartledge J, Minhas S, Eardley I. The role of nitric oxide in penile erection. Expert Opin Pharmacother (2001) 2(1): 95-107

23. Moody JA, Vernet D, Laidlaw S, Rajfer J, Gonzalez-Cadavid NF. Effects of long-term oral administration of L-arginine on the rat erectile response. J Urol (1997) 158 (3 Pt 1): 942-947.

24. Aydin S, Inci O, Alagol B. The role of arginine, indomethacin and kallikrein in the treatment of oligoasthenospermia. Int Urol Nephrol (1995) 27(2): 199-202.

25. Merck KG, 64271 Darmstadt: Datenblatt L-Arginin/L-Arginin-Monohydrochlorid für biochemische Zwecke. CD-ROM Version 1999/2 D

## 7.2 Ornithin

Ornithin kommt im Nahrungseiweiß nicht vor. Es entsteht erst im Harnstoffwechsel des Körpers oder bei der Verarbeitung von Lebensmitteln aus zwei Arginin-Molekülen. Die wichtigste Funktion des Ornithins ist

**Abb. 8 Molekülstruktur Ornithin**

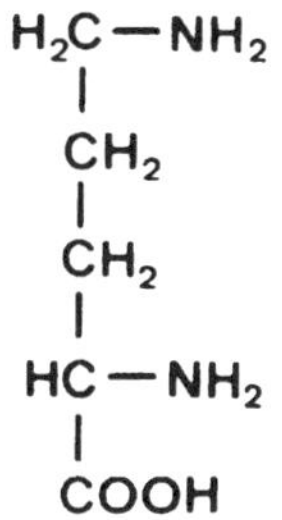

L-Ornithin

Abbildung entnommen: Pschyrembel. Klinisches Wörterbuch. Walter de Gruyter. Berlin, New York 1994, S. 53

wohl im Abbau von Ammoniak zu sehen, einem leistungsmindernden Endprodukt des Eiweißstoffwechsels. Ebenso wie Arginin kann Ornithin die Hirnanhangdrüse zu einer verstärkten Sekretion von STH anregen, allerdings bei oraler Zufuhr nur in recht hohen Dosierungen zuverlässig nachgewiesen (13 g pro Tag) [1]; dabei muß mit Nebenwirkungen (Magen-Darm-Störungen) gerechnet werden.

In Form von Ornithinaspartat wird diese Aminosäure bei Erkrankungen der Leber eingesetzt. 18 g Ornithinaspartat führten bei Patienten mit Leberzirrhose und hepatischer Enzephalopathie (einer Gehirnerkrankung durch Fehlfunktion der Leber) zu deutlichen Verbesserungen der Leberfunktion und der Blutwerte [2]. Bei leichteren Leberfunktionsstörungen dürften auch geringere Dosen von Ornithin (3-10 g) den Heilungsverlauf begünstigen.

Die Produktion von Ornithin im Körper kann gesteigert werden, wenn die Aminosäure Arginin als Vorläufer des Ornithins vermehrt zugeführt wird. Ornithin ist ausgesprochen ungiftig; die orale Toxizität als Ornithin-Monohydrochlorid (LD 50), ermittelt im Tierversuch an der Ratte, beträgt 10.000 mg pro kg Körpergewicht [11]. Die Lagerung wird empfohlen bei Zimmertemperatur (+15 bis +25°C), dicht verschlossen und trocken [11].

### *7.2.1 Ornithin-alpha-Ketoglutarat*

Ornithin-alpha-Ketoglutarat (OKG), auch Ornithin-2-oxo-Glutarat genannt, ist die Kombination der Aminosäure Ornithin mit alpha-Ketoglutarat, das die gleiche Kohlenstoffstruktur wie Glutaminsäure beinhaltet. Wegen seiner aufbauenden und immunstimulierenden Eigenschaften wird OKG in Europa schon lange zur unterstützenden Therapie von schweren Erkrankungen eingesetzt, so z.B. bei Krebspatienten, schweren Verletzungen, Verbrennungen und Infektionen. Bei schweren Brandverletzungen führten 10-30 g OKG pro Tag zu deutlich beschleunigter Wundheilung und verkürztem Krankenhausaufenthalt [3,4]. Auch die Behandlung akuter Erkrankungen im Alter läßt sich durch OKG unterstützen: 10 g OKG pro Tag über zwei Monate führten zu deutlich gesteigertem Appetit und Gewichtszunahme; gleichzeitig verkürzte sich der Genesungprozeß, die zur Behandlung notwendige Menge an Medikamenten und die Betreuungszeit durch Ärzte bzw. Krankenschwestern wurde reduziert [5].

Ornithin-alpha-Ketoglutarat sorgt für eine größere Ausschüttung von Wachstumshormon, als wenn Ornithin und alpha-Ketoglutarat einzeln zugeführt werden. Darüber hinaus dienen Ornithin und alpha-Ketoglutarat des OKG-Moleküls als Grundstoff zur Synthese von Glutamin, einer Aminosäure mit anabolen und immunstimulierenden Eigenschaften. Das alpha-Ketoglutarat unterstützt überdies Ornithin beim Abbau von Ammoniak. OKG sorgt auch für eine erhöhte Insulinausschüttung, was einen verstärkten Transport von Aminosäuren und Nährstoffen in die Muskelzellen bewirkt. Darüber hinaus trägt OKG über die Aufspaltung von Ornithin in zwei Argininmoleküle zur Aufstockung der Argininreserven bei, wobei Arginin wiederum die Ausschüttung von Wachstumshormon anregt [6].

Colgan [7] empfiehlt zur erhöhten Wachstumshormonausschüttung eine Tagesdosis von 120 mg OKG pro kg Körpergewicht einzunehmen; einmal täglich auf nüchternen Magen, im Abstand von drei Stunden zur letzten Eiweiß-Mahlzeit und zwar dann, wenn der Körper ohnehin Wachstumshormon ausschüttet [8]. Da der größte Wachstumshormonsschub etwa eine Stunde nach dem Einschlafen erfolgt, ist die Einnahme kurz vor dem Schlafengehen am sinnvollsten. Bei einem 100 kg schweren Athleten wäre demnach eine Dosis von 12 g einzunehmen; bei geringerem Gewicht entsprechend weniger. Nach Feliciano [9] können statt OKG auch Ornithin und alpha-Ketoglutarat (oxo-Glutarat) einzeln eingenommen werden, da OKG im Magen ohnehin in diese Bestandteile zerlegt wird.

**Tab. 38 Datenblatt Ornithin/Ornithin-alpha-Ketoglutarat (OKG)**

| | |
|---|---|
| **Positive Effekte** | Ornithin und OKG: Erhöhte Ausschüttung von Wachstumshormon, vermehrter Ausstoß von Insulin, fördern die Ammoniakentgiftung, stocken die Arginin-Reserven auf. OKG: Versorgt den Körper mit Glutamin und Arginin, fördert den Genesungsprozess. |
| **Unbedenklichkeit** | In angegebener Dosierung sicher. Hohe Einzeldosierungen (mehr als 15-20 g) können zu Ungleichgewichten im Aminosäurestoffwechsel führen. |
| **Biologische Verfügbarkeit** | 1. Wahl: Ornithin<br>2. Wahl: Ornithin-Hydrochlorid<br>3. Wahl: Ornithin-alpha-Ketoglutarat (2-oxo-Glutarat) |
| **Optimale Dosierung** | Ornithin:<br>• STH-Sekretion: 5-8 g vor dem Schlafengehen oder vor dem Training (Einahmedisziplin).<br>• Steigerung der Leberfunktion, Wachstumsstimulation: 5-18 g pro Tag, aufgeteilt in mehrere Einzelgaben.<br>OKG:<br>• Beschleunigte Wundheilung bei Brandverletzungen: 10-30 g täglich<br>• Gewichtszunahme, Appetitsteigerung bei alten Patienten (unterstützende Behandlung): 10 g täglich<br>• STH-Sekretion: 120 mg pro kg Körpergewicht am Tag; entweder als Einzeldosis vor dem Schlafengehen, oder 50 % vor dem Training und 50 % vor dem Schlafengehen. |
| **Nebenwirkungen** | Ornithin: In hoher Einzeldosierung Kopfschmerzen, Durchfall. OKG: Sehr unangenehmer Geschmack. |
| **Wechselwirkungen** | Keine |

**Tab. 38 Datenblatt Ornithin/Ornithin-alpha-Ketoglutarat (Fortsetzung)**

| | |
|---|---|
| **Besondere Hinweise** | Ein Großteil der Wirkungen von OKG sind vermutlich auf seine Rolle als Vorläufer von Glutamin zurückzuführen; die Einnahme von reinem Glutamin verspricht diesbezüglich bessere Wirkungen. Ornithin-Monohydrochlorid Toxizität (LD 50, Ratte oral) 10.000 mg pro kg Körpergewicht. Lagerung bei +15 bis +25°C, dicht verschlossen und trocken. |

Obwohl Ornithin in diesen Mengen nicht giftig ist, können sich Unverträglichkeitsreaktionen wie Kopfschmerzen oder Durchfall einstellen. Eine Alternative dazu wäre die mehrmalige Einnahme von OKG am Tag, am besten wiederum zu den Zeiten, wo der Wachstumshormonausstoß am größten ist – eine halbe Stunde vor dem Training und vor dem Schlafengehen; dabei ist Einnahmedisziplin gefordert.

Den Rückmeldungen von Athleten zufolge ist trotz des theoretischen Potenzials von OKG eine Auswirkung auf die sportliche Leistungsfähigkeit kaum spürbar. Viele klagen außerdem über den widerwärtigen Geschmack der Verbindung. Abgesehen davon deuten Studienergebnisse darauf hin, daß OKG seine Wirkungen vornehmlich dadurch entfaltet, daß alpha-Ketoglutarat im Körper in Glutamin umgewandelt wird und erst diese Aminosäure einen Großteil der Effekte von OKG auslöst [10]. Die Umwandlung läuft allerdings recht ineffektiv ab. Da sich die Zufuhr von reinem Glutamin weitaus deutlicher auswirkt (was auch von Sportlern bestätigt wird) und Glutamin, auf nüchternen Magen eingenommen, ebenfalls eine Wachstumshormon-Ausschüttung bewirkt, erscheint es sinnvoller, Glutamin statt dessen Vorstufe OKG einzunehmen (siehe hierzu unter Glutamin). Denkbar wäre auch eine Kombination von Ornithin mit Glutamin, um von den immunstimulierenden Wirkungen des Ornithins ebenfalls zu profitieren.

1. Bucci L, Hickson JF et al. Ornithine ingestion and growth hormone release in bodybuilders. Nutr Res (1990) 10: 239-245.
2. Stauch S, Kircheis G, Adler G et al. Oral L-ornithine-L-aspartate therapy of chronic hepatic encephalopathy: results of a placebo-controlled double-blind study. J Hepatol (1998) 28: 856-864.
3. Cynober L. Amino acid metabolism in thermal burns. JPEN (1989) 13: 196.
4. De Bandt JP, Coudray-Lucas C, Lioret N et al. A randomized controlled trial of the influence of the mode of enteral ornithine alpha-ketoglutarate administration in burn patients. J Nutr (1998) 128: 563-569.
5. Brocker P, Vellas B, Albarede JL, Poynard T. A two-centre, randomized, double-blind trial of ornithine oxoglutarate in 194 elderly, ambulatory, convalescent subjects. Age Ageing (1994) 23: 303-306.
6. Cynober L. Ornithine alpha-ketoglutarate in nutritional support. Nutrition (1991) 7: 313-322.
7. Colgan M. Optimum sports nutrition. Advanced Research Press, New York 1993
8. Colgan M: OKG – caveat emptor. Muscular Development (1993) 3:
9. Feliciano, J. Ornithin-Alpha-Ketoglutarat. Muscle & Fitness (1994) 2:
10. Vinnars E, Hammarqvist F, von der Decken A, Wernerman J. Role of glutamine and its analogs in posttraumatic muscle protein and amino acid metabolism. JPEN J Parenter Enteral Nutr (1990) 14(4 Suppl): 125S-129S.
11. Merck KG, 64271 Darmstadt: Datenblatt L-Ornithin-Monohydrochlorid für biochemische Zwecke. CD-ROM Version 1999/2 D

## 7.3 Isoleuzin

Isoleuzin ist eine der drei verzweigtkettigen Aminosäuren (engl. Branched Chain Amino Acids genannt, oder abgekürzt BCAAs), so genannt wegen ihrer spezifischen Molekülstruktur. BCAAs sind für den Muskelaufbau extrem wichtig, nahezu 35 % der Muskulatur setzen sich aus ihnen zusammen. Isoleuzin kann als Energielieferant in den Muskelzellen dienen, sowie einer übermäßigen Serotoninbildung im Gehirn durch Hemmung der Tryptophan-

**Tab. 39 Gute natürliche Quellen für Isoleuzin**

- Molkenprotein
- Casein
- Fleischprotein
- Eiprotein
- Haselnussprotein

aufnahme entgegenwirken. Deshalb wird diese Aminosäure, ebenso wie die anderen BCAAs, bei Lebererkrankungen eingesetzt. Ein Mangel an Isoleuzin äußert sich in einem Verlust an Muskelmasse. Da diese Aminosäure bei abfallenden Glykogenspiegeln im Muskel eine bedeutende Rolle bei der Energiegewinnung übernimmt, sind für einen Mangel Symptome wie Muskelschwäche, Lustlosigkeit und Abgeschlagenheit typisch. Ähnlich wie die anderen BCAAs, Valin und Leuzin, führt Isoleuzin zu einer Insulinsekretion, so daß die Zufuhr isoleuzinreicher Proteinquellen nach sportlichem Training sinnvoll erscheint. (Zu den Wirkungen der BCAAs siehe auch unter 6.2).

**Abb. 9 Molekülstruktur Isoleuzin**

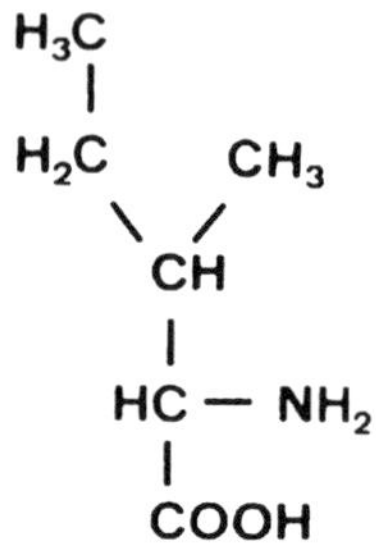


L-Isoleuzin

Abbildung entnommen: Pschyrembel. Klinisches Wörterbuch. Walter de Gruyter. Berlin, New York 1994, S. 53

Daten zur oralen Toxizität (LD 50) liegen nicht vor; bei gleichzeitiger Verabreichung aller drei verzweigtkettigen Aminosäuren in einem sinnvollen Verhältnis (Leuzin : Isoleuzin : Valin = 1-2 : 1 : 1) liegt diese aber sehr niedrig, da der Körper die Aminosäuren zur Proteinsynthese nutzt. Isoleuzin sollte bei Zimmertemperatur (+15 bis +25°C), dicht verschlossen und trokken gelagert werden [1].


1. Merck KG, 64271 Darmstadt: Datenblatt L-Isoleuzin für biochemische Zwecke. CD-ROM Version 1999/2 D
2. Weitere Literaturangaben zu den verzweigtkettigen Aminosäuren in Kapitel 6, 18-29 und 50-54.

**Tab. 40 Datenblatt Isoleuzin**

| | |
|---|---|
| **Positive Effekte** | Anabole Wirkung in der Muskulatur, kann bei Glykogenmangel als Energielieferant dienen, fördert die Insulinausschüttung. Wirkt übermäßiger Serotoninbildung im Gehirn entgegen, insbesondere bei Lebererkrankungen. |
| **Unbedenklichkeit** | In angegebener Dosierung sicher. Die isolierte Zufuhr in hohen Dosierungen (mehr als 10 g) kann zu Ungleichgewichten im Aminosäurestoffwechsel führen. |
| **Biologische Verfügbarkeit** | 1. Wahl: Isoleuzin |
| **Optimale Dosierung** | • Stimulation der Insulinsekretion und Einleitung anaboler Prozesse: Nach dem Training 4-8 g zusammen mit den anderen BCAAs Leuzin und Valin einnehmen (Verhältnis Leuzin : Isoleuzin : Valin = 1-2 : 1 : 1)<br>• Lebererkrankungen, die zu einem Abfall der BCAA-Konzentration im Blut führen: Tägliche Dosis in ähnlicher Höhe erscheint sinnvoll. |
| **Nebenwirkungen** | In angegebener Dosierung keine zu erwarten |
| **Wechselwirkungen** | Keine |
| **Besondere Hinweise** | Stets zusammen mit den anderen BCAAs Leuzin und Valin einnehmen, sonst sind Störungen im Proteinstoffwechsel möglich. Daten zur Toxizität (LD 50) liegen nicht vor; bei gleichzeitiger Verabreichung aller drei BCAAs in sinnvollem Verhältnis (s.o.) liegt diese aber sehr niedrig, da der Körper die Aminosäuren zur Proteinsynthese nutzt. Lagerung bei +15 bis +25°C, dicht verschlossen und trocken. |

## 7.4 Leuzin

Leuzin, eine weitere verzweigtkettige Aminosäure, ist für den Erhalt und Aufbau von Muskelgewebe unerlässlich. Es unterstützt die Proteinsynthese in Muskeln und Leber, hemmt den Abbau von Muskelprotein und unterstützt Heilungsprozesse. Wie Isoleuzin kann auch Leuzin als Energielieferant auf zellulärer Ebene dienen, sowie eine übermäßige Serotoninbildung und die damit einhergehende Ermüdung verhindern.

Ein Mangel an dieser Aminosäure ist entweder durch eine ungenügende Zufuhr mit der Nahrung oder einen Mangel an Vitamin B6 bedingt. Als Nahrungsergänzung sollte Leuzin nur zusammen mit Isoleuzin und Valin verwendet werden, da ansonsten die Proteinsynthese nicht optimal abläuft.

Im Energiestoffwechsel kommt dem Leuzin eine besondere Bedeutung zu. Besonders in Zeiten reduzierter Kohlenhydratzufuhr z.B. bei einer Schlankheitskur oder in der Wettkampfvorbereitung kann Leuzin die Auswirkungen einer reduzierten Energiezufuhr durch Glukose aus Kohlenhydraten mindern, indem es den Abbau von Glukose in Muskeln und Gehirn hemmt [1]. Dagegen werden Valin und Isoleuzin bei einem Kohlenhydratmangel hauptsächlich zur Glukoneogenese (Neubildung von Glukose) verwen-

**Abb. 10 Molekülstruktur Leuzin**

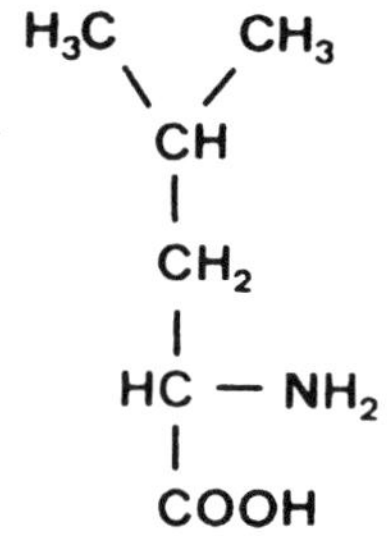


L-Leuzin

Abbildung entnommen: Pschyrembel. Klinisches Wörterbuch. Walter de Gruyter. Berlin, New York 1994, S. 53

**Tab. 41 Gute natürliche Quellen für Leuzin**

- frei im Kakao
- Molkenprotein
- Haferprotein
- Maisprotein
- Hirseprotein
- Eiprotein
- Casein
- Haselnussprotein

**Tab. 42 Datenblatt Leuzin**

| | |
|---|---|
| **Positive Effekte** | Anabole Wirkung in der Muskulatur, kann bei Glykogenmangel als Energielieferant dienen, fördert die Insulinausschüttung. Wirkt übermäßiger Serotoninbildung im Gehirn entgegen, insbesondere bei Lebererkrankungen. Positive Effekte für den Muskelaufbau über das Stoffwechselprodukt HMB möglich, ebenso cholesterin- und blutdrucksenkende Effekte. |
| **Unbedenklichkeit** | In angegebener Dosierung sicher. Die isolierte Zufuhr in hohen Dosierungen (mehr als 10 g) kann zu Ungleichgewichten im Aminosäurestoffwechsel führen. |
| **Biologische Verfügbarkeit** | 1. Wahl: Leuzin |
| **Optimale Dosierung** | • Stimulation der Insulinsekretion und Einleitung anaboler Prozesse: Nach dem Training 4-8 g zusammen mit den anderen BCAAs Isoleuzin und Valin einnehmen (Verhältnis Leuzin : Isoleuzin : Valin = 1-2 : 1 : 1)<br>• Lebererkrankungen, die zu einem Abfall der BCAA-Konzentration im Blut führen: Tägliche Dosis in ähnlicher Höhe erscheint sinnvoll. |
| **Nebenwirkungen** | In angegebener Dosierung keine zu erwarten |
| **Wechselwirkungen** | Keine |
| **Besondere Hinweise** | Stets zusammen mit den anderen BCAAs Isoleuzin und Valin einnehmen, sonst Störungen im Proteinstoffwechsel möglich. Daten zur Toxizität (LD 50) liegen nicht vor; bei gleichzeitiger Verabreichung aller drei BCAAs in sinnvollem Verhältnis (s.o.) liegt diese aber sehr niedrig, da der Körper die Aminosäuren zur Proteinsynthese nutzt. Lagerung bei +15 bis +25°C, dicht verschlossen und trocken. |

det. Allerdings darf die Wirkung von Leuzin als Regulator bei Glukosemangel nicht überbewertet werden; sie rechtfertigt allein keine erhöhte Leuzinzufuhr [2]. Wichtiger ist in diesem Zusammenhang der im Vergleich zu anderen Aminosäuren überproportional starke Abbau von Leuzin in den Muskeln bei körperlicher Belastung. Der Verlust an Leuzin wird schnell durch körpereigene Reserven (Aminosäurenpool, Muskeleiweiß) ausgeglichen. Dieser Umstand würde schon eher eine überproportionale Zufuhr von Leuzin beim Sportler rechtfertigen. Trotzdem muß davon abgeraten werden, Leuzin isoliert einzunehmen. Besser ist die Zufuhr von hochwertigem Protein, das einen hohen Gehalt an Leuzin aufweist, oder die Kombination aller drei BCAAs mit anderem Protein.

Beim Abbau von Leuzin im Organismus entsteht Ketoisocaproat und nachfolgend beta-hydroxy-beta-Methylbutyrat (HMB), dem, zumindest bei Trainingsneulingen, eine gewisse anabole/antikatabole Wirkung nachgesagt wird. Ebenso gibt es Hinweise auf eine cholesterin- und blutdrucksenkende Wirkung. (Zu den Wirkungen der BCAAs siehe auch unter 6.2).

Daten zur oralen Toxizität (LD 50) liegen nicht vor. Bei gleichzeitiger Verabreichung aller drei verzweigtkettigen Aminosäuren in einem sinnvollen Verhältnis (Leuzin : Isoleuzin : Valin = 1-2 : 1 : 1) liegt diese aber sehr niedrig, da der Körper die Aminosäuren zur Proteinsynthese nutzt. Leuzin sollte bei Zimmertemperatur (+15 bis +25°C), dicht verschlossen und trocken gelagert werden [3].

1. Chang TW. Leucine inhibits oxidation of glucose and pyruvate in skeletal muscle during fasting. J Biol Chem. (1978) 253(10): 3696-3701.

2. Wolfe RR, Goodenough RD, Wolfe MH, Royle GT, Nadel ER. Isotopic analysis of leucine and urea metabolism in exercising humans. J Appl Physiol (1982) 52(2): 458-466.

3. Merck KG, 64271 Darmstadt: Datenblatt L-Leuzin für biochemische Zwecke. CD-ROM Version 1999/2 D

4. Weitere Literaturangaben zu den verzweigtkettigen Aminosäuren in Kapitel 6, 18-29 und 50-54.

**Abb. 11 Molekülstruktur Valin**

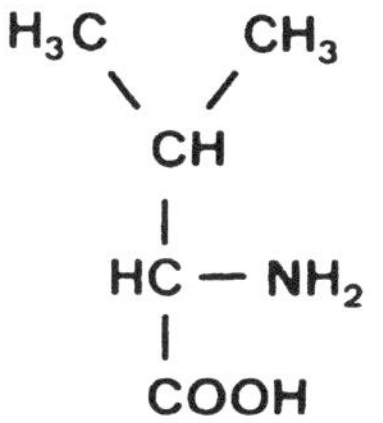


L-Valin

Abbildung entnommen: Pschyrembel. Klinisches Wörterbuch. Walter de Gruyter. Berlin, New York 1994, S. 53

**Tab. 43 Gute natürliche Quellen für Valin**

- Molkenprotein
- Casein
- Eiprotein
- Fleischprotein
- Haferprotein
- Vollreisprotein
- Haselnussprotein

## 7.5 Valin

Valin ist die dritte verzweigtkettige Aminosäure. Sie wirkt zusammen mit Isoleuzin und Leuzin und kann wie diese als Energielieferant für die Muskelzellen dienen, sowie einer übermäßigen Serotoninbildung im Gehirn entgegenwirken. Ein Mangel ist entweder auf eine ungenügende Versorgung mit Vitamin B6 oder hochwertigem (alle unentbehrlichen Aminosäuren enthaltendem) Protein zurückzuführen. (Zu den Wirkungen der BCAAs siehe auch unter 6.2).

Daten zur oralen Toxizität (LD 50) liegen nicht vor; bei gleichzeitiger Verabreichung aller drei BCAAs im sinnvollen Verhältnis (Leuzin : Isoleuzin : Valin = 1-2 : 1 : 1) liegt diese aber sehr niedrig, da der Körper die Aminosäuren zur Proteinsynthese nutzt. Valin sollte bei Zimmertemperatur (+15 bis +25°C), dicht verschlossen und trocken gelagert werden [1].

1. Merck KG, 64271 Darmstadt: Datenblatt L-Valin für biochemische Zwecke. CD-ROM Version 1999/2 D
2. Weitere Literaturangaben zu den verzweigtkettigen Aminosäuren in Kapitel 6, 18-29 und 50-54.

**Tab. 44 Datenblatt Valin**

| | |
|---|---|
| **Positive Effekte** | Anabole Wirkung in der Muskulatur, kann bei Glykogenmangel als Energielieferant dienen, fördert die Insulinausschüttung. Wirkt übermäßiger Serotoninbildung im Gehirn entgegen, insbesondere bei Lebererkrankungen. |
| **Unbedenklichkeit** | In angegebener Dosierung sicher. Die isolierte Zufuhr in hohen Dosierungen (mehr als 10 g) kann zu Ungleichgewichten im Aminosäurestoffwechsel führen. |
| **Biologische Verfügbarkeit** | 1. Wahl: Valin |
| **Optimale Dosierung** | • Stimulation der Insulinsekretion und Einleitung anaboler Prozesse: Nach dem Training 4-8 g zusammen mit den anderen BCAAs Isoleuzin und Leuzin einnehmen (Verhältnis Leuzin : Isoleuzin : Valin = 1-2 : 1 : 1)<br>• Lebererkrankungen, die zu einem Abfall der BCAA-Konzentration im Blut führen: Tägliche Dosis in ähnlicher Höhe erscheint sinnvoll. |
| **Nebenwirkungen** | In angegebener Dosierung keine zu erwarten |
| **Wechselwirkungen** | Keine |
| **Besondere Hinweise** | Stets zusammen mit den anderen BCAAs Isoleuzin und Leuzin einnehmen, sonst sind Störungen im Proteinstoffwechsel möglich. Daten zur oralen Toxizität (LD 50) liegen nicht vor; bei gleichzeitiger Verabreichung aller drei BCAAs in sinnvollem Verhältnis (s.o.) liegt diese aber sehr niedrig, da der Körper die Aminosäuren zur Proteinsynthese nutzt. Lagerung bei +15 bis +25°C, dicht verschlossen und trocken. |

## 7.6 Lysin

Ein Mangel an Lysin kann die Proteinsynthese beeinträchtigen, so daß die Neubildung von Muskel- und Bindegewebe verlangsamt wird. Lysin wird zur Behandlung von Herpesinfektionen (speziell Herpes simplex) eingesetzt. Während der normale Heilungsprozess innerhalb von sieben Tagen einsetzt und für gewöhnlich nach spätestens drei Wochen abgeschlossen ist, wurde an Herpespatienten, die mit Lysin behandelt wurden, eine erheblich beschleunigte Heilung beobachtet. Die Patienten erhielten 800 bis 1000 mg Lysin während der akuten Phase der Infektion und 500 mg pro Tag als Erhaltungsdosis [1], wobei kurzfristig auch höhere Dosierungen möglich sind. Ein Einsatz bei genitalem Herpes wird von manchen Experten ebenfalls als sinnvoll erachtet.

Lysin dient im Organismus als Ausgangsstoff für die Synthese von Carnitin. Eine einmalige Dosis von 5 g Lysin kann die körpereigenen Spiegel von Carnitin über einen Zeitraum von 72 Stunden um das sechsfache erhöhen. Für diese Reaktion müssen ausreichende Mengen von Vitamin C, Eisen und Niacin (Vitamin B3) vorhanden sein [2].

Darüber hinaus verstärkt Lysin die Wirkung von Arginin, weil es den Transfer dieser Aminosäure vom Blut in die Zellen verzögert und damit für höhere Blutkonzentrationen sorgt. Ein positiver Nebeneffekt der Einnahme von Lysin ist die verstärkte Speicherung von Calcium. Deshalb ist eine Zufuhr lysinreicher Lebensmittel bzw. die Nahrungsergänzung mit Lysin bei Osteoporose durchaus sinnvoll. Die Wundheilung wird durch eine ausreichende Lysinzufuhr ebenfalls optimiert, da

**Abb. 12 Molekülstruktur Lysin**

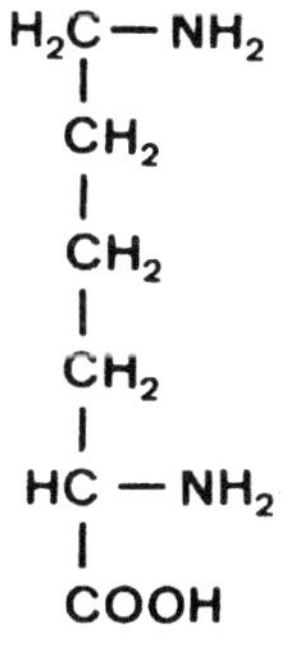


L-Lysin

Abbildung entnommen: Pschyrembel. Klinisches Wörterbuch. Walter de Gruyter. Berlin, New York 1994, S. 53

diese Aminosäure, zusammen mit Prolin, ein wesentlicher Bestandteil des Kollagens ist.

**Tab. 45 Gute natürliche Quellen für Lysin**

- frei im Kartoffelwasser
- Molkenprotein
- Casein
- Eiprotein
- Fleischprotein
- Sojaprotein
- Kartoffelprotein
- Amaranthprotein
- Weizenkeimprotein
- Linsenprotein

Nach Dr. Rath könnten sich Lysin und Prolin auch zur Vorbeugung und Behandlung von Atherosklerose (Arterienverkalkung) eignen. Beide Aminosäuren verhindern die Ablagerung von Lipoprotein(a) in der Arterienwand. Lipoprotein(a) ist ein mit dem Low-Density-Lipoprotein (LDL) verwandter, aber besonders „klebriger“ Blutfettfaktor, der für den Großteil der Fettablagerungen in der Arterienwand verantwortlich ist. Darüber hinaus sind Lysin und Prolin in der Lage, bereits in atherosklerotischen Ablagerungen der Arterienwand deponiertes Lipoprotein(a), sowie andere Lipoproteine wieder zu entfernen. Durch Lysin und Prolin in Dosierungen von 450 mg pro Tag, in Verbindung mit Vitaminen, Mineralien und einigen anderen Aminosäuren (Cystein, Carnitin und Arginin, jeweils 150 mg pro Tag) konnte im Verlauf eines Jahres das Fortschreiten der Atherosklerose deutlich gebremst (um 50-65 % im Frühstadium) und in einem Fall im Frühstadium der Erkrankung sogar umgekehrt werden [3]. Dabei wird eine synergistische Wirkung aller verabreichten Komponenten angenommen (siehe Tabelle 46).

Bei vegetarischen Lebensmitteln ist Lysin fast immer die limitierende Aminosäure, d.h. mit nur wenig Lysin kann die Proteinqualität fast aller pflanzlichen Nahrungsmittel aufgewertet werden. Beim Erhitzen von Lysin entstehen allerdings unverdauliche Produkte, so daß Backwaren, ohnehin schon aus lysinarmen Mehlen hergestellt, meist einen stark reduzierten Lysingehalt und damit eine sehr schlechte Proteinwertigkeit aufweisen. In diesem Zusammenhang ist von Bedeutung, daß der Lysingehalt von Weizenprotein mit zunehmender Düngung abnimmt. Auch Cornflakes, aus stickstoffhungrigem und oftmals stark gedüngtem Mais hergestellt, sind arm an

**Tab. 46 Kombinationstherapie mit Vitaminen, Mineralien und Aminosäuren zur Behandlung der Koronarsklerose nach Dr. Rath**

Die Kombinationstherapie mit Vitaminen, Mineralien und Aminosäuren lieferte – ohne Nebenwirkungen – eindrucksvolle Ergebnisse: Mittels ultraschneller Computertomographie (auf einer Imatron C-100) wurde festgestellt, daß nach einem Jahr bei der Versuchsgruppe (50 Männer und 5 Frauen) das Fortschreiten der Atherosklerose deutlich gebremst werden konnte. In der gesamten Gruppe ergab sich eine um durchschnittlich 11% verringerte Zuwachsrate der Plaques in den Herzkranzgefäßen, wobei die frühen Stadien der Erkrankung deutlich besser auf die Therapie ansprachen; hier wurde eine um 50-65% gesenkte Zuwachsrate der Ablagerungen festgestellt [a].

Interessant war dabei, daß sich die größten Erfolge hinsichtlich der Verlangsamung des Fortschreitens der Atherosklerose erst nach sechs Monaten zeigten; in der zweiten Hälfte des Untersuchungszeitraums konnte das Fortschreiten der Erkrankung fast zum Stillstand gebracht werden, d.h. es wurden kaum noch neue Plaques gebildet. In einem Fall im Frühstadium der Erkrankung konnte die Verkalkung der Herzkranzgefäße sogar geheilt werden: Während der Patient zu Beginn der Studie noch erste Verkalkungen in der linken und rechten Herzkranzarterie aufwies, war nach einem Jahr der Kombinationstherapie keine Atherosklerose mehr feststellbar [a].

**Diese Substanzen wurden täglich für die Dauer eines Jahres eingenommen [a]**

| **Vitamine** | | **Mineralien** | | **Aminosäuren** | |
|---|---|---|---|---|---|
| • Vit. A (beta-Carotin) | 7500 I.E. | • Calzium | 150 mg | • Prolin | 450 mg |
| • Vitamin B1 | 30 mg | • Magnesium | 180 mg | • Lysin | 450 mg |
| • Vitamin B2 | 30 mg | • Kalium | 90 mg | • Carnitin | 150 mg |
| • Vitamin B3 | 195 mg | • Phosphat | 60 mg | • Arginin | 150 mg |
| • Vitamin B5 | 180 mg | • Zink | 30 mg | • Cystein | 150 mg |
| • Vitamin B6 | 45 mg | • Mangan | 6 mg | | |
| • Vitamin B12 | 90 µg | • Kupfer | 1,5 mg | | |
| • Vitamin C | 2700 mg | • Selen | 90 µg | | |

a. Rath M, Niedzwiecki A. Nutritional supplement program halts progression of early coronary atherosclerosis documented by ultrafast computed tomography. Journal of Applied Nutrition (1996) 48: 68-78.

**Tab. 47 Datenblatt Lysin**

| | |
|---|---|
| **Positive Effekte** | Fördert Proteinsynthese und Wundheilung, erhöht die Blutspiegel von Arginin (für die STH-Sekretion), steigert die Carnitinsynthese, fördert die Calciumspeicherung im Körper, hemmt die Vermehrung von Herpes-Viren. Vorbeugende und unterstützende Wirkung in der Behandlung der Atherosklerose möglich. |
| **Unbedenklichkeit** | In angegebener Dosierung sicher. Hohe Einzeldosierungen (mehr als 10 g) können zu Ungleichgewichten im Aminosäurestoffwechsel führen. |
| **Biologische Verfügbarkeit** | 1. Wahl: Lysin<br>2. Wahl: Lysin-Hydrochlorid |
| **Optimale Dosierung** | • Gesteigerte STH-Sekretion in Verbindung mit Arginin: Lysin zur Erhöhung der Blutspiegel von Arginin in halber Arginin-Menge einnehmen.<br>• Steigerung der Carnitin-Eigensynthese über drei Tage: 5 g täglich als Einmaldosis.<br>• Hemmung von Herpes-Viren: 800-1000 mg täglich bei akuter Infektion, danach 500 mg als Erhaltungsdosis pro Tag (in schweren Fällen sind höhere Tagesdosierungen möglich).<br>• Vorbeugung und Behandlung von Atherosklerose: 450 mg täglich, in Verbindung mit Prolin, Cystein, Arginin, Taurin, Vitaminen und Mineralien, siehe Tabelle 46. |
| **Nebenwirkungen** | In den angegeben Dosierungen keine zu erwarten, bei höherer Dosis Ungleichgewichte im Aminosäurestoffwechsel möglich |
| **Wechselwirkungen** | Keine |
| **Besondere Hinweise** | Lysin ist in fast allen pflanzlichen Proteinen die limitierende Aminosäure und kann durch den Verzehr tierischen |

**Tab. 47 Datenblatt Lysin (Fortsetzung)**

| | |
|---|---|
| | Proteins (insbesondere Milchprodukte) ergänzend zugeführt werden. Lysin-Monohydrochlorid Toxizität (LD 50, Ratte oral) 10.000 mg pro kg Körpergewicht. Lagerung bei +15 bis +25°C, dicht verschlossen und trocken. |

Lysin. Durch die starke Hitzeeinwirkung bei der Herstellung von Cornflakes und ähnlichen Produkten wird ein großer Teil des ohnehin geringen Lysingehaltes zerstört. Daher sind Cornflakes durch ihren extrem niedrigen Lysingehalt als Proteinlieferant beinahe wertlos. Die Kombination mit Milch allerdings, deren Eiweißfraktionen wie Casein und Laktalbumin reichlich Lysin aufweisen, kann das Cornflakes-Protein erheblich aufwerten und in den Optimalbereich anheben.

Lysin ist ungiftig; die orale Toxizität (LD 50), ermittelt im Tierversuch an der Ratte, beträgt für Lysinmonohydrochlorid 10.000 mg pro kg Körpergewicht [4]. Die Lagerung wird empfohlen bei Zimmertemperatur (+15 bis +25°C), dicht verschlossen und trocken.

1. Lee WH. Amazing amino acids. Keats Publishing Inc. 1984, S. 7
2. Brainum J. Amino Acids – the protein/growth connection. Ironman (1988) 7. 114.
3. Rath M, Niedzwiecki A. Nutritional supplement program halts progression of early coronary atherosclerosis documented by ultrafast computed tomography. Journal of Applied Nutrition (1996) 48: 68-78.
4. Merck KG, 64271 Darmstadt: Datenblatt L-Lysin-Monohydrochlorid für biochemische Zwecke. CD-ROM Version 1999/2 D

### 7.7 Methionin

Die unentbehrliche Aminosäure Methionin ist eine wichtige Quelle für organisch gebundenen Schwefel und dient im Körper als Lieferant von Methylgruppen. Methionin weist lipotrophe Eigenschaften auf, d.h. es hilft übermäßige Fetteinlagerungen in der Leber zu verhindern und unterstützt die Regeneration von Leber- und Nierengewebe. Gleichzeitig erhöht es die Produktion von Lecithin in der Leber.

Der Bedarf an Methionin steigt mit der Proteinzufuhr. Im Körper wird Methionin in S-Adenosyl-Methionin (SAMe) umgewandelt, das auch als Vorstufe von Cystein dient. Methionin ermöglicht somit die Bildung von Cystin (eine Verbindung aus zwei Cystein-Molekülen) und Taurin (entsteht aus Cystein) im Körper; es liefert Schwefel und Methylgruppen für die Synthese zahlreicher körpereigener Stoffe und verbessert die Wundheilung. Der Methioninbedarf ist in anabolen Phasen (Regeneration nach dem Training) besonders hoch. Bei der Beurteilung eines Proteins ist stets die Summe von Methionin und Cystein bzw. Cystin entscheidend. Die besten natürlichen Lieferanten sind Vollei, Sesam- bzw. Vollkornbrot, Mais, Reis und Molkenprotein. Casein, ein oft verwendeter Ausgangsstoff zur Herstellung von Proteinpulvern, enthält dagegen wenig Methionin und Cystein; entsprechend kann es durch die Nahrungsergänzung mit Methionin oder Cystein, bzw. NAC aufgewertet werden.

Der Methioninbedarf kann bis zu 80 % durch Cystein ersetzt werden, doch nach Reuss sollten nicht weniger als ein Drittel der Schwefelaminosäuren in Form von Methionin zugeführt werden. Bei einer zu geringen Zufuhr von Methionin kann Cystein zu einer unentbehrlichen Aminosäure werden. Ist die Nahrungsproteinzufuhr reich an Glyzin und Serin, ist überdies ein erheblicher Mehrverbrauch an Methionin möglich. Die Dosierung zur Nahrungsergänzung wird mit ca. 3 g Methionin oral pro Tag angegeben; bis zu diesem Wert wurde eine Zunahme der anabolen Wirkung festgestellt. Unverträglichkeitserscheinungen wurden bis zu einer Gabe von achtmal 1 g pro Tag nicht beobachtet [1]. Allerdings sind solch hohe Dosierungen wegen der Homocystein-Problematik nicht generell zu empfehlen; in der Medizin wird heute sogar der Anstieg des Homocysteins als Reaktion auf eine hohe Gabe von Methionin zur Feststellung einer Mangelversorgung mit Folsäure und anderen B-Vitaminen genutzt.

Reuss weist auf die Bedeutung des Vitamins B6 hin: Bei methioninreicher Ernährung und einem Mangel an B6 kann es durch den Anstieg des Homocysteinspiegels zu einer Begünstigung von Arteriosklerose kommen. Allerdings gibt es auch Hinweise darauf, daß die Zufuhr von 7 g Methionin die Homocysteinspiegel im Blut anhebt, selbst wenn keine Mängel an den schützenden Vitaminen B12, B6 und Folsäure vorliegen [2] (siehe dazu auch unter Cystein/Homocystein). Exzessive Zufuhren von Methionin konnen uberdies zu einer verstärkten Calciumausscheidung führen. Gefährdet sind hier vor allem weibliche Hochleistungssportler, deren oft sehr niedrige Körperfett- und Östrogenlevel einen erhöhten Calciumverlust ohnehin begünstigen. Dies kann langfristig zu Osteoporose (Knochenentkalkung) führen.

**Abb. 13 Molekülstruktur Methionin**

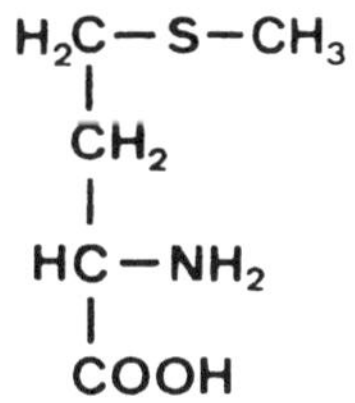


L-Methionin

Abbildung entnommen: Pschyrembel. Klinisches Wörterbuch. Walter de Gruyter. Berlin, New York 1994, S. 53

**Tab. 48 Gute natürliche Quellen für Methionin**

- Eiklarprotein
- Volleiprotein
- Fischprotein
- Leberprotein
- Haferprotein
- Paranussprotein
- Vollmaisprotein

Methionin kann bei einer Bleivergiftung unterstützend wirken; es weist auch antioxidative Eigenschaften auf. Ein ausreichender Methioninspiegel hält den Histaminspiegel niedrig und ist daher bei Allergien von Vorteil. Eine optimale Verwertung des wichtigen Spurenelementes Selen im Körper ist nur mit genügend Methionin möglich. AIDS-Patienten weisen in der Regel niedrige Methioninspiegel auf; der

**Tab. 49 Datenblatt Methionin**

| | |
|---|---|
| **Positive Effekte** | Wichtige schwefelhaltige Aminosäure, verstärkt die anabole Wirkung des Trainings. Wirkt antioxidativ, stresslindernd und unterstützt die Wirkung von Selen. Senkt den Histaminspiegel, wichtig für die Cholinproduktion, die Zellmembranen, als Vorstufe des Glutathions und des Carnitins. |
| **Unbedenklichkeit** | In angegebener Dosierung sicher. Höhere Einzeldosierungen (über 5 g) können zu Ungleichgewichten im Aminosäurestoffwechsel führen, den Homocysteinspiegel anheben und über die Bildung von Schwefelsäure den Säure-Basenhaushalt belasten |
| **Biologische Verfügbarkeit** | 1. Wahl: Methionin |
| **Optimale Dosierung** | • Förderung der anabolen Wirkung des Trainings im Sport: 2-3 g nach dem Training<br>• Verhinderung von Nervenschäden und Demenz bei AIDS: Bis zu 6 g täglich. |
| **Nebenwirkungen** | In den angegeben Dosierungen keine zu erwarten, bei höherer Dosis Nebenwirkungen möglich, siehe oben. |
| **Wechselwirkungen** | Reichliche Methioninzufuhr fördert die Calciumausscheidung. |
| **Besondere Hinweise** | Bei Einnahme von Methionin als Nahrungsergänzung auf eine ausreichende Vitamin B6-, B12- und Folsäureversorgung achten (Homocystein-Problematik). Dosierungen über 7 g täglich führen selbst bei ausreichender Vitaminversorgung zu einem Anstieg des Homocysteins! Der Methioninbedarf kann bis zu 80 % durch Cystein bzw. Cystin ersetzt werden. Methionin Toxizität (LD 50, Maus oral) 10.000 mg pro kg Körpergewicht. Lagerung bei +15 bis +25°C, dicht verschlossen und trocken. |

Mangel an dieser Aminosäure wurde mitverantvortlich gemacht für die AIDS-typischen Schädigungen des Nervensystems wie z.B. fortschreitende Demenz [3,4]. Die Zufuhr von 6 g Methionin pro Tag bei AIDS-Patienten ergab eine Verbesserung der Gedächtnisleistung [5].

Darüber hinaus wird Methionin für die Produktion von Cholin, einem Überträgerstoff zwischen den Nervenzellen (besonders im Gehirn) in der Form von Azetylcholin benötigt. Ein Methioninmangel kann zu depressiven Phasen führen. Als Vorstufe des starken körpereigenen Antioxidans Glutathion ist Methionin ein möglicher Schutzfaktor gegen viele Arten von schädlichen Einwirkungen, z.B. Strahlenschäden. Es dient außerdem als Bestandteil von Carnitin. Alle Körperzellen benötigen die schwefelhaltige Aminosäure für die Synthese der Zellmembranen.

Methionin ist ungiftig; die orale Toxizität (LD 50), ermittelt im Tierversuch an der Maus, beträgt für Methionin 10.000 mg pro kg Körpergewicht [6]. Die Lagerung wird empfohlen bei Zimmertemperatur (+15 bis +25°C), dicht verschlossen und trocken.

1. Reuss F. Die Bedeutung der schwefelhaltigen Aminosäuren in der Ernährung und Sportmedizin. Fitness News (1998) 7: 31.

2. McAuley DF, Hanratty CG, McGurk C et al. Effect of methionine supplementation on endothelial function, plasma homocysteine, and lipid peroxidation. J Toxicol Clin Toxicol (1999) 37: 435-440.

3. Tan SV, Guiloff RJ. Hypothesis on the pathogenesis of vacuolar myelopathy, dementia, and peripheral neuropathy in AIDS. J Neurol Neurosurg Psychiat (1998) 65: 23-28.

4. Keating JN, Trimble KC, Mulcahy F et al. Evidence of brain methyltransferase inhibition and early brain involvement in HIV-positive patients. Lancet (1991) 337: 935-939.

5. Dorfman D, DiRocco A, Simpson D et al. Oral methionine may improve neuropsychological function in patients with AIDS myelopathy: results of an open-label trial. AIDS (1997) 11: 1066-1067.

6. Merck KG, 64271 Darmstadt: Datenblatt L-Methionin für biochemische Zwecke. CD-ROM Version 1999/2 D

## 7.8 Cystein/Cystin

Cystin ist ein Doppelmolekül, das sich über eine Schwefelbrücke (Disulfidbindung) leicht aus zwei Cysteinmolekülen bildet. Im Blut liegen Cystin und Cystein nebeneinander vor, wobei 70-100 % als Cystin vorhanden sind. Cystein kann Methionin in Nahrungsproteinen bis zu etwa 80 % ersetzen. Bei einer zu geringen Zufuhr von Methionin kann Cystein deshalb zur unentbehrlichen Aminosäure werden.

Cystin ist wesentlich für das Wachstum von Haut und Haaren. Ein erblich bedingt hoher Cystingehalt sorgt für lockigen oder krausen Haarwuchs. Cystein ist durch Ausbildung von Schwefelbrücken wichtig für die Sekundärstruktur vieler Proteine, ferner für die Bildung von Insulin und Verdauungsenzymen. Es enthält Schwefel, der giftige Schwermetalle wie Kupfer, Cadmium und Quecksilber binden kann. Diese bei Schwermetallvergiftungen positive Eigenschaft kann sich aber ins Gegenteil verkehren: Größere Mengen von Cystein, über einen längeren Zeitraum eingenommen, können dazu führen, daß wichtige Spurenelemente ebenfalls vermehrt ausgeschieden werden.

Als Bestandteil des Glutathions wirkt Cystein antioxidativ (s.u.). Wird es mit Vitamin E (ebenfalls ein starkes Antioxidans) kombiniert, so verstärkt sich die antioxidative Potenz beider Substanzen über die addierte Wirkung hinaus (Synergieeffekt). Erhöhte Gaben von Cystein beschleunigen den Heilungsprozess nach Operationen, sowie bei Brandwunden und stärken das Bindegewebe. Cystein kann im Körper aus Methionin synthetisiert werden; die zusätzliche Gabe von Cystein allerdings verstärkt die lipotrophe (fett-

**Abb. 14 Molekülstruktur Cystein und Cystin**

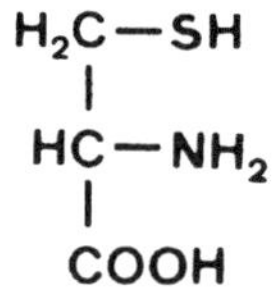


L-Cystein

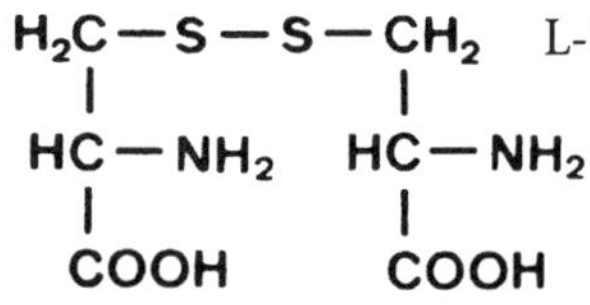


L-Cystin

Abbildung entnommen: Pschyrembel. Klinisches Wörterbuch. Walter de Gruyter. Berlin, New York 1994, S. 53

**Tab. 50 Gute natürliche Quellen für Cystein und Cystin**

- Eiklarprotein
- Haferprotein
- Vollmaisprotein

lösende) Wirkung von Methionin.

Cystein ist sehr schlecht wasserlöslich, daher in Flüssigpräparaten kaum verwendbar. Seine Giftigkeit liegt, verglichen mit der anderer Aminosäuren, relativ hoch. Die orale Toxizität (LD 50) von Cystein, ermittelt im Tierversuch an der Ratte, beträgt 1890 mg pro kg Körpergewicht [19]. Für Cystin liegen keine Daten vor; die orale Toxizität dürfte aber ähnlich ausfallen. Die Lagerung von Cystein wird empfohlen bei Zimmertemperatur (+5 bis +30°C), dicht verschlossen und trocken; ebenso für Cystin (bei +15 bis +25°C).

### *7.8.1 N-Acetyl-Cystein*

N-Acetyl-Cystein (NAC) kommt im Nahrungsprotein nicht vor; es wird aber im Körper aus der entbehrlichen Aminosäure Cystein gebildet. Die Anwendung von NAC als Medikament zur Schleimlösung bei Bronchitis und Husten ist weit verbreitet. Weitaus bedeutendere Wirkungen entfaltet NAC jedoch als direkte Vorstufe des Glutathions, einem der stärksten Antioxidantien im menschlichen Körper.

In diesem Licht sind in den letzten Jahren viele medizinische Anwendungen für NAC untersucht worden. Die intravenöse Verabreichung von NAC verbessert dramatisch die Überlebensrate beim hepatorenalen Syndrom, dem Nierenversagen nach schweren Lebererkrankungen [1]. NAC ist für eine ordnungsgemäße Funktion der Zellen des Immunsystems von großer Bedeutung [2,16]. HIV-Patienten weisen in der Regel niedrige Glutathionspiegel auf; die Gabe von NAC verbessert ihre Immunfunktion deutlich [3,4,15], was auch für die Tumorkachexie (körperlicher Verfall aufgrund einer Krebserkrankung) gilt [15]. Dabei liegen die empfohlenen Dosierungen bei 1500-3000 mg NAC täglich.

Weitere Anwendungen finden sich in der Schwermetallentgiftung (hochdosierte intravenöse Verabreichung) und der Verminderung von oxidativem Stress bei oralen Dosen von bis zu 1000 mg [5]. Auch eine Hemmung des Angiotensin umwandelnden Enzyms (ACE), was eine Blutdrucksenkung nach sich zieht, wird aufgrund von Tierstudien mit intravenöser Verabreichung diskutiert [17]. Dafür empfohlene Dosierungen liegen zwischen 400-1200 mg pro Tag. In einer Studie wurde allerdings festgestellt, daß NAC in höheren Dosierungen als 1200 mg pro Tag oxidative Prozesse anregen kann, statt sie zu hemmen [6].

Ähnlich wie Glutamin kräftigt NAC die Magen- und Darmwände und schützt so vor den schädigenden Effekten von Paracetamol und anderen, sog. nicht-steroidalen Anti-Rheumatika; die für diesen Zweck gebräuchliche Dosierung liegt bei 200 mg viermal täglich [7]. In hohen Dosierungen wird es auch bei Paracetamol-Vergiftungen eingesetzt. Andere Einsatzgebiete von NAC finden sich in der Abschwächung der Nebenwirkungen einiger Chemotherapeutika (Krebsmedikamente) bei Krebspatienten, bzw. in der Wirkungsverstärkung von Corticosteroiden zur Bekämpfung von Entzündungen im Körper. Zumindest im Tierversuch hat Cystein (in Form von NAC) die herzmuskelschädigende Wirkung des Chemotherapeutikums Doxorubicin verhindert [8]; eine Schutzwirkung beim Menschen konnte bislang noch nicht bestätigt werden [9].

Im Sport ergeben sich ebenfalls Anwendungen für NAC [10]: Während einer Diät haben Dosierungen von 400 mg dreimal wöchentlich (jeweils nach dem Training) den Abbau von fettfreier Körpermasse verringert. Ebenso konnte in dieser Untersuchung gezeigt werden, daß einer durch intensives Training verursachten Schwächung des Immunsystems durch 400 mg NAC direkt nach dem Training begegnet werden kann.

### *7.8.2 Homocystein*

Die giftige, schwefelhaltige Aminosäure Homocystein entsteht beim Menschen im Rahmen des Aminosäurestoffwechsels und wird entweder zu Methionin remethyliert oder über Cystein weiter verstoffwechselt. Mit Hilfe von Enzymen, die mit den Vitaminen B6, B12 und Folsäure arbeiten, wird diese Substanz im Stoffwechsel abgebaut [13,14]; allerdings nimmt mit zunehmendem Alter die Aktivität der entgiftenden Enzyme ab. Neue Forschungsergebnisse zeigen, daß der Homocysteinspiegel im Blut als unabhängiger Risikofaktor für Herz-Kreislauferkrankungen angesehen werden muß [11,12]. Homocystein schädigt die Arterienwände und fördert die Bildung von Blutgerinnseln im Gefäßsystem. Schlaganfallpatienten weisen besonders häufig erhöhte Spiegel an Homocystein auf. Verschiedene Hirnleistungsschwächen wie Morbus Alzheimer, Morbus Parkinson oder die Altersdemenz werden ebenfalls mit erhöhten Blutspiegeln an Homocystein in Zusammenhang gebracht [14].

Da meist bei der Versorgung mit den Vitaminen B6 und B12 keine Engpässe auftreten (Ausnahme: Strenge Vegetarier entwickeln häufig einen Vitamin B12-Mangel), wird die Folsäure zum limitierenden Faktor des Homocystein-Abbaus, da ein Großteil dieses Vitamins (bis zu 90 %) bei der Aufbewahrung und Zubereitung von Speisen verloren geht. Der empfohlene Tagesbedarf von 400 mcg wird selten erreicht, meist liegt die tatsächliche Zufuhr bei der Hälfte, so daß ein Großteil der Bevölkerung als unterversorgt angesehen werden muß. Eine Bevorzugung von reichlich Rohkost (z.B. Obst, Getreideprodukte) kann hier am ehesten helfen, um das Risiko für Herz-Kreislauf-Erkrankungen zu senken. Überdies scheint eine Nahrungsergänzung mit 400 mcg Folsäure pro Tag gerechtfertigt, da ein Überschuss mit dem Urin ausgeschieden wird und die positiven Effekte im Sinne einer Senkung des Homocysteinspiegels belegt sind [18].

In der Schwangerschaft erhöht sich der Bedarf weiter auf 800 mcg Folsäure pro Tag, was mit normaler Nahrung nicht mehr zu bewältigen ist. Schwangeren Frauen wird deshalb vom Arzt oft ein Folsäurepräparat verordnet, da bei ihnen das Risiko für Geburtsdefekte (sogenannte Neuralrohrdefekte, „offener Rücken") erhöht ist, wenn ein Folsäuremangel besteht.

Manche Länder sind bereits dazu übergegangen, per Gesetz vorzuschreiben, Grundnahrungsmittel mit Folsäure anzureichern. In den USA sind damit bislang gute Erfolge erzielt worden; auch die Schweiz hat sich zu diesem Schritt entschlossen. In Deutschland ist eine Anreicherung von Grundnahrungsmitteln nicht gesetzlich vorgeschrieben, allerdings sind vielen Nahrungsmitteln vom Hersteller Vitamine zugesetzt. Grundsätzlich ist daher zu empfehlen, zunächst die Ernährung zu überprüfen und erst dann die Entscheidung für oder wider eine Nahrungsergänzung mit Vitaminen vorzunehmen. (Zur Homocystein-Problematik siehe auch unter 5.2.4: Empfehlungen für die Nahrungsergänzung mit Vitaminen und Abbildung 4: Homocystein: Risikogruppen und Behandlung.)


1. Holt S, Goodier D, Marley R et al. Improvement in renal function in hepatorenal syndrome with N-acetylcysteine. Lancet (1999) 353: 294-295.
2. Dröge W, Eck HP, Gander H, Mihm S. Modulation of lymphocyte functions and immune responses by cysteine and cysteine derivatives. Am J Med (1991) 91: (suppl 3C) 140S-144S.
3. Dröge W, Eck HP, Mihm S. HIV-induced cysteine deficiency and T-cell dysfunction: a rationale for treatment with N-acetylcysteine. Immunol Today (1992) 3: 211-214.
4. Dröge W. Cysteine and glutathione deficiency in AIDS patients: a rationale for the treatment with N-acetyl-cysteine. Pharmacol (1993) 46: 61-65.
5. Cotgreave IA. N-acetylcysteine: pharmacological considerations and experimental and clinical applications. Adv Pharmacol (1997) 38: 205-227.
6. Kleinveld HA, Demacker PNM, Stalenhoef AFH. Failure of N-acetylcysteine to reduce low-density lipoprotein oxidizability in healthy subjects. Eur J Clin Pharmacol (1992) 43: 639-642.
7. Salim AS. Sulfhydryl-containing agents in the treatment of gastric bleeding induced by nonsteroidal anti-inflammatory drugs. Can J Surgery (1993) 36: 53-58.
8. Doroshow JH, Locker GY, Ifrim I et al. Prevention of doxorubicin cardiac toxicity in the mouse by N-acetylcysteine. J Clin Invest (1981) 68: 1053-1064.
9. Meyers C, Bonow R, Palmeri S et al. A randomized controlled trial assessing the prevention of doxorubicin cardiomyopathy by N-acetylcysteine. Semin Oncol (1983) 10: 53-55.
10. Kinscherf R et al. Low plasma glutamine in combination with high glutamine levels indicate risk for loss of body cell mass in healthy individuals: the effect of N-acetylcysteine. J Mol Med (1996) 74: 393-400.
11. Stampfer MJ et al. A prospective study of plasma homocystein and risk of myocardial infarction in US physicians. JAMA (1992) 268: 877-881.
12. Verhoef P et al. Homocysteine metabolism and risk of myocardial infarction: relation with vitamins B6, B12 and folate. Am J Epidemiol (1996) 143: 845-859.
13. Pietrzik K, Bronstrup A. The role of homocysteine, folate and other B-vitamins in the development of atherosclerosis. Arch Latinoam Nutr (1997) 47 (2 Suppl 1): 9-12.

**Tab. 51 Datenblatt Cystein/Cystin/N-Acetyl-Cystein (NAC)**

| | |
|---|---|
| **Positive Effekte** | Cystein/Cystin/NAC: Bausteine des Glutathions, wirken antioxidativ. Unterstützen die Schwermetallentgiftung, beschleunigen Heilungsprozesse. NAC: Wirkt antioxidativ, antikatabol und immunstimulierend. Vorteile ergeben sich bei HIV/AIDS, zur Herzinfarktprophylaxe, zur Vorbeugung gegen oxidativen Stress und zur Schwermetallentgiftung. |
| **Unbedenklichkeit** | In angegebener Dosierung sicher. |
| **Biologische Verfügbarkeit** | 1. Wahl: NAC<br>2. Wahl: Cystein oder Cystin |
| **Optimale Dosierung** | Cystein:<br>• 1-3 g täglich, je nach Anwendungsgebiet. Geringere Dosis als Antioxidans, höhere bei Schwermetallvergiftungen und zur Beschleunigung von Heilungsprozessen.<br>NAC:<br>• Daueranwendung zur vorbeugenden Immunstimulation: 200-600 mg täglich; für kurzfristige Immunstimulation bei akuter Krankheit oder Verletzung: 1200 mg täglich.<br>• Antikatabole Wirkung im Sport: 400 mg direkt nach dem Training.<br>• Schwermetallentgiftung: bis zu 1000 mg täglich<br>• Akuter oxidativer Stress: bis zu 1000 mg täglich<br>• Blutdrucksenkung (ACE-Hemmung): 400-1200 mg täglich<br>• Schutz der Magen- und Darmwände bei Anwendung nicht-steroidaler Antirheumatika: 200 mg viermal täglich<br>• HIV- und Tumorkachexie: 1500-3000 mg täglich.<br>• Hepatorenales Syndrom: Intravenöse Verabreichung, Näheres unter [1] |
| **Nebenwirkungen** | Cystein/Cystin/NAC: Bei hohen Einzeldosierungen Ungleichgewichte im Aminosäurestoffwechsel und Nie- |

**Tab. 51 Datenblatt Cystein/Cystin/NAC (Fortsetzung)**

| | |
|---|---|
| | rensteine möglich. NAC: selten Kopfschmerzen, Übelkeit, Erbrechen. Bei Auftreten dieser Symptome Dosis reduzieren und einschleichende Dosierung wählen. |
| **Wechselwirkungen** | Cystein/Cystin/NAC: Synergistische antioxidative Effekte bei Kombination mit Vitamin E. NAC: Starke Kopfschmerzen bei gleichzeitiger Anwendung mit Nitroglyzerinpräparaten möglich. |
| **Besondere Hinweise** | Cystein/Cystin/NAC: Sollten im Verhältnis 1:3 mit Vitamin C eingenommen werden. Bei NAC-Dosierungen über 1200 mg täglich kann es, statt zu einer Verminderung, zu einer Verstärkung oxidativer Prozesse kommen. Cystein Toxizität (LD 50, Ratte oral) 1.890 mg pro kg Körpergewicht. Lagerung empfohlen bei +5 bis +30°C, dicht verschlossen und trocken. Für die Cystin Toxizität liegen keine Daten vor; orale Toxizität vermutlich ähnlich Cystein. Cystin Lagerung empfohlen bei +15 bis +25°C, dicht verschlossen und trocken. |


14. Resch KL (Hrsg.) Homocystein und Arteriosklerose. GFI Gesellschaft für medizinische Information, München 1995

15. Dröge W, Gross A, Hack V et al. Role of cysteine and glutathione in HIV infection and cancer cachexia: therapeutic intervention with N-acetylcysteine. Advances in Pharmacology (1997) 38: 581-600.

16. Eylar E et al. N-acetylcysteine enhances T-cell function and T-cell growth in culture. International Immunology (1993) 5(1): 97-101.

17. Boesgaard S, Aldershvile J, Poulsen HE, Christensen S, Dige-Petersen H, Giese J. N-acetylcysteine inhibits angiotensin converting enzyme in vivo. J Pharmacol Exp Ther (1993) 265(3): 1239-1244.

18. o.V. Lowering blood homocysteine with folic acid-based supplements: meta-analysis of randomised trials. Indian Heart J (2000) 52(7 Suppl): 59-64.

19. Merck KG, 64271 Darmstadt: Datenblatt L-Cystein/L-Cystin reinst für biochemische Zwecke. CD-ROM Version 1999/2 D

## 7.9 Phenylalanin

Die aromatische Aminosäure Phenylalanin wird benötigt, um Proteinverbindungen wie das Bauchspeicheldrüsenhormon Insulin, das Verdauungsenzym Papain sowie das Hautpigment Melanin zu bilden und sie spielt eine wichtige Rolle bei der Eliminierung von Schadstoffen durch Nieren und Blase. Phenylalanin kann anregend wirken; durch gezielte Gabe dieser Aminosäure kann die übermäßige Bildung des ermüdenden Neurotransmitters Serotonin verhindert werden. Phenylalanin selbst kann vom Körper sehr effektiv in die Neurotransmitter Dopamin, Noradrenalin und Adrenalin umgewandelt werden (siehe dazu auch unter Tyrosin). Überdies kann Phenylalanin in Phenylethylamin umgewandelt werden, eine natürliche Substanz, die stimmungsaufhellend wirkt.

Da Dopamin über die Zwischenstufe Tyrosin gebildet wird, muß für die Beurteilung eines Proteins die Summe von Phenylalanin und Tyrosin zugrunde gelegt werden. Noradrenalin ist mitverantwortlich für Aufgewecktheit, Gedächtnisleistung und gehobene Stimmung. Unzureichende Zufuhren von Phenylalanin bzw. Tyrosin und der daraus resultierende, niedrige Noradrenalinspiegel können Depressionen zur Folge haben, vor allem als Reaktion auf psychologisch belastende Situationen [1]. Entsprechend wird Phenylalanin zur Behandlung von Depressionen in Dosierungen von 100-200 mg mehrmals täglich zwischen den Mahlzeiten eingesetzt [2].

**Abb. 15 Molekülstruktur Phenylalanin**

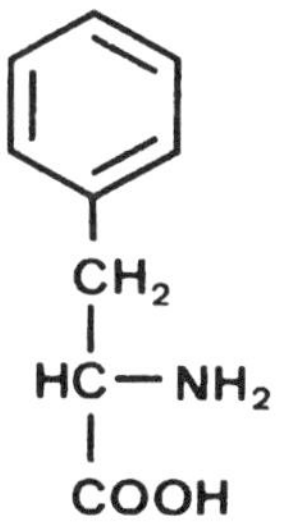


L-Phenylalanin

Abbildung entnommen: Pschyrembel. Klinisches Wörterbuch. Walter de Gruyter. Berlin, New York 1994, S. 53

Die Zufuhr von Phenylalanin stimuliert die Produktion von Cholecystokinin (CKK) im Magen-Darm-Trakt und wirkt so appetitzügelnd. Das Hormon CKK meldet dem Gehirn ein befriedigtes Hungerbedürfnis, einen „vollen Magen". So führten 10 g Phenylalanin, 20 Minuten vor einer Mahlzeit verabreicht, zu einer um 30% verringerten Kalorienaufnahme gegenüber der Kontrollgruppe, bei gleichzeitig stärker ausgeprägtem Völlegefühl [5]. Somit bietet sich der Einsatz dieser Aminosäure auch zur Gewichtsreduktion an. Im Übrigen spielt Phenylalanin, ebenso wie Tyrosin, eine wichtige Rolle bei der Herstellung von Schilddrüsenhormonen (Thyroxin, Trijodthyronin). Die Schilddrüsenhormone regulieren die Geschwindigkeit des Stoffwechselumsatzes, also den täglichen Kalorienbedarf.

**Tab. 52 Gute natürliche Quellen für Phenylalanin**

- Casein
- Rindfleischprotein
- Fischprotein
- Haselnussprotein
- Vollreisprotein
- Erdnussprotein
- Eiklarprotein

Außerdem ist Phenylalanin durch die Umwandlung in Tyrosin für die Bildung des Hautpigments Melanin bei UV-Strahlung verantwortlich. In der Dermatologie (Hautheilkunde) werden bei manchen Erkrankungen 50-100 mg Phenylalanin pro kg Körpergewicht vor einer therapeutischen UV-Bestrahlung verabreicht, um den Bräunungsprozess zu verstärken [6].

Ebenso wie Tyrosin kann vermutlich auch Phenylalanin zur Steigerung der Gedächtnisleistung verwendet werden, wenn z.B. für eine Prüfung sehr viel Lernstoff in kurzer Zeit bewältigt werden muß. Als Vorstufe verschiedener Neurotransmitter müsste sich Phenylalanin hier ebenso wie Tyrosin positiv auswirken, obwohl zu diesem Thema, im Gegensatz zum Tyrosin, bei Phenylalanin keine wissenschaftliche Studien vorliegen.

Phenylalanin darf bei Phenylketonurie (PKU) nicht eingenommen werden. Bei dieser genetischen Erkrankung liegt ein Mangel an Phenylalaninhydroxylase vor, der eine effektive Umwandlung von Phenylalanin in Tyrosin verhindert. Phenylalanin darf in diesem Falle mit der Nahrung nur so weit zugeführt werden, daß der Bedarf für die körpereigene Eiweißsynthese gedeckt wird. Gleichzeitig darf jedoch kein Überschuss an diesem Stoff entstehen. Die Konzentration von Phenylalanin im Blut steigt sonst weit über den normalen Wert an. Die meisten Nahrungsmittel enthalten weitaus mehr Phenylalanin, als der Körper für die Eiweißsynthese braucht. Wer unter PKU leidet, muß deshalb eine strenge, phenylalaninarme Diät einhalten; industriell gefertigte Spezialprodukte ersetzen dabei viele normale Nahrungsmittel. Diese Diät muß ein Leben lang eingehalten werden, besonders strikt bis zum sechsten Lebensjahr. Das Gehirn entwickelt sich gerade bis zu diesem Alter sehr stark. Ein Zuviel an Phenylalanin kann gerade in jungen Jahren bei PKU-Kranken schwere geistige Behinderungen auslösen.

Die Giftigkeit von Phenylalanin liegt, verglichen mit der anderer Aminosäuren, im mittleren Bereich. Seine Toxizität (LD 50), ermittelt im Tierversuch an der Ratte durch intraperitoneale Injektion (Einspritzen in die Bauchhöhle), beträgt 5287 mg pro kg Körpergewicht [7]. Die Lagerung wird empfohlen bei Zimmertemperatur (+15 bis +25°C), dicht verschlossen und trocken.

### *7.9.1 DL-Phenylalanin*

DL-Phenylalanin (DLPA), eine Mischung aus der D- und L-Form des Phenylalaninmoleküls, wird seit 1978, als Ehrenpreis seine Studie „Advances in Pain Research and Therapy" veröffentlichte, in zunehmendem Maße zur Schmerztherapie bei Muskelrissen und -zerrungen, Migräne und Arthritis (Gelenkentzündung) eingesetzt. Anders als viele der bekannten Schmerzmittel macht es nicht abhängig, hat keine Nebenwirkungen und ist absolut ungiftig. Es wirkt, indem es die Ausschuttung von Enzymen verhindert, die Endorphine zerstören (Endorphine sind körpereigene, hormonähnliche Substanzen, die chemisch den Opiaten verwandt sind. Sie weisen eine stark schmerzstillende und beruhigende Wirkung auf) [3]. Zusätzlich findet DLPA in der Therapie der endogenen (von innen kommenden) Depression Anwendung.

Hatfield schlägt zur Schmerzbehandlung folgende Dosierung vor: 750 mg DLPA dreimal täglich, etwa 15-30 Minuten vor den Mahlzeiten auf nüchternen Magen (für eine optimale Wirkung empfiehlt sich wegen der Konkurrenz um Carrier ein Abstand von 3 Stunden zur letzten Mahlzeit, sowie eine weitere Stunde bis zur nächsten Mahlzeit für eine optimale Resorption). Diese Dosis sollte beibehalten werden, bis die Schmerzen fühlbar nachlassen (normalerweise innerhalb von vier Tagen; manchmal dauert es allerdings zwei bis drei Wochen). Wenn nach drei Wochen noch keine Besserung eintritt, sollte die Dosis verdoppelt werden. Ist erneut keine Wirkung festzustellen, sollte die Behandlung abgebrochen werden. Bei 5-15 % der Menschen wirkt DLPA nicht; warum, ist unklar. Hatfields Dosierungen sind allerdings als recht hoch einzustufen; in der Medizin ist DLPA in Mengen zwischen 75 und 1500 mg eingesetzt worden; bei 1500 mg sind in Einzelfällen bereits Übelkeit, Sodbrennen und Kopfschmerzen aufgetreten.

DLPA kann übrigens mit anderen Schmerzmitteln kombiniert werden. Wie es scheint, wirkt die Kombination der Aminosäure mit gängigen Schmerzmitteln sogar noch besser, als die additive Wirkung vermuten lässt. Als besonders effektiv hat sich die Kombination von Aspirin und DLPA erwiesen [4].

DLPA liefert zur Hälfte D-Phenylalanin. Obwohl der Körper die D-Form der Aminosäuren normalerweise nicht sinnvoll verarbeiten kann (hohe Dosierungen können ernsthafte Störungen im Aminosäurestoffwechsel verursachen), liegt beim D-Phenylalanin ein Sonderfall vor. Es wird im Körper in Teilen zu Phenylethylamin umgebaut, einem natürlichen Stimmungsaufheller.Vermutlich sind die guten Ergebnisse von DLPA in der Schmerztherapie auch darauf zurückzuführen. Entsprechend wurde DLPA bereits bei Depressionen, sowie beim Alkoholentzug eingesetzt.

1. Leyton M, Young SN, Pihl RO, Etezadi S, Lauze C, Blier P, Baker GB, Benkelfat C. Effects on mood of acute phenylalanine/tyrosine depletion in healthy women. Neuropsychopharmacology (2000) 01, 22: 1, 52-63.

2. Fischer E, Heller B, Nachon M, Spatz H. Therapy of depression by phenylalanine. Arzneimittelforsch (1975) 25:132.

3. Krüger A, Wildmann J. Die Bedeutung der körpereigenen Opiate für den Leistungssport. Leistungssport (1985) 5: 49ff.

4. Morris R. DL-Phenylalanine: Relief From The Chronic Pain Of Exercise. Natural Physique (1992) 6:

**Tab. 53 Datenblatt Phenylalanin/DL-Phenylalanin (DLPA)**

| | |
|---|---|
| **Positive Effekte** | Phenylalanin und DLPA: Erhöhen die Spiegel der Neurotransmitter Dopamin und Noradrenalin im Gehirn, vermutlich auch die Produktion des Hautpigments Melanin. Vermögen Schmerzen zu lindern, verbessern die Merkfähigkeit, wirken appetitzügelnd und stimmungsaufhellend. |
| **Unbedenklichkeit** | In angegebener Dosierung sicher. Höhere Zufuhren in Reinform nicht zu empfehlen; im Tierversuch sind Nebenwirkungen ab Dosierungen von 100 mg L-Phenylalanin pro kg Körpergewicht aufgetreten. |
| **Biologische Verfügbarkeit** | 1. Wahl: Phenylalanin<br>2. Wahl: DL-Phenylalanin (DLPA) |
| **Optimale Dosierung** | Phenylalanin:<br>• Stimmungsaufhellung: 100-200 mg täglich zwischen den Mahlzeiten, Einnahmedisziplin angeraten.<br>• Appetitzügelung: 5-10 g einmal täglich 20 Minuten vor einer Mahlzeit.<br>• Verstärkung des Bräunungsprozesses bei Hauterkrankungen: 50-100 mg pro kg Körpergewicht, 30-60 Minuten vor einer UVA-Bestrahlung.<br>DLPA:<br>• Schmerzlinderung: 500-1500 mg zwischen Mahlzeiten |
| **Nebenwirkungen** | Phenylalanin oder DLPA: Eventuell Schlaflosigkeit bei höherer Dosierung. DLPA: Vereinzelt Übelkeit, Sodbrennen und Kopfschmerzen ab 1500 mg pro Tag. |
| **Wechselwirkungen** | DLPA: Synergistische, schmerzstillende Wirkung bei Kombination mit Aspirin (gilt vermutlich ebenso für Phenylalanin). |
| **Besondere Hinweise** | Phenylalanin oder DLPA: Nicht anwenden bei Phenylketonurie; Vorsicht bei Bluthochdruck (Blutdrucksteigerung möglich). Phenylalanin Toxizität (LD 50, Ratte intraperito- |

**Tab. 53 Datenblatt Phenylalanin/DLPA (Fortsetzung)**

| | |
|---|---|
| | neal) 5.287 mg pro kg Körpergewicht. Lagerung empfohlen bei +15 bis +25°C, dicht verschlossen und trocken. |


5. Ballinger AB, Clark ML. L-phenylalanine releases cholecystokinin (CCK) and is associated with reduced food intake in humans: evidence for a physiological role of CCK in control of eating. Metabolism (1994) 43(6): 735-738.

6. Jung EG. Dermatologie. 4. Aufl. MLP Duale Reihe Hippokrates Verlag 1998, S. 253

7. Merck KG, 64271 Darmstadt: Datenblatt L-Phenylalanin für biochemische Zwecke. CD-ROM Version 1999/2 D


## 7.10 Tyrosin

Die entbehrliche Aminosäure Tyrosin kann im Körper aus der unentbehrlichen Aminosäure Phenylalanin hergestellt werden. Liegt ein Mangel an Phenylalanin vor, so wird Tyrosin unentbehrlich.

Tyrosin ist im Körper mitverantwortlich für die Funktion von Nebenniere-, Schild- und Hirnanhangdrüse sowie für die Bildung von roten und weißen Blutkörperchen. Die Produktion von Melanin, dem Haut- und Haarpigment, wird durch Tyrosin ebenfalls ermöglicht. Tyrosin dient im Körper als Vorstufe der Aminosäure L-Dopa, die in den Neurotransmitter Dopamin umgewandelt wird, welcher Blutdruck und Harnausscheidung regelt und eine Vorstufe zur Bildung von Noradrenalin und Adrenalin darstellt. Ein erhöhter Dopamin- und Noradrenalinspiegel im Gehirn hat stimmungsaufhellende Wirkungen. Eine Unter-

**Tab. 54 Gute natürliche Quellen für Tyrosin**

- Casein
- Milchprotein
- Erbsenprotein
- Eigelbprotein
- Erdnussprotein
- Bohnenprotein

**Abb. 16 Molekülstruktur Tyrosin**

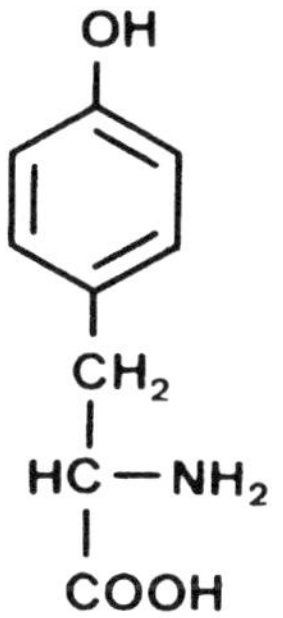

L-Tyrosin

Abbildung entnommen: Pschyrembel. Klinisches Wörterbuch. Walter de Gruyter. Berlin, New York 1994, S. 53

versorgung mit Tyrosin bzw. Phenylalanin kann Depressionen auslösen, vor allem in psychisch belastenden Situationen [1]. Da Tyrosin ein Baustein für die stimulierenden Hormone Adrenalin, Noradrenalin und Dopamin ist, wirken Substanzen, die die Ausschüttung dieser Stoffe fördern (z.B. Koffein, Ephedrin) stärker, wenn vorher 4-6 g Tyrosin auf nüchternen Magen (Einnahmedisziplin) zugeführt werden.

Chronisch Depressive, bei denen ein zu niedriger Dopaminspiegel im Gehirn vorlag, profitierten von einer Gabe von 3,2 g Tyrosin täglich [6], andere Arten von Depressionen scheinen nicht auf eine Nahrungsergänzung anzusprechen [5]. Auch bei seniler Demenz und Morbus Alzheimer kann Tyrosin in einer Dosis von 4 g täglich als Nahrungsergänzung zur Unterstützung der Therapie versucht werden [2]; dabei ist jedoch ärztliche Aufsicht anzuraten.

Unter Stressbedingungen kann Tyrosin in einer Dosierung von 100-150 mg pro kg Körpergewicht Aufmerksamkeit und Konzentration steigern [3,4,7,9] und überdies den Abfall der geistigen Leistungsfähigkeit durch Schlafmangel bei 150 mg pro kg Körpergewicht vermindern [8]. Sportler und Manager setzen Tyrosin deshalb als „Smart Drug“ ein. Gerade bei den technisch anspruchsvollen Sportarten, etwa im Kunstturnen, kann Tyrosin den Rückmeldungen von Sportlern zufolge in einer Dosierung von 5-10 g eine Stunde vor dem Training hilfreich sein. Gleiches gilt für beruflich stark angespannte Personen, die vor Meetings oder bei großem Arbeitspensum auf Tyrosin in gleichen Dosierungen zurückgreifen. Kraftsportler berichten von einer leicht appetithemmenden Wirkung in der Diät, Ausdauersportler von einer leicht verzögerten Ermüdung bei längeren Belastungen; hierbei handelt es sich jedoch um Erfahrungsberichte, die noch durch wissenschaftliche Studien untermauert werden müssen. Dafür werden Dosierungen von 5-10g Tyrosin täglich zwischen den Mahlzeiten eingesetzt.

Tyrosin wird in Dosierungen von 3-5g auch 20-40 Minuten vor einem Solariumsbesuch eingesetzt, um dem Körper genügend „Baumaterial" für eine effektive Melaninproduktion in der Haut zu liefern. Die Rückmeldungen bezüglich der Effektivität sind hier jedoch meist negativ.

Für die Bewertung eines Proteins ist die Summe von Phenylalanin und Tyrosin entscheidend, da Tyrosin aus Phenylalanin gebildet werden kann. Bei Nierenkranken kann die körpereigene Tyrosinsynthese allerdings so stark nachlassen, daß eine Nahrungsergänzung mit Tyrosin nötig wird. Tyrosin ist sehr schlecht wasserlöslich, daher in flüssigen Nahrungsergänzungen kaum verwendbar. Bei Phenylketonurie (PKU, einer erblich bedingten Störung im Phenylalaninstoffwechsel, siehe unter Phenylalanin) wird Tyrosin zur lebensnotwendigen Aminosäure.

Die Giftigkeit von Tyrosin liegt, verglichen mit der anderer Aminosäuren, im oberen Bereich. Seine Toxizität (LD 50), ermittelt im Tierversuch an der Maus durch intraperitoneale Injektion (Einspritzen in die Bauchöhle), beträgt lediglich 1450mg pro kg Körpergewicht [10]. Die Lagerung wird empfohlen bei Zimmertemperatur (+15 bis +25°C), dicht verschlossen und trocken.

1. Leyton M, Young SN, Pihl RO, Etezadi S, Lauze C, Blier P, Baker GB, Benkelfat C. Effects on mood of acute phenylalanine/tyrosine depletion in healthy women. Neuropsychopharmacology (2000) 01, 22: 1, 52-63.

2. Meyer JS, Welch KMA, Deshmuck VD et al. Neurotransmitter precursor amino acids in the treatment of multi-infarct dementia and Alzheimer‘s disease. J Am Ger Soc (1977) 7: 289-298.

3. Deijen JB, Orlebeke JF. Effect of tyrosine on cognitive function and blood pressure under stress. Brain Res Bull (1994) 33: 319-323.

4. Dollins AB, Krock LP, Storm WF et al. L-tyrosine ameliorates some effects of lower body negative pressure stress. Physiol Behav (1995) 57: 223-230.

**Tab. 55 Datenblatt Tyrosin**

| | |
|---|---|
| **Positive Effekte** | Steigert die Konzentration und die Aufmerksamkeit, wirkt stimmungsaufhellend, appetithemmend, zögert die Ermüdung hinaus. Vermutlich sinnvoll zur unterstützenden Therapie bei psychischen Störungen (ärztliche Aufsicht zwingend erforderlich). |
| **Unbedenklichkeit** | In angegebener Dosierung sicher. Hohe Einzeldosierungen (mehr als 10 g) können zu Ungleichgewichten im Aminosäurestoffwechsel führen. |
| **Biologische Verfügbarkeit** | 1. Wahl: Tyrosin |
| **Optimale Dosierung** | • Steigerung von Konzentration und Aufmerksamkeit: 4-10 g pro Tag zwischen den Mahlzeiten.<br>• Stimmungsaufhellung: 4-10 g pro Tag zwischen den Mahlzeiten.<br>• Appetitzügelung: 5-10 g pro Tag zwischen den Mahlzeiten.<br>• Steigerung der mentalen Fähigkeiten und gegen Müdigkeit: 100-150 mg pro kg Körpergewicht als Einmalgabe oder auf zwei Gaben mit geringem Abstand aufgeteilt.<br>• Chronische Depression, Morbus Alzheimer (unterstützende Therapie mit ärztlicher Aufsicht): 3-4 g täglich. |
| **Nebenwirkungen** | In den angegeben Dosierungen keine zu erwarten, bei hohen Dosierungen Schlaflosigkeit möglich. |
| **Wechselwirkungen** | Verstärkte Wirkung von Stimulanzien (Koffein, Ephedrin, Amphetamine) möglich. |
| **Besondere Hinweise** | Nicht anwenden bei Bluthochdruck; bei psychischen Erkankungen ist ärztliche Aufsicht zwingend erforderlich. Eine deutlich gesteigerte Wirkung wird erzielt, wenn ein Abstand von mindestens drei Stunden zur letzten proteinhaltigen Mahlzeit eingehalten wird (Einnahmedisziplin); |

**Tab. 55 Datenblatt Tyrosin (Fortsetzung)**

| | |
|---|---|
| | dann reicht eine einmalige tägliche Zufuhr, oft auch eine geringere Dosierung aus. Phenylalanin kann Tyrosin ersetzen. Bei Nierenkranken kann die körpereigene Tyrosinsynthese allerdings so stark nachlassen, daß eine Nahrungsergänzung mit Tyrosin nötig wird. Tyrosin Toxizität (LD 50, Maus intraperitoneal) 1.450 mg pro kg Körpergewicht. Lagerung empfohlen bei +15 bis +25°C, dicht verschlossen und trocken. |


5. Gelenberg AJ, Wojcik JD, Falk WE, Baldessarini RJ, Zeisel SH, Schoenfeld D, Mok GS. Tyrosine for depression: a double-blind trial. J Affect Disord (1990) 19(2): 125-132.
6. Mouret J, Lemoine P, Minuit MP, Robelin N. L-tyrosine cures, immediate and long term, dopamine-dependent depressions. Clinical and polygraphic studies. C R Acad Sci III (1988) 306(3): 93-98.
7. Thomas JR, Lockwood PA, Singh A, Deuster PA. Tyrosine improves working memory in a multitasking environment. Pharmacol Biochem Behav (1999) 64(3): 495-500.
8. Neri DF, Wiegmann D, Stanny RR, Shappell SA, McCardie A, McKay DL. The effects of tyrosine on cognitive performance during extended wakefulness. Aviat Space Environ Med (1995) 66(4): 313-319.
9. Shurtleff D, Thomas JR, Schrot J, Kowalski K, Harford R. Tyrosine reverses a cold-induced working memory deficit in humans. Pharmacol Biochem Behav (1994) 47(4): 935-941.
10. Merck KG, 64271 Darmstadt: Datenblatt L-Tyrosin für biochemische Zwecke. CD-ROM Version 1999/2 D


## 7.11 Threonin

Threonin werden wie dem Methionin lipotrophe Eigenschaften zugeschrieben. Es ist wichtig für die Produktion von Immunglobulinen und Antikörpern, also für ein gut funktionierendes Immunsystem. Bei hoher körperli-

**Abb. 17 Molekülstruktur Threonin**

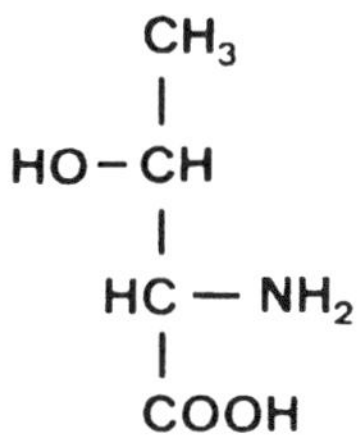


L-Threonin

Abbildung entnommen: Pschyrembel. Klinisches Wörterbuch. Walter de Gruyter. Berlin, New York 1994, S. 53

**Tab. 56 Gute natürliche Quellen für Threonin**

- Molkenprotein
- Eigelbprotein
- Erbsenprotein
- Weizenkeimprotein
- Rindfleischprotein

cher Belastung kann es zur Energiegewinnung herangezogen werden. Daher besteht in anabolen Phasen ein besonders hoher Threoninbedarf.

Um Threonin effektiv nutzen zu können, benötigt der Körper neben Vitamin B6 ausreichende Mengen Magnesium und Vitamin B3 (Niacin, Nikotinsäureamid). Die beiden entbehrlichen Aminosäuren Serin und Glyzin können aus Threonin synthetisiert werden. Vegetarische Diäten liefern in der Regel zu wenig von dieser Aminosäure. Schnelle Ermüdbarkeit und ein allgemein niedriger Energielevel werden oft auf einen Mangel an Threonin zurückgeführt. Ein Überangebot an Threonin kann allerdings zu einer verstärkten Harnsäurebildung führen.

Angaben zur Giftigkeit von Threonin liegen nicht vor, als unentbehrliche Aminosäure dürfte diese aber niedrig liegen. Die Lagerung wird empfohlen bei Zimmertemperatur (+15 bis +25°C), dicht verschlossen und trocken [1].

1. Merck KG, 64271 Darmstadt: Datenblatt L-Threonin für biochemische Zwecke. CD-ROM Version 1999/2 D

**Tab. 57 Datenblatt Threonin**

| | |
|---|---|
| **Positive Effekte** | Stärkt das Immunsystem, kann zur Energiegewinnung herangezogen werden. |
| **Unbedenklichkeit** | Sinn der Zufuhr in Reinform als Nahrungsergänzung bislang nicht nachgewiesen; Threonin sollte über Nahrungseiweiße zugeführt werden. |
| **Biologische Verfügbarkeit** | 1. Wahl: Threonin |
| **Optimale Dosierung** | Vermutlich können 2-5 g täglich in intensiven Trainingsphasen oder bei vegetarischer Kost positiv wirken. |
| **Nebenwirkungen** | In angegebener Dosierung keine zu erwarten, bei höherer Dosis verstärkte Harnsäurebildung und Ungleichgewichte im Aminosäurestoffwechsel möglich |
| **Wechselwirkungen** | Keine |
| **Besondere Hinweise** | Vegetarier führen oft zuwenig Threonin mit der Nahrung zu. Angaben zur Toxizität von Threonin liegen nicht vor, diese dürfte aber niedrig liegen. Lagerung empfohlen bei +15 bis +25°C, dicht verschlossen und trocken. |

## 7.12 Tryptophan

Tryptophan ist eine unentbehrliche Aminosäure, die neben ihrer Bedeutung für den Proteinaufbau im Körper über die Zwischenstufe 5-Hydroxy-Tryptophan (5-HTP) zum Aufbau des Neurotransmitters Serotonin und des Hormons Melatonin dient. Darüber hinaus spielt das Tryptophan eine wichtige Rolle bei der körpereigenen Synthese des Vitamins Niacin. Der menschliche Körper kann aus 60 mg Tryptophan etwa 1 mg Niacin bilden, so

**Abb. 18 Molekülstruktur Tryptophan**

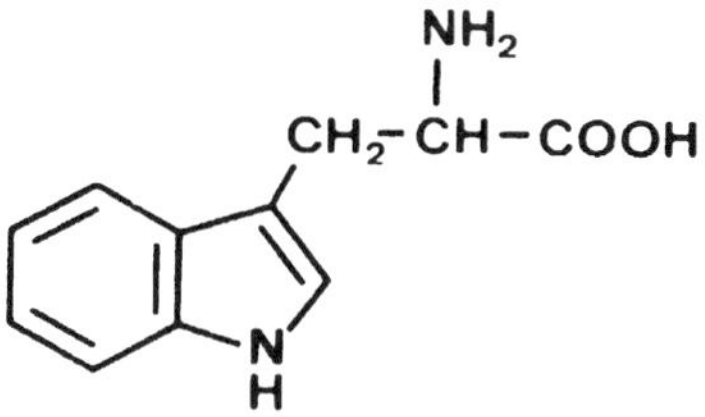


L-Tryptophan

Abbildung entnommen: Pschyrembel. Klinisches Wörterbuch. Walter de Gruyter. Berlin, New York 1994, S. 53

daß allein eine ausreichende Tryptophanzufuhr den Niacinbedarf dekken kann. Die Einnahme von Tryptophan als freie Aminosäure in Dosierungen von 500-1000 mg auf nüchternen Magen regt die Hypophyse (Hirnanhangdrüse) zur verstärkten Ausschüttung von Wachstumshormon an [10]. Tryptophan wird bei der technischen Eiweißhydrolyse zerstört und fehlt deshalb in vielen Proteinhydrolysaten (z.B. in Gelatinehydrolysaten, da Gelatine kaum Tryptophan enthält).

Die Einnahme von Tryptophan bewirkt, daß diese Aminosäure im Gehirn in den Neurotransmitter Serotonin umgewandelt wird und so eine beruhigende und entspannende Wirkung auslöst. Dazu wird allerdings ausreichend Vitamin C, B3, B5 und B6 benötigt. Serotonin hilft, Stresserscheinungen zu mildern; umgekehrt wird ein niedriger Serotoninspiegel im Gehirn mit Aggressionen, Essanfällen (sogenanntes „Binge-Eating"), Depressionen und Selbstmordabsichten in Verbindung gebracht [11].

In den USA wird Tryptophan als Vorläufer des Serotonins entweder in Reinform, oder in speziellen Aminosäuregemischen (sog. „Night Formulas") für die abendliche Einnahme empfohlen. Tatsächlich wirkt es Stress entgegen und erleichtert das Einschlafen, was nicht nur auf einen Anstieg des Serotonin-, sondern auch des Melatoninspiegels zurückgeführt wird. Melatonin erleichtert ebenfalls das Einschlafen und fördert die Schlafqualität. Die gelegentliche Nutzung dieser Tryptophanwirkung ist durchaus sinnvoll. Nach Friedrich Reuss hält die einschläfernde Wirkung von 0,5-2 g Tryptophan für 3-5 Stunden an. Es ist daher als Einschlafhilfe ohne jede Beeinträchtigung am Folgetag zu empfehlen. Die Einnahme sollte mit einer geringen Dosis (z.B. 500 mg) beginnen, um die individuellen Effekte auszuprobieren.

**Tab. 58 Gute natürliche Quellen für Tryptophan**

- Cashewnußprotein
- Molkenprotein
- Eiklarprotein

Entscheidend ist die Einnahmedisziplin beim Gebrauch von Tryptophan als Einschlafhilfe. Nach Friedrich Reuss ist der Hauptgrund für eine ausbleibende Wirkung darin zu suchen, daß am Abend eine eiweißreiche Mahlzeit verzehrt wird; der daraus resultierende, hohe Blutspiegel an BCAAs hemmt die Aufnahme von Tryptophan in das Gehirn (siehe dazu auch Abb. 6: Die Rolle der Neurotransmitter beim Coma hepaticum). Die Theorie der effektiven Schmerzlinderung durch Tryptophan über die Erhöhung des Serotoninspiegels im Gehirn ist umstritten. Richard Sternbach, Vorsitzender der American Pain Society, hatte seine Forschungen dazu 1977 aufgrund der mageren Resultate abgebrochen [1]. Tryptophan kann vermutlich durch den Serotoninanstieg im Gehirn eine andere Bewertung des Schmerzes verursachen, ihn jedoch nicht hemmen.

Das Tryptophan bewirkt über den Serotoninanstieg im Gehirn eine gewisse Hemmung des Appetits. Insbesondere der Hunger auf Kohlenhydrate nimmt ab. Aus diesem Grund wird Tryptophan in Dosierungen von 500-1500 mg zwischen den Mahlzeiten eingesetzt. Die Wirkung mancher kommerzieller Appetitzügler beruht ebenfalls auf einer Erhöhung des Serotonins im Gehirn. Da diese jedoch z.T. erhebliche Nebenwirkungen aufweisen, bietet sich Tryptophan als natürliche Alternative an. Allerdings stellt sich durch den erhöhten Serotoninspiegel Müdigkeit ein; das sollte beim Gebrauch von Tryptophan als Nahrungsergänzung am Tage bedacht werden.

Ein niedriger Serotoninspiegel im Gehirn ist oft der Anlaß für depressive Verstimmungen [2]. So wurden einige Antidepressiva entwickelt, die den Serotoninspiegel im Gehirn anheben und dadurch die Stimmungslage verbessern (sogenannte SSRI, Selective Serotonin Reuptake Inhibitors, auf Deutsch: Selektive Serotonin Wiederaufnahme Hemmer). Doch auch wer nicht an Depressionen leidet, kann mit einer gezielten Tryptophanzufuhr zwischen den Mahlzeiten (auch hier gilt wieder das Prinzip, daß nur wenige um das gleiche Transportsystem konkurrierende Aminosäuren im Blut vorliegen sollten) eine leichte Stimmungsverbesserung erzielen. Umgekehrt sollten Depressive oder Personen, die Antidepressiva einnehmen, unbedingt ihren behandelnden Arzt konsultieren, bevor sie Tryptophan als Nahrungsergänzung einnehmen.

Insgesamt ist die Studienlage zu Tryptophan jedoch relativ schwach, die hier gemachten Angaben beruhen eher auf Erfahrungswerten. Das Umwandlungsprodukt des Tryptophans im Gehirn, 5-Hydroxy-Tryptophan (5-HTP), wird dagegen in der klinischen Praxis mit zuverlässigen Ergebnissen eingesetzt (siehe unten). Egal zu welchem Zweck Tryptophan angewendet wird, die Einnahme sollte nicht über längere Zeiträume erfolgen. Statt dessen bietet sich eine zyklusweise Einnahme über 3-5 Wochen an, gefolgt von einer ebenso langen Einnahmeunterbrechung.

Angaben zur Giftigkeit von Tryptophan liegen nicht vor. Die Lagerung wird empfohlen bei Zimmertemperatur (+15 bis +25°C), dicht verschlossen und trocken [30].

### *7.12.1 5-Hydroxy-Tryptophan*

Im Nahrungsprotein findet sich kein 5-Hydroxy-Tryptophan (5-HTP), trotzdem ist es eine natürliche Substanz, die im Körper als erster Schritt bei der Umwandlung von Tryptophan entsteht. 5-HTP wird dann weiter zu Serotonin und Melatonin umgewandelt, so daß vieles, was für Tryptophan gilt, ebenso auf 5-HTP zu übertragen ist. Nachdem gegen Ende der 80er Jahre schlimme Nebenwirkungen durch verunreinigte Tryptophanpräparate aufgetreten waren (siehe dazu 4.7.9: Nebenwirkungen durch herstellungsbedingte Verunreinigungen), wurde verstärkt nach Alternativen gesucht. Dabei stieß man auf 5-HTP, das die gleichen Wirkungen wie Tryptophan aufweist, allerdings viel stärker wirkt (was auch für mögliche Nebenwirkungen gilt), so daß man nicht nur einen vollwertigen, sondern sogar einen besseren Ersatz gefunden hatte. Daraus erklärt sich auch, daß 5-HTP in wesentlich kleineren Dosierungen angewendet wird (50-150 mg täglich).

Von manchen Experten werden erhöhte Serotoninspiegel im Gehirn, die mit einer Zufuhr von 5-HTP erreicht werden können, als günstig für ein höheres Trainingsvolumen im Kraftsport angesehen. So wird vermutet, daß ein Mehr an Serotonin dazu führt, daß der Athlet ein Volumentraining mit vielen Sätzen länger ohne Übertrainingssymptomatik überstehen kann. Gerade die hohen Cortisolspiegel (Cortisol ist ein kataboles Hormon der Nebennierenrinde), die aus einem solchen Training resultieren, hemmen die Serotoninproduktion im Gehirn. Die Wiederherstellung normaler Serotoninspiegel bei hoher Trainingsbelastung bzw. hohem Cortisolspiegel kann theoretisch durch die Einnahme von 5-HTP erreicht werden.

Wie das Tryptophan weist auch 5-HTP appetitzügelnde Wirkungen auf, die den Einsatz der Aminosäure zu diesem Zweck interessant erscheinen lassen. So kann 5-HTP besonders den Appetit auf Kohlenhydrate verringern. Dazu genügen meist schon 25-75 mg, eingenommen 30 Minuten vor einer Mahlzeit; höhere Einzeldosierungen führen häufig zu Übelkeit. So ist bekannt, daß Bodybuilder 5-HTP in der Diät anwenden. Auch bei Übergewichtigen, die mit 5-HTP behandelt wurden, konnten diesbezüglich mit (allerdings sehr hohen) Dosierungen von täglich 600-900 mg 5-HTP Erfolge erzielt werden [3,4].

Als Einschlafhilfe wird 5-HTP in Dosierungen von 100-300 mg 30-60 Minuten vor dem Zubettgehen auf nüchternen Magen eingesetzt [12,13]. Gerade der besonders erholsame REM-Schlaf (engl. Rapid Eye Movement, eine Phase des Schlafes, die durch heftige Augenbewegungen gekennzeichnet ist) wird so gefördert [14].

Frauen erfahren häufig eine Besserung prämenstrueller Beschwerden, wenn sie in den „Tagen vor den Tagen“ 50-100 mg 5-HTP einnehmen.

Überdies kann 5-HTP als Stimmungsaufheller genutzt werden, da ein Anstieg des Serotoninspiegels im Gehirn das Wohlbefinden steigert. So konnten bei verschiedenen Arten von Depressionen mit 5-HTP Erfolge erzielt werden [8,9,15-21]. Stimmungsverbesserungen traten innerhalb von 2-4 Wochen bei Dosierungen zwischen 50 und 300 mg dreimal täglich ein; die Einnahme erfolgte dabei zwischen den Mahlzeiten.

In der Medizin wird 5-HTP auch bei Fibromyalgie (einer rheumatischen Erkrankung mit chronischen Muskel-, Knochen und Bindegewebsschmerzen) in Dosierungen von 50-100 mg dreimal täglich eingesetzt [5,7,22,23].

Typisch für diese Erkrankung ist ein Mangel an Serotonin, dem mit 5-HTP begegnet wird; so konnten Verbesserungen der Schmerzsymptomatik, der Morgensteifigkeit und der Müdigkeit erzielt werden.

Auch eine Linderung von Migräne-Attacken und anderen Arten von Kopfschmerzen konnte mit Dosierungen von 150-300 mg täglich erreicht werden, aufgeteilt auf drei Einzelgaben zwischen den Mahlzeiten [6,24-29].

In Deutschland ist 5-HTP weder als Nahrungsergänzung noch als Medikament im Handel. In den USA dagegen kann es als Nahrungsergänzung problemlos erworben werden. Bei einer Bestellung über das Internet werden jedoch am Zoll mit Sicherheit Probleme auftreten, da diese Substanz in Deutschland als verschreibungspflichtiges Arzneimittel gilt. Hier empfiehlt es sich, vom Hausarzt ein Rezept ausstellen zu lassen und einen Apotheker mit dem Import zu beauftragen.

1. Silberner J. Designer diets. US News & World Report, Feb. 15, 1988, S. 81

2. Leyton M, Young SN, Pihl RO, Etezadi S, Lauze C, Blier P, Baker GB, Benkelfat C. Effects on mood of acute phenylalanine/tyrosine depletion in healthy women. Neuropsychopharmacology (2000) 01, 22: 1, 52-63.

3. Cangiano C et al.: Eating behavior and adherence of dietary prescriptions in obese adult subjects treated with 5-hydroxytryptophan. Am J Clin Nutr (1992) 56(5): 863-867.

4. Ceci F, Cangiano C et al. The effects of oral 5-hydroxytryptophan administration on feeding behavior in obese adult female subjects. J Neural Transm (1989) 76(2): 109-117.

5. Wolfe F, Russell IJ, Vipraio G, Ross K, Anderson J. Serotonin levels, pain threshold, and fibromyalgia symptoms in the general population. J Rheumatol (1997) 24: 555-9.

6. Kimball RW, Friedman AP, Vallejo E. Effect of serotonin in migraine patients. Neurology (1960) 10:107-111.

7. Caruso I, Sarzi Puttini P, Cazzola M, Azzolini V. Double-blind study of 5-hydroxytryptophan versus placebo in the treatment of primary fibromyalgia syndrome. J Int Med Res (1990) 18: 201-209.

8. Byerley WF, Judd LL, Reimherr FW, Grosser BI. 5-hydroxytryptophan: A review of its antidepressant efficacy and adverse effects. J Clin Psychopharmacol (1987) 7: 127-137 (review).

**Tab. 59 Datenblatt Tryptophan/5-Hydroxy-Tryptophan (5-HTP)**

| | |
|---|---|
| **Positive Effekte** | Tryptophan und 5-HTP: Als Vorstufe von Serotonin und Melatonin beruhigende und stimmungsaufhellende Wirkung. Erleichtern das Einschlafen und verbessern die Schlafqualität. Hemmen den Appetit, besonders den auf Kohlenhydrate, fördern die STH-Sekretion. 5-HTP: Kann bei hohen Trainingsumfängen einem cortisolbedingten Serotoninabfall entgegenwirken. Lindert prämenstruelle Beschwerden. |
| **Unbedenklichkeit** | Tryptophan: In angegebener Dosierung sicher. Eine Zufuhr von hohen Dosen (mehr als 5 g) kann zu Ungleichgewichten im Aminosäurestoffwechsel führen. 5-HTP: Vestärkung der Nebenwirkungen bei Dosierungen von mehr als 300 mg pro Tag; Zufuhr wegen möglicher Übelkeit immer mit einer niedrigen Dosis (50 mg) beginnen. Von hohen Dosierungen wird ausdrücklich abgeraten; im Tierversuch sind gravierende Nebenwirkungen aufgetreten. |
| **Biologische Verfügbarkeit** | 1. Wahl: 5-Hydroxy-Tryptophan (5-HTP)<br>2. Wahl: Tryptophan |
| **Optimale Dosierung** | Tryptophan:<br>• Einschlafhilfe: 1-3 g 20-30 Minuten vor dem Zubettgehen (Einnahmedisziplin)<br>• Appetitzüglung: 500-1500 mg 2-3 mal täglich zwischen den Mahlzeiten.<br>• STH-Sekretion: 500-1000 mg (Einnahmedisziplin)<br>5-HTP:<br>• Einschlafhilfe: 100-300 mg 30-60 Minuten vor dem Zubettgehen<br>• Appetitzüglung: 50-100 mg 1-2 mal täglich zwischen den Mahlzeiten.<br>• Prämenstruelle Beschwerden: 50-100 mg täglich zwischen den Mahlzeiten.<br>• Depressionen: 50-300 mg dreimal täglich zwischen den |

**Tab. 59 Datenblatt Tryptophan/5-HTP (Fortsetzung)**

| | |
|---|---|
| | Mahlzeiten.<br>• Fibromyalgie: 50-100 mg dreimal täglich zwischen den Mahlzeiten.<br>• Migräne und andere Kopfschmerzen: 50-100 mg dreimal täglich zwischen den Mahlzeiten. |
| **Neben-wirkungen** | Tryptophan und 5-HTP: Bei höherer Dosis Kopfschmerzen, Brechreiz, Übelkeit und Ungleichgewichte im Aminosäurestoffwechsel möglich. 5-HTP: Zu Beginn der Behandlung häufig Übelkeit. |
| **Wechsel-wirkungen** | Tryptophan und 5-HTP: Verstärkte Schläfrigkeit bei gleichzeitigem Alkoholgenuss. Nicht anwenden bei Einnahme von Carbidopa/Levodopa und Antidepressiva auf SSRI-Basis (sog. Selektive Serotonin Wiederaufnahme Hemmer), die ebenso wie 5-HTP und Tryptophan den Serotoninspiegel im Gehirn erhöhen, z.B: Fluoxetin (Prozac, Fluctin), Fluvoxamin (Faurin, Luvox), Paroxetine (Paxil), Sertraline (Zoloft), Sumatripan (Imitrex), Tramadol (Ultram), Venlafaxine (Effexor), Zolpidem (Ambien). Es besteht die Gefahr des sog. Serotonin-Syndroms (schwere psychische Störungen bei massivem Serotoninüberschuss im Gehirn). |
| **Besondere Hinweise** | Tryptophan und 5-HTP: Nicht tagsüber verwenden, wenn aktiv am Straßenverkehr teilgenommen wird oder Maschinen bedient werden müssen. Bei Vorliegen psychischer Erkrankungen oder deren Auftreten in der Vergangenheit immer nur in Absprache mit dem behandelnden Arzt verwenden. Für den Abbau potenziell toxischer Stoffwechselprodukte von Tryptophan wird Vitamin B6 benötigt, so daß eine ausreichende Zufuhr (2 mg täglich bei Inaktiven, 3-4 mg täglich beim Leistungssportler) gewährleistet sein sollte. Einnahmedisziplin verbessert nicht nur die Wirkung von Tryptophan, auch bei Anwendung von 5-HTP lassen |

**Tab. 59 Datenblatt Tryptophan/5-HTP (Fortsetzung)**

| | |
|---|---|
| | sich damit vermutlich bessere Wirkungen bei geringerer Dosierung erzielen. Angaben zur Toxizität von Tryptophan liegen nicht vor. Lagerung empfohlen bei +15 bis +25°C, dicht verschlossen und trocken. 5-HTP: Nicht anwenden bei Erkrankungen der Leber. |


9. Poldinger W, Calanchini B, Schwarz W. A functional-dimensional approach to depression: Serotonin deficiency as a target syndrome in a comparison of 5-hydroxytryptophan and fluvoxamine. Psychopathology (1991) 24: 53-81.
10. Muller EE, Brambilla F, Cavagnini F, Peracchi M, Panerai A. Slight effect of L-tryptophan on growth hormone release in normal human subjects. J Clin Endocrinol Metab (1974) 39(1): 1-5.
11. Masand PS, Gupta S. Selective serotonin-reuptake inhibitors: an update. Harv Rev Psychiatry (1999) 7(2): 69-84.
12. Soulairac A, Lambinet H. Effect of 5-hydroxytryptophan, a serotonin precursor, on sleep disorders. Ann Med Psychol (1977) 1: 792-798.
13. Guilleminault C, Cathala JP, Castaigne P. Effects of 5-hydroxytryptophan on sleep of a patient with a brain-stem lesion. Electroencephalogr Clin Neurophysiol (1973) 34: 177-184.
14. Wyatt RJ, Zarcone V, Engelman K et al. Effects of 5-hydroxytryptophan on the sleep of normal human subjects. Electroencephalogr Clin Neurophysiol (1971) 30: 505.
15. van Praag H, de Hann S. Depression vulnerability and 5-hydroxytryptophan prophylaxis. Psychiatry Res (1980) 3: 75-83.
16. Loo H, Zarifian E, Wirth JF, Deniker P. Open study of L-5-H.T.P. in melancholic depressed patients over 50 years of age. Encephale (1980) 6: 241-246.
17. van Hiele LJ. L-5-Hydroxytryptophan in depression: the first substitution therapy in psychiatry? The treatment of 99 out-patients with „therapy-resistant“ depressions. Neuropsychobiology (1980) 6: 230-240.
18. Angst J, Woggon B, Schoepf J. The treatment of depression with L-5-hydroxytryptophan versus imipramine. Results of two open and one double-blind study. Arch Psychiatr Nervenkr (1977) 224: 175-186.
19. Alino JJ, Gutierrez JL, Iglesias ML. 5-Hydroxytryptophan (5-HTP) and a MAOI (nialamide) in the treatment of depressions. A double-blind controlled study. Int Pharmacopsychiatry (1976) 11: 8-15.

20. Takahashi S, Kondo H, Kato N. Effect of L-5-hydroxytryptophan on brain monoamine metabolism and evaluation of its clinical effect in depressed patients. J Psychiatr Res (1975) 12: 177-187.

21. Persson T, Roos BE. 5-hydroxytryptophan for depression. Lancet (1967) 2: 987-988.

22. Nicolodi M, Sicuteri F. Fibromyalgia and migraine, two faces of the same mechanism. Serotonin as the common clue for pathogenesis and therapy. Adv Exp Med Biol (1996) 398: 373-379.

23. Puttini PS, Caruso I. Primary fibromyalgia syndrome and 5-hydroxy-L-tryptophan: a 90-day open study. J Int Med Res (1992) 20: 182-189.

24. Maissen CP, Ludin HP. Comparison of the effect of 5-hydroxytryptophan and propranolol in the interval treatment of migraine. Schweiz Med Wochenschr (1991) 121: 1585-1590.

25. De Giorgis G, Miletto R, Iannuccelli M et al. Headache in association with sleep disorders in children: a psychodiagnostic evaluation and controlled clinical study – L-5-HTP versus placebo. Drugs Exp Clin Res (1987) 13: 425-433.

26. Titus F, Davalos A, Alom J, Codina A. 5-Hydroxytryptophan versus methysergid in the prophylaxis of migraine. Randomized clinical trial. Eur Neurol (1986) 25: 327-329.

27. De Benedittis G, Massei R. Serotonin precursors in chronic primary headache. A double-blind cross-over study with L-5-hydroxytryptophan vs. placebo. J Neurosurg Sci (1985) 29: 239-248.

28. Longo G, Rudoi I, Iannuccelli M et al. Treatment of essential headache in developmental age with L-5-HTP (cross over double-blind study versus placebo). Pediatr Med Chir (1984) 6: 241-245.

29. Bono G, Criscuoli M, Martignoni E et al. Serotonin precursors in migraine prophylaxis. Adv Neurol (1982) 33: 357-363.

30. Merck KG, 64271 Darmstadt: Datenblatt L-Tryptophan für biochemische Zwecke. CD-ROM Version 1999/2 D

## 7.13 Histidin

Früher wurde Histidin als semi-essentielle Aminosäure bezeichnet, da es für Säuglinge lebensnotwendig ist. Mittlerweile weiß man, daß auch Erwachsene darauf angewiesen sind, weshalb Histidin jetzt den unentbehrlichen Aminosäuren zugeordnet ist. Wird nämlich über die Nahrung kein Histidin zugeführt, brauchen sich die körpereigenen Speicher (in erster Linie der rote Blutfarbstoff Hämoglobin und das Muskelprotein Carnosin) rasch auf und es kommt zu einer katabolen Stoffwechsellage sowie einer verringerten Produktion des roten Blutfarbstoffs.

Histidin wird, im Gegensatz zu den anderen Aminosäuren, nur zu etwa 60% im Darm resorbiert. Es spielt eine wichtige Rolle im Proteinstoffwechsel, bei der Bildung des Blutfarbstoffs Hämoglobin, sowie der Produktion von roten und weißen Blutkörperchen. Bei Zufuhr in Reinform soll es die Blutgerinnung fördern.

**Abb. 19 Molekülstruktur Histidin**

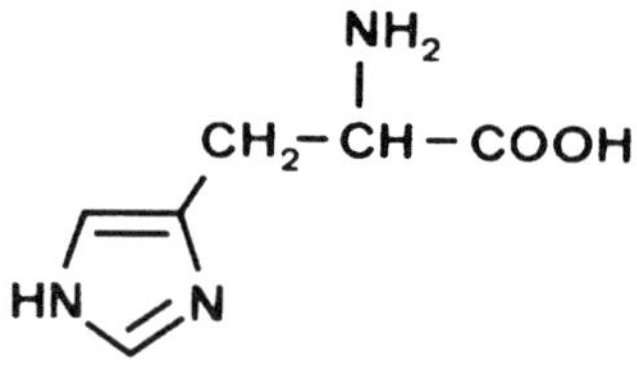


L-Histidin

Abbildung entnommen: Pschyrembel. Klinisches Wörterbuch. Walter de Gruyter. Berlin, New York 1994, S. 53

**Tab. 60 Gute natürliche Quellen für Histidin**

- Bananenprotein
- Thunfischprotein
- Makrelenprotein
- Rindfleischprotein

Von allen Aminosäuren wird das Histidin am leichtesten mit dem Urin ausgeschieden. Da hierbei an Histidin gebundenes Zink verloren geht, sollten hohe Einzelzufuhren dieser Aminosäure vermieden werden. Andererseits kann diese Wirkung des Histidins auch zur Schwermetallentgiftung eingesetzt werden. Niedrige Werte dieser Aminosäure im Urin werden mit rheumatoider Arthritis in Verbindung gebracht. Durch die Bindung von Kupfer kann Histidin vermutlich positiv bei rheumatoider Arthritis wirken [1]. Gerade bei erhöhter Aufnahme dieses Spurenelements durch kupferhaltige Wasserrohre erscheint eine histidinreiche Ernährung bzw. eine Nahrungsergänzung mit dieser Aminosäure sinnvoll.

Eine ausreichende Histidinversorgung kann einen gewissen Schutzeffekt gegen Höhenstrahlung entfalten. Angaben zur Giftigkeit von Histidin liegen nicht vor. Die Lagerung wird empfohlen bei Zimmertemperatur (+15 bis

**Tab. 61 Datenblatt Histidin**

| | |
|---|---|
| **Positive Effekte** | Entgiftungswirkung durch Bindung an Schwermetalle, positive Wirkung bei Allergien, möglicherweise auch bei rheumatoider Arthritis, schützende Wirkung gegen Höhenstrahlung |
| **Unbedenklichkeit** | In angegebener Dosierung sicher. Hohe Einzeldosierungen (mehr als 10 g) können zu Ungleichgewichten im Aminosäurestoffwechsel führen. |
| **Biologische Verfügbarkeit** | 1. Wahl: Histidin |
| **Optimale Dosierung** | Unklar, vermutlich 1-3 g täglich mit der normalen Ernährung ausreichend |
| **Nebenwirkungen** | keine |
| **Wechselwirkungen** | Fördert als Chelatbildner die Ausscheidung von Spurenelementen, deshalb hohe Dosierungen über einen längeren Zeitraum vermeiden. |
| **Besondere Hinweise** | Wird im Darm nur unvollständig resorbiert. Angaben zur Toxizität von Histidin liegen nicht vor. Lagerung empfohlen bei +15 bis +25°C, dicht verschlossen und trocken. |

+25°C), dicht verschlossen und trocken [2].

1. Gerber DA, Gerber MG. Specificity of a low free histidine concentration for rheumatoid arthritis. J Chron Dis (1977) 30: 115.
2. Merck KG, 64271 Darmstadt: Datenblatt L-Histidin für biochemische Zwecke. CD-ROM Version 1999/2 D

## 7.14 Alanin

Alanin dient in katabolen Situationen zum Abtransport von Aminogruppen aus den Muskeln in die Leber zur Harnstoffsynthese. Gleichzeitig dient es als mögliche Vorstufe für die körpereigene Synthese von Glukose. Daher ist Alanin an der Energiebereitstellung beteiligt und hilft bei der Regulierung des Blutzuckerspiegels. Es kann aus den verzweigtkettigen Aminosäuren synthetisiert werden. Fällt der Blutzuckerspiegel ab und Kohlenhydrate aus der letzten Mahlzeit stehen nicht mehr zur Verfügung, greift der Körper auf Muskelgewebe zurück, um Aminosäuren wie Alanin in der Leber in Glukose umzuwandeln und damit den Blutzuckerspiegel zu stabilisieren. Bei intensiven Ausdauerbelastungen werden ab der zweiten Stunde auf diesem Wege nennenswerte Alaninmengen verbraucht, um als Ausgleich für die erschöpften Kohlenhydratreserven neue Glukose für den Energiestoffwechsel zu liefern.

Aus diesem Grund ist es auch wenig effektiv, durch Fasten Fett zu verlieren. Die Verlustrate von Muskelgewebe und Körperfett hält sich in etwa die Waage; doch absolut gesehen, verringert sich ohne sportliche Betätigung der Anteil an fettfreier Körpermasse sogar schneller. Für effektiven Fettverlust empfiehlt es sich eher, den Grundumsatz an Kalorien durch körperliche Aktivi-

**Abb. 20 Molekülstruktur Alanin**

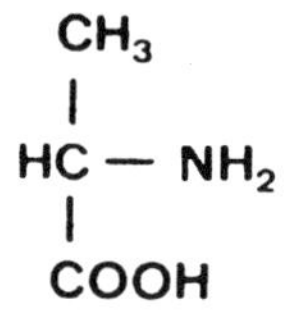


L-Alanin

Abbildung entnommen: Pschyrembel. Klinisches Wörterbuch. Walter de Gruyter. Berlin, New York 1994, S. 53

**Tab. 62 Gute natürliche Quellen für Alanin**

- Gelatine (9,8%)
- Vollmaisprotein
- Rindfleischprotein
- Eiklarprotein
- Schweinefleischprotein
- Reisprotein
- Molkenprotein
- Sojaprotein
- Haferprotein

**Tab. 63 Datenblatt Alanin**

| | |
|---|---|
| **Positive Effekte** | Spielt eine wichtige Rolle im Harnstoffzyklus, kann in der Leber zu Glukose umgewandelt werden und so den Blutzuckerspiegel stabilisieren. In Verbindung mit Glyzin und Glutaminsäure Linderung von Prostatabeschwerden möglich. |
| **Unbedenklichkeit** | In angegebener Dosierung sicher. Hohe Einzeldosierungen (mehr als 15 g) können zu Ungleichgewichten im Aminosäurestoffwechsel führen. |
| **Biologische Verfügbarkeit** | 1. Wahl: Alanin |
| **Optimale Dosierung** | • Prostatabeschwerden: 2 Wochen lang je 780 mg Alanin, Glyzin, Glutaminsäure, danach Dosisreduzierung auf die Hälfte (je 390 mg).<br>• Unterstützung des Glukosestoffwechsels bei Ausdauerbelastung: 5-10 g pro Stunde möglich. |
| **Nebenwirkungen** | keine |
| **Wechselwirkungen** | keine bekannt |
| **Besondere Hinweise** | Angaben zur Toxizität von Alanin liegen nicht vor, es gilt aber als untoxisch. Lagerung empfohlen bei +5 bis +30°C, dicht verschlossen und trocken. |

tät zu erhöhen und den Blutzuckerspiegel zwischen den Mahlzeiten entweder mittels komplexer Kohlenhydrate oder durch Zufuhr von Aminosäuren wie Alanin, Serin oder BCAAs anzuheben. Eine Zufuhr von je 100 g Eiweiß und Kohlenhydraten bzw. 1500 kcal. pro Tag sollte bei der Gewichtsreduktion in Verbindung mit Sport nicht unterschritten werden.

Zum Schutz vor einem belastungsbedingten Muskelabbau in der Diät erscheint die Zufuhr von Alanin bereits nach einer Stunde intensiven Trainings sinnvoll. Mängel an Alanin können auch durch die verstärkte Zufuhr verzweigtkettiger Aminosäuren vermieden werden.

In einer älteren Studie konnte Alanin, in Verbindung mit Glyzin und Glutaminsäure, die Beschwerden einer gutartigen Prostatavergrößerung lindern (siehe dazu unter 6.3: Aminosäuren gegen Prostata-Beschwerden).

Angaben zur Giftigkeit von Alanin liegen nicht vor, es gilt aber als untoxisch. Die Lagerung wird empfohlen bei Zimmertemperatur (+5 bis +30°C), dicht verschlossen und trocken [1].

1. Merck KG, 64271 Darmstadt: Datenblatt L-Alanin für biochemische Zwecke. CD-ROM Version 1999/2 D

## 7.15 Asparagin/Asparaginsäure

Asparagin ist im Organismus als entbehrliche Aminosäure offenbar von untergeordneter Bedeutung, dient aber als Vorstufe zur Bildung der Asparaginsäure. Asparaginsäure ist beteiligt am Aufbau des Immunsystems und an der Bildung von RNS und DNS (Ribonukleinsäure und Desoxyribonukleinsäure; beides Träger der Erbinformation). Daneben hat die Asparaginsäure eine zentrale Funktion im Energiestoffwechsel; sie wirkt mit bei der Umwandlung von Kohlenhydraten in Energie und von Glukose in Glykogen. Asparaginsäure unterstützt die Ammoniakentgiftung durch den Harnstoffzyklus in der Leber. Hier ist die verstärkte Zufuhr dieser Aminosäure in der frühen Regenerationsphase zur Normalisierung der Ammoniakkonzentration besonders

**Tab. 64 Gute natürliche Quellen für Asparagin und Asparaginsäure**

- Kartoffelprotein
- Kokosprotein
- Alfalfaprotein
- Erdnussprotein
- Eiklarprotein
- Fleischprotein

**Abb. 21 Molekülstruktur Asparagin und Asparaginsäure**

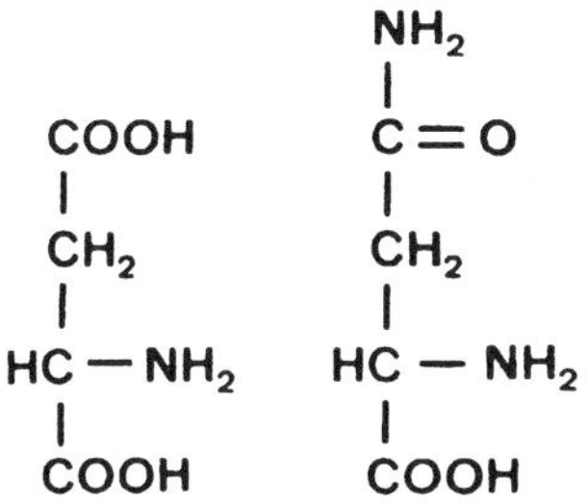

L-Asparagin L-Asparaginsäure

Abbildung entnommen: Pschyrembel. Klinisches Wörterbuch. Walter de Gruyter. Berlin, New York 1994, S. 53

zu empfehlen. Asparagin und Asparaginsäure kommen frei in zahlreichen Fruchtsäften und Gemüsesorten vor. Apfelsaft kann bis zu 1 g pro Liter enthalten, Passionsfruchtsaft sogar bis zu 1,6 g pro Liter. In der Fachliteratur wird immer der Gesamtwert für beide Aminosäuren angegeben, also für Asparaginsäure plus Asparagin.

Vorläufige Ergebnisse von Untersuchungen an Mensch und Tier legten eine verzögerte Ermüdung bei sportlicher Belastung nach Gabe von Salzen der Asparaginsäure (Magnesium-Kalium-Aspartat) nahe [1], konnten aber nachfolgend bei kontrollierten Studien mit Ausdauer- und Kraftsportlern auch im Bereich von 6-7 g pro Tag nicht bestätigt werden [2-6].

Angaben zur Giftigkeit von Asparagin bzw. Asparaginsäure liegen nicht vor; die Toxizität ist zu gering, um sinnvoll eine LD 50 zu bestimmen. Die Lagerung wird empfohlen bei Zimmertemperatur (+5 bis +30°C), dicht verschlossen und trocken [7].


1. Bucci LR. Nutrients as ergogenic aids for sports and exercise. CRC Press, Boca Raton, FL 1993, 45-47 (review).
2. Wesson M, McNaughton L, Davies P et al. Effects of oral administration of aspartic acid salts on the endurance capacity of trained subjects. Res Quart Exer Sport (1988) 59: 234-236.
3. Maughan RJ, Sadler DJ. The effects of oral administration of salts of aspartic acid on the metabolic response to prolonged exhausting exercise in man. Int J Sports Med (1983) 4: 119-123.

**Tab. 65 Datenblatt Asparagin/Asparaginsäure**

| | |
|---|---|
| **Positive Effekte** | Wichtig für den Energiestoffwechsel, die Glykogenspeicherung und das Immunsystem; unterstützt die Ammoniakentgiftung in der Leber. |
| **Unbedenklichkeit** | In angegebener Dosierung sicher. Eine Zufuhr von hohen Dosen (mehr als 20 g; Asparagin und Asparaginsäure müssen zusammengezählt werden) kann zu Ungleichgewichten im Aminosäurestoffwechsel führen. |
| **Biologische Verfügbarkeit** | 1. Wahl: Asparagin<br>2. Wahl: Asparaginsäure<br>3. Wahl: Aspartate (Salze der Asparaginsäure, z.B. Magnesiumhydrogenaspartat) |
| **Optimale Dosierung** | Unklar, Asparaginsäure wird häufig als Aspartat in Verbindung mit Arginin, Ornithin oder Mineralien gegeben; Zufuhr in Reinform bislang nicht dokumentiert. |
| **Nebenwirkungen** | Bei Zufuhr über die Nahrung oder als Aspartat in Verbindung mit anderen Stoffen keine zu erwarten. |
| **Wechselwirkungen** | Keine bekannt |
| **Besondere Hinweise** | Angaben zur Toxizität von Asparagin bzw. Asparaginsäure liegen nicht vor, beide gelten als ungiftig. Lagerung empfohlen bei +5 bis +30°C, dicht verschlossen und trocken. |

4. Hagan RD, Upton SJ, Duncan JJ et al. Absence of effect of potassium-magnesium aspartate on physiologic responses to prolonged work in aerobically trained men. Int J Sports Med (1982) 3: 177-181.

5. Tuttle JL, Potteiger JA, Evans BW et al. Effect of acute potassium-magnesium aspartate supplementation on ammonia concentrations during and after resistance training. Int J Sport Nutr (1995) 5: 102-109.

6. De Haan A, van Doorn JE, Westra HG. Effects of potassium + magnesium aspartate on muscle metabolism and force development during short intensive static exercise. Int J Sports Med (1985) 6: 44-49.

7. Merck KG, 64271 Darmstadt: Datenblatt L-Asparaginsäure für biochemische Zwecke. CD-ROM Version 1999/2 D

## 7.16 Glyzin

Glyzin ist die kleinste Aminosäure und dient als Stickstofflieferant bei der Synthese der entbehrlichen Aminosäuren, insbesondere Serin, sowie als Quelle von Aminogruppen für die Synthese von Hämoglobin, Bausteinen der Erbsubstanz und anderen Stoffen. Glyzin spielt eine bedeutende Rolle bei der Synthese von Bindegewebseiweiß; in anabolen Phasen besteht ein hoher Bedarf an dieser Aminosäure. Entsprechend droht bei unzureichender Zufuhr ein vermehrter Abbau von Bindegewebseiweiß. Eine hohe Glyzinzufuhr hemmt das eiweißabbauende Enzym Cathepsin D und mindert in katabolen Situationen den Abbau von Bindegewebe, was unter anderem die Barrierefunktion des Bindegewebes gegen eingedrungene Keime erhält.

Glyzin erleichtert das Abrufen gespeicherter Informationen (über den N-Methyl-D-Aspartat Rezeptor); bei älteren Personen erhöhte es auch die Aufmerksamkeit. Dabei war eine Wirksamkeit bereits nach einmaliger Gabe einer geringen Dosis von nur 100 mg auf nüchternen Magen feststellbar (es wurde Bioglycin® von Konapharma verwendet). Im Gegensatz zu anderen Substanzen, die kognitive Prozesse unterstützen, wirkt es aber weder anregend, noch stimmungsaufhellend. [1]. Über die Umwandlung in Serin kann Glyzin vermutlich die Konzentration des Neurotransmitters Acetylcholin erhöhen, ein weiterer

**Abb. 22 Molekülstruktur Glyzin**

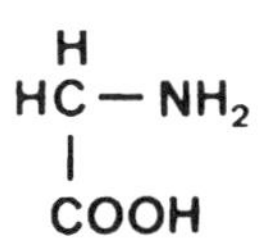


L-Glyzin

Abbildung entnommen: Pschyrembel. Klinisches Wörterbuch. Walter de Gruyter. Berlin, New York 1994, S. 53

Hinweis auf seine Wirkung als kognitives Stimulans. Glyzin verstärkt die Wirkung des Psychopharmakums Haloperidol; eine synergistische Wirkung beider Substanzen wird vermutet [2,3].

**Tab. 66 Gute natürliche Quellen für Glyzin**

- Gelatine (23,8%)
- Rindfleischprotein
- Leberprotein
- Erdnussprotein
- Haferprotein

Glyzin übt darüber hinaus zellschützende Funktionen aus, wenn vorübergehend nicht genug Sauerstoff verfügbar ist. Ferner ist Glyzin beteiligt an der Mobilisierung von Glykogen aus der Leber und fungiert zusammen mit den Aminosäuren Arginin und Methionin als Baustein von Creatin, einem wichtigen Bestandteil des Energiekreislaufs, ohne den eine Muskelarbeit nicht denkbar wäre. Durch die Beteiligung an der Produktion von Immunglobulinen und Antikörpern ist Glyzin für die Aufrechterhaltung eines funktionierenden Immunsystems mitverantwortlich. Eine Unterversorgung mit Glyzin äußert sich in einem Mangel an Energie.

Weiterhin ist Glyzin an Entgiftungsreaktionen in der Leber beteiligt, zusammen mit Glutaminsäure und Cystein ist es ein Bestandteil des wichtigen Antioxidans Glutathion. In Reinform eingenommen, kann es die Hypophyse zur verstärkten Ausschüttung von STH anregen. Dies geschieht einmal durch hohe intravenöse Dosierungen von 250 mg pro kg Körpergewicht [4], aber auch durch die orale Zufuhr von ca. 6 g Glyzin [5]. Sinnvolle Kombinationen mit anderen Aminosäuren sind sicher möglich, doch in der Literatur nicht erwähnt. In einer älteren Studie konnte Glyzin, in Verbindung mit Alanin und Glutaminsäure, die Beschwerden einer gutartigen Prostatavergrößerung lindern (siehe dazu unter 6.3: Aminosäuren gegen Prostata-Beschwerden). Angaben zur Giftigkeit liegen nicht vor, es gilt aber als untoxisch und ist sehr lagerungsbeständig.

1. File SE, Fluck E, Fernandez C. Beneficial effects of glycine (Bioglycin) on memory and attention in young and middle-aged adults. J Clin Psychopharmacol (1999) 19: 506-512.

**Tab. 67 Datenblatt Glyzin**

| | |
|---|---|
| **Positive Effekte** | Baustein für andere Aminosäuren, wirkt als Bestandteil des Glutathions zellschützend und immunstabilisierend, unterstützt Entgiftungsreaktionen in der Leber. Wichtig für die körpereigene Produktion von Creatin und für ein gesundes Bindegewebe. Kann die STH-Sekretion erhöhen. |
| **Unbedenklichkeit** | In angegebener Dosierung sicher. Hohe Einzeldosierungen (mehr als 10 g) können zu Ungleichgewichten im Aminosäurestoffwechsel führen. |
| **Biologische Verfügbarkeit** | 1. Wahl: Glyzin |
| **Optimale Dosierung** | • STH-Sekretion: 6 g (Einnahmedisziplin)<br>• Prostatabeschwerden: 2 Wochen lang je 780 mg Glyzin, Alanin, Glutaminsäure, danach Dosisreduzierung auf die Hälfte (je 390 mg).<br>• Kognitive Stimulation: 100 mg oder mehr (Einnahmedisziplin) |
| **Nebenwirkungen** | Keine |
| **Wechselwirkungen** | Verstärkt die Wirkung von Neuroleptika (Haloperidol und verwandte Substanzen) |
| **Besondere Hinweise** | Kann die Aminosäure Serin ersetzen und umgekehrt. Angaben zur Toxizität von Glyzin liegen nicht vor, es gilt aber als ungiftig und lagerungsbeständig. |

2. Heresco-Levy U, Javitt DC, Ermilov M et al. Double-blind, placebo-controlled, crossover trial of glycine adjuvant therapy for treatment-resistant schizophrenia. Br J Psychiatry (1996) 169: 610-617.

3. Javitt DC, Zylberman I, Zukin SR et al. Amelioration of negative symptoms in schizophrenia by glycine. Am J Psychiatry (1994)151: 1234-1236.

4. Popa M, Florea I. Growth hormone release by glycine injected intravenously in 22 healthy sexually immature children. Biomedicine (1975) 23(4): 131-133.

5. Kasai K, Kobayashi M, Shimoda SI. Stimulatory effect of glycine on human growth hormone secretion. Metabolism (1978) 27(2): 201-208.

## 7.17 Serin

Die entbehrliche Aminosäure Serin kann aus der unentbehrlichen Aminosäure Threonin synthetisiert werden. Es kann auch in den Nieren aus Glyzin gebildet werden, und umgekehrt Glyzin aus Serin. Daher ist auch bei Gabe von Serin eine Wirkungsverstärkung des Psychopharmakums Haloperidol zu erwarten (siehe dazu unter Glyzin). Bei Nierenversagen wird Serin zur unentbehrlichen Aminosäure. Außerdem spielt Serin eine wichtige Rolle bei der Energieversorgung und ist Bestandteil von Phosphatiden und des Sphingosins, das in den Zellmembranen und in großen Mengen in Gehirn und Nervengewebe vorliegt. Serin ist mitverantwortlich für die Produktion des Neurotransmitters Azetylcholin und damit für Gedächtnisleistung und Lernfähigkeit. Ein Mangel an Acetylcholin kann zu Depressionen führen.

**Abb. 23 Molekülstruktur Serin**

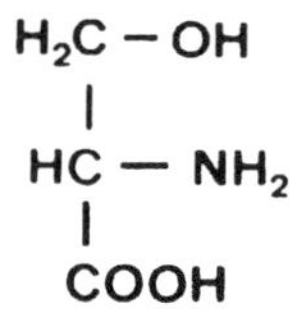


L-Serin

Abbildung entnommen: Pschyrembel. Klinisches Wörterbuch. Walter de Gruyter. Berlin, New York 1994, S. 53

**Tab. 68 Gute natürliche Quellen für Serin**

- Eigelbprotein
- Eiklarprotein
- Casein
- Molkenprotein
- Haferprotein
- Maisprotein

**Tab. 69 Datenblatt Serin**

| | |
|---|---|
| **Positive Effekte** | Spielt eine wichtige Rolle bei der Energieversorgung und der Funktion des Nervensystems. |
| **Unbedenklichkeit** | In angegebener Dosierung sicher. Hohe Einzeldosierungen (mehr als 10 g) können zu Ungleichgewichten im Aminosäurestoffwechsel führen. |
| **Biologische Verfügbarkeit** | 1. Wahl: Serin |
| **Optimale Dosierung** | Unklar, vermutlich 3-5 g täglich über die Nahrung ausreichend |
| **Nebenwirkungen** | Keine |
| **Wechselwirkungen** | Verstärkt vermutlich die Wirkung von Neuroleptika (Haloperidol und verwandte Substanzen) |
| **Besondere Hinweise** | Kann die Aminosäure Glyzin ersetzen und umgekehrt. Angaben zur Toxizität von Serin liegen nicht vor, es gilt aber als ungiftig. Lagerung empfohlen bei +15 bis +25°C, dicht verschlossen, trocken. |

Zusätzliche Gaben von Serin zwischen den Mahlzeiten erhöhen den Blutzuckerspiegel, da über das Pyruvat aus Serin Energie gewonnen werden kann (siehe auch Alanin). Wegen der engen Verknüpfung von Serin und Glyzin ist bei der Bewertung von Komplett-Proteinen die Summe beider Aminosäuren von Bedeutung. Angaben zur Giftigkeit von Serin liegen nicht vor, es gilt aber als ungiftig. Die Lagerung wird empfohlen bei Zimmertemperatur (+5 bis +30°C), dicht verschlossen und trocken [1].

1. Merck KG, 64271 Darmstadt: Datenblatt L-Serin für biochemische Zwecke. CD-ROM Version 1999/2 D

## 7.18 Prolin/Hydroxyprolin

Prolin ist extrem wichtig für Gelenke und Sehnen und für ein gesundes Herz. Es ist ein wichtiger Bestandteil des Kollagens, eines Proteins, das in hohen Konzentrationen in Knochen und Bindegewebe zu finden ist. Nach Dr. Rath könnte sich Prolin, ebenso wie Lysin, zur Vorbeugung gegen bzw. Behandlung von Atherosklerose (Arterienverkalkung) eignen. Beide Aminosäuren verhindern die Ablagerung von Lipoprotein(a) in der Arterienwand und können im Frühstadium der Erkrankung vorhandene Ablagerungen auflösen [1] (siehe hierzu Tabelle 46).

Das beim Abbau von Bindegewebe entstehende Hydroxyprolin kann allerdings vom Körper nicht weiterverwertet werden und wird im Urin ausgeschieden. Es findet sich auch in vielen Nahrungsproteinen, ist aber ernährungsphysiologisch wertlos.

Prolin kann bei längerem Fasten oder sportlicher Ausdauerbelastung in großem Umfang zur Energieversorgung der Muskeln herangezogen werden; ein Mangel an dieser Aminosäure kann sich in einem spürbaren Leistungsverlust bemerkbar machen. Freies Prolin kommt in Fruchtsäften in beachtlichen Mengen vor, z.B. bis zu 2,5 g pro Liter in Orangensaft.

Angaben zur Giftigkeit von Prolin liegen nicht vor. Die Lagerung wird empfohlen bei Zimmertemperatur (+5 bis +30°C), dicht verschlossen und trocken [2].

**Abb. 24 Molekülstruktur Prolin**

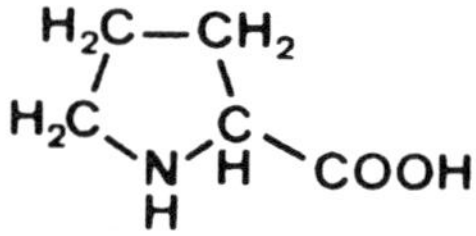


L-Prolin

Abbildung entnommen: Pschyrembel. Klinisches Wörterbuch. Walter de Gruyter. Berlin, New York 1994, S. 53

**Tab. 70 Gute natürliche Quellen für Prolin**

- Casein
- Milchprotein
- Weizenkeimprotein

**Tab. 71 Datenblatt Prolin**

| | |
|---|---|
| **Positive Effekte** | Wichtig für Herz und Bindegewebe, kann zur Energieversorgung herangezogen werden. Einsatz zur Vorbeugung und Behandlung von Atherosklerose denkbar. |
| **Unbedenklichkeit** | In angegebener Dosierung sicher. Hohe Einzeldosierungen (mehr als 10 g) können zu Ungleichgewichten im Aminosäurestoffwechsel führen. |
| **Biologische Verfügbarkeit** | 1. Wahl: Prolin |
| **Optimale Dosierung** | • Atherosklerose (Vorbeugung und Behandlung): 450 mg täglich, in Verbindung mit Lysin, Cystein, Arginin, Taurin, Vitaminen und Mineralien (Dosierungen siehe Tabelle 46). |
| **Nebenwirkungen** | Keine |
| **Wechselwirkungen** | Vermutlich synergistische Wirkung mit Lysin bei Atherosklerose (siehe dazu Tabelle 46 und unter Lysin). |
| **Besondere Hinweise** | Hydroxyprolin, das beim Abbau von Bindegewebe entsteht, kann vom Körper nicht verwertet werden. Angaben zur Toxizität von Prolin liegen nicht vor. Lagerung empfohlen bei +5 bis +30°C, dicht verschlossen und trocken. |


1. Rath M, Niedzwiecki A. Nutritional Supplement Program Halts Progression of Early Coronary Atherosclerosis Documented by Ultrafast Computed Tomography. Journal of Applied Nutrition (1996) 48: 68-78.
2. Merck KG, 64271 Darmstadt: Datenblatt L-Prolin für biochemische Zwecke. CD-ROM Version 1999/2 D

## 7.19 Glutamin/Glutaminsäure

Alle sich schnell teilenden Zellen, besonders die Zellen des Immunsystems und der Darmschleimhaut benötigen die entbehrliche Aminosäure Glutamin als Nährstoff. Die Klassifizierung „entbehrlich" ist allerdings irreführend, da es lediglich bedeutet, daß der Körper diese Aminosäure auch selbst synthetisieren kann. In bestimmten Situationen wie Stress oder Krankheit kann die Zufuhr von Glutamin als Nahrungsergänzung erforderlich werden, da die Eigensynthese des Organismus den Bedarf kaum decken kann, bzw. der erhöhte Bedarf vor allem aus dem Leber- und Muskelgewebe gedeckt wird, was katabolen Stoffwechsellagen Vorschub leistet.

Glutamin wird als Energiequelle für die Nukleotidsynthese (Nukleotide sind Bausteine der Erbsubstanz) gebraucht. Deshalb sind gerade die sich schnell teilenden Zellen auf diese Energiequelle angewiesen. So kommt es zu Magen-Darm-Störungen und einer verschlechterten Immunfunktion, wenn die Zellen dieser Gewebe nicht genügend Glutamin bekommen.

Die Haarfollikel, der Fötus im Mutterleib und auch verschiedene Tumorarten sind von einer ausreichenden Glutaminversorgung abhängig. Darüber hinaus dient diese Aminosäure als Stickstoff- und Kohlenstofflieferant sowie als wichtiger Baustein für den Aufbau und Erhalt von Muskelmasse. Ohne ausreichende Glutaminversorgung schrumpfen die Muskeln recht schnell, so daß bei einem Mangel nicht nur im Darm und im Immunsystem ungünstige Veränderungen auftreten.

Eine ausreichende Eigensynthese von Glutamin ist für den Körper extrem wichtig; davon profitiert in erster Linie das Gehirn, das beim Abbau von Aminosäuren wie Prolin, Histidin, Arginin und Ornithin über die Synthese von Glutamin aus Glutaminsäure vor den giftigen Wirkungen des Ammoniaks geschützt wird. Da Ammoniak den oxidativen Stoffwechsel der Nervenzellen stört, wird vermutet, daß dieses Abfallprodukt des Stoffwechsels eine Rolle bei neurodegenerativen Erkrankungen wie Morbus Alzheimer oder Morbus Parkinson spielt und Glutamin hier positiv wirken könnte [3].

Glutamin dient im Gehirn der Produktion verschiedener Neurotransmitter, unter anderem des Glutamats und der gamma-Aminobuttersäure (GABA). Ein Ungleichgewicht zwischen diesen beiden Neurotransmittern ist

**Abb. 25 Molekülstruktur Glutamin und Glutaminsäure**

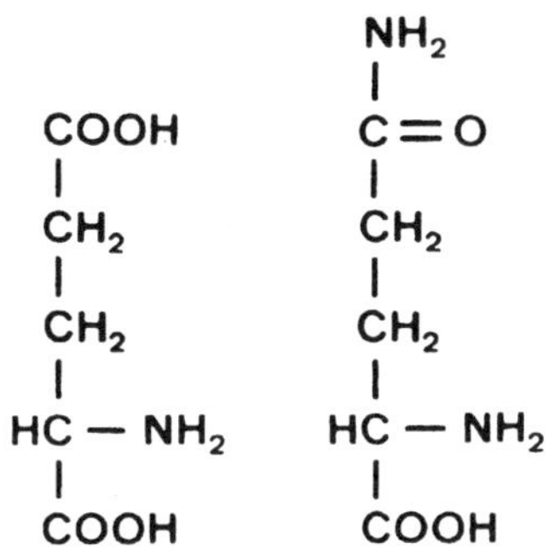


L-Glutaminsäure L-Glutamin

Abbildung entnommen: Pschyrembel. Klinisches Wörterbuch. Walter de Gruyter. Berlin, New York 1994, S. 53

bei einigen neurologischen Erkrankungen ebenfalls von Bedeutung.

In einer älteren Studie konnte Glutaminsäure, in Verbindung mit Glyzin und Alanin, die Beschwerden einer gutartigen Prostatavergrößerung lindern (siehe dazu unter 6.3: Aminosäuren gegen Prostatabeschwerden).

Kommt es zu einem Energiemangel im Gehirn aufgrund eines unzureichenden Kohlenhydratangebotes (z.B. bei kohlenhydratarmen Diäten), dann wird über die Neubildung von Blutzucker vermehrt Glutamin als Energiequelle für die Nervenzellen genutzt, so daß Glutamin auch als „Brain-food" bezeichnet werden kann. Personen, die Glutamin bei einer kohlenhydratreduzierten Diät einsetzen, berichten von einer besseren geistigen Vitalität, geringerer Ermüdung und besserer Laune.

Darüber hinaus ist diese Aminosäure wichtig für einen ausgeglichenen Säure-/Basenhaushalt. Der Körper besitzt sehr effektive Mechanismen, um den pH-Wert als Maß für den Säuregrad konstant zu halten. Kommt es zu einer Ansammlung von sauren Stoffwechselprodukten im Körper (z.B. bei hartem Training oder verschiedenen Erkrankungen), dann kann Glutamin in den Nieren die Ausschüttung von Bikarbonaten fördern, um den pH-Wert zu korrigieren. Glutamin regelt außerdem den Wasserhaushalt innerhalb der Zellen und den osmotischen Druck in verschiedenen Geweben des Körpers.

Angesichts dieser zahlreichen Funktionen im Körper wundert es nicht, daß Glutamin die am höchsten konzentrierte Aminosäure im Blutserum, in der Muskulatur und in der Flüssigkeit in Gehirn und Rückenmark ist. Insgesamt stellt Glutamin mit 60 % den mit Abstand höchsten Anteil der freien Aminosäuren im Körper.

Glutamin kommt in tierischem und pflanzlichem Protein vor, hauptsächlich in Fleisch, Fisch, Milchprodukten, Bohnen und Soja. Die typische europäische Mischkost liefert zwischen vier und sieben Gramm täglich. Wird mehr benötigt, kann der Körper die Eigenproduktion in manchen Fällen in genügendem Maße erhöhen. Allerdings können in Extremsituationen die Zufuhr über die Nahrung und die Eigensynthese des Körpers den Bedarf oft nicht decken. Zu solchen Situationen zählen neben hartem Training im Kraft- und Ausdauersport auch Infektionserkrankungen, Operationen, Traumen oder Verbrennungen. Eine Nahrungsergänzung mit 20-40 g Glutamin täglich führt nach größeren Operationen oder Traumen fast immer zu einer schnelleren Genesung des Patienten. Daher wird Glutamin auch als konditionell-unentbehrliche Aminosäure eingestuft.

### *7.19.1 Glutamin bei Darmerkrankungen*

Menschen, die ausreichend mit Glutamin versorgt sind, zeigen eine gute Regeneration von Schleimhautzellen im Darm. Dies erklärt sich dadurch, daß die sich schnell teilenden Zellen der Darmschleimhaut sehr stark von Glutamin als Nährstoff abhängig sind, entsprechend wird der größte Anteil des Nahrungsglutamins als Energielieferant für diese Zellen verwendet. Das bei vielen Darmerkrankungen mögliche Übertreten von krankmachenden Keimen oder allergenen Substanzen durch die Darmschleimhaut in das Blut (sog. Leaky Gut Syndrome) kann durch eine intravenöse Verabreichung von Glutaminpeptid verringert werden [4], eine orale Zufuhr von 21 g täglich brachte dagegen keine Verbesserungen bei dieser Problematik [5].

Überdies produzieren die Zellen der Darmschleimhaut mit Hilfe von Glutamin auch Substanzen wie das Antioxidans Glutathion, Bausteine der Erbsubstanz und andere Aminosäuren. Personen, die regelmäßig sogenannte nichtsteroidale Antirheumatika einnehmen müssen (z.B. Aspirin, Ibuprofen, Diclofenac), können ebenfalls von einer Nahrungsergänzung mit Glutamin in Höhe von 3 x 7 g pro Tag profitieren, da die Regeneration der Schleimhaut-

**Tab. 72 Gute natürliche Quellen für Glutamin und Glutaminsäure**

- Weißmehlprotein
- Vollweizenprotein
- Casein
- Kartoffelprotein
- Haselnussprotein
- Schweinefleischprotein
- Vollroggenprotein
- Molkenprotein
- Rindfleischprotein
- Sojaprotein

zellen im Magen-Darm-Trakt durch diese Substanzen gehemmt wird, was zu den bekannten Magenproblemen bei längerer Zufuhr, bzw. Überdosierung dieser Medikamente führt. Wird Glutamin gleichzeitig mit diesen Schmerzmitteln eingenommen, ergibt sich ein verbesserter Schutz für die Darmschleimhaut.

Aufgrund von Tierversuchen [8] wurde der Einsatz von Glutamin auch bei entzündlichen Darmerkrankungen empfohlen, war jedoch bei Patienten mit Morbus Crohn erfolglos [5,7]. Trotzdem wird Glutamin von manchen Ärzten auch für diese Zwecke unterstützend eingesetzt, weil es frei von Nebenwirkungen ist, den Immunstatus der Patienten verbessert und katabolen Stoffwechsellagen, wie sie wegen Resorptionsproblem im geschädigten Darm häufig vorkommen, vorbeugt.

Eine Chemotherapie, wie sie bei Krebskranken angewandt wird, schädigt ebenfalls die Darmschleimhaut; klinische Studien konnten hier jedoch nur teilweise positive Effekte feststellen, selbst bei parentaler Verabreichung von 30 g Glutamin täglich [9]. Nach Auffassung von Friedrich Reuss [23] ist beim Einsatz von Glutamin gegen die Nebenwirkungen der Chemotherapie die Bildung von Glutathion entscheidend. Dafür ist Glutamin zwar wichtig, kann aber nur nutzen, wenn gleichzeitig auch die anderen Voraussetzungen für eine erhöhte Glutathionproduktion gegeben sind, insbesondere die Verabreichung von Cystein, bzw. NAC.

### *7.19.2 Glutamin bei Lebererkrankungen*

Auch die Leber profitiert von einer ausreichenden Glutaminversorgung. Die Aminosäure unterstützt das Organ beim Abbau von Produkten des Fettstoffwechsels und verhindert in geringem Maße die Leberzellverfettung, so daß der Einsatz bei verschiedenen Lebererkrankungen, zumindest in der Anfangsphase, durchaus sinnvoll sein kann. Im fortgeschrittenen Stadium einer Leberschädigung zeigt eine Nahrungsergänzung mit Glutamin weniger Erfolge, da dann die Fähigkeit dieses Organs zur ordnungsgemäßen Verstoffwechselung von Glutamin oft eingeschränkt ist. Das kann sich unter Umständen sogar negativ für den Patienten auswirken, so daß Glutamin bei fortgeschrittenen Lebererkrankungen, wenn überhaupt, nur mit Vorsicht eingesetzt werden sollte.

### *7.19.3 Glutamin und das Immunsystem*

Glutamin ist die Hauptenergiequelle für verschiedene Zellen des Immunsystems, u.a. für die sog. T-Zellen und die Makrophagen. Hartes Training, virale und bakterielle Infekte, Stress und Operationen bzw. Traumen verursachen häufig einen stark erhöhten Verbrauch dieser Aminosäure im Organismus. Das kann zu einer Minderversorgung der Immunzellen führen, mit der Folge, daß die Funktion des Immunsystems behindert wird. So nehmen AIDS-Patienten oder andere Personen mit stark geschwächtem Immunstatus oft bis zu 40 g Glutamin täglich, um das Abwehrsystem zu stabilisieren. 40 g Glutamin täglich über 12 Wochen, zusammen mit Antioxidantien, führten bei HIV-Patienten mit vorherigen Gewichtsverlust zu einer Gewichtszunahme von 1,8 kg gegenüber der Placebogruppe mit 0,4 kg [11]. Bei Gabe von 14 g Glutamin, 14 g Arginin und 3 g beta-Hydroxy-beta-Methylbutyrat (HMB) täglich über acht Wochen bei HIV-Patienten mit Gewichtsverlust von mehr als 5 % in den vergangenen drei Monaten konnte sogar eine Gewichtszunahme von 3,0 kg gegenüber der Placebogruppe mit 0,4 kg festgestellt werden [12].

Bei gesunden Personen, die einer erhöhten Infektanfälligkeit z.B. im Winter oder in besonders belastenden Situationen vorbeugen wollen, genügt Erfahrungsberichten zufolge bereits die Nahrungsergänzung mit 5-10 g Glutamin täglich. Sportler mit hohen Trainingsumfängen und in intensiven Trainingsphasen verwenden zwischen 10 und 20 g täglich und berichten ebenfalls von einem verbesserten Immunstatus. Dies wird durch die Daten von Castell et al. [13] gestützt, die bei einer Gabe von 5 g Glutamin an 151 Ausdauersportlern nach einem Marathonlauf bei nur 19 % Infektsymptome feststellen konnten, dagegen aber bei 51 % der Sportler aus der Vergleichsgruppe, die kein Glutamin erhielten. Vermutet wird eine direkte stimulatorische Wirkung dieser Aminosäure auf das Immunsystem [14]. Glutamin ist ein Grundstoff für die Produktion von Glutathion, einem der stärksten Antioxidantien im Körper, das eine wichtige Rolle im Immunsystem spielt. Allerdings ist Glutamin kein Allheilmittel in solchen Situationen, wo es gehäuft zu Infekten kommen kann. Ein hoher Spiegel des Stresshormons Cortisol kann nicht nur zu einer Schwächung des Immunsystems führen, sondern auch den Glutaminstoffwechsel der Immunzellen stören, so daß neben der Einnahme dieser Aminosäure langfristig auch eine Stressreduktion, bzw. bei Sportlern eine Verringerung der Trainingsintensität sinnvoll erscheint. Außerdem dürfen die anderen Nährstoffe nicht fehlen, die für eine ordnungsgemäße Funktion des Immunsystems wichtig sind, vor allem das Spurenelement Zink.

### *7.19.4 Glutamin und Blutzucker*

Über eine verstärkte Glukoneogenese (Zuckerneubildung) kann der Körper bei einem Kohlenhydratmangel den Blutzuckerspiegel stabilisieren. In der Leber wird in solchen Situationen aus den Aminosäuren Glutamin und Alanin Glukose hergestellt, um den Blutzuckerspiegel konstant zu halten. Eine ausreichende Glutaminversorgung stellt dabei sicher, daß der Körper nicht auf die Speicher dieser Aminosäure in der Muskulatur zurückgreift und wirkt so einem Verlust an Muskelgewebe in der Diät entgegen. Diese blutzuckerstabilisierende Wirkung ist auch der Grund, warum die Nahrungsergänzung mit Glutamin (2 g zwischen den Mahlzeiten) bei häufigen Heißhungerattacken auf Süßigkeiten, Alkoholismus (Alkohol bewirkt einen Abfall des Blutzuckerspiegels) und bei kohlenhydratarmen Diäten sinnvoll erscheint [20].

### *7.19.5 Glutamin bei Krebserkrankungen*

Wie bereits erwähnt, dient Glutamin als wichtiger Nährstoff für alle sich schnell teilenden Zellen des Körpers. Dies würde bedeuten, daß diese Aminosäure bei Krebserkrankungen theoretisch gemieden werden sollte, da gerade ein Tumor davon profitieren könnte. Trotzdem wird Glutamin in der Krebstherapie immer häufiger zur Unterstützung der medizinischen Therapie eingesetzt. Man geht davon aus, daß Glutamin die für Krebserkrankungen typischen Abbauprozesse im Körper, einhergehend mit starkem Gewichtsverlust, bremsen und damit die Überlebenszeit bei solchen Erkrankungen verlängern kann. Auch das bei Krebs häufig stark geschwächte Immunsystem kann von einer Nahrungsergänzung mit Glutamin profitieren [15,16].

Studien zeigen, daß Glutamin durchaus bei Krebserkrankungen eingesetzt werden kann, ohne daß es zu einer weiteren Stimulation von Krebszellen oder der verstärkten Ausbildung von Metastasen (Tochtergeschwulsten) kommt [15,16]. Interessante Daten stammen aus Tierversuchen an Ratten mit Brustkrebs, wo nachgewiesen wurde, daß die Nahrungsergänzung mit Glutamin (in Höhe von 1 g pro kg Körpergewicht täglich) die Wachstumsrate der Tumoren um 40 % verringern konnte, während die Aktivität der NK-Zellen des Immunsystems mehr als doppelt so hoch ausfiel wie bei der Vergleichsgruppe, die kein Glutamin erhielt. Zusätzlich wurde ein Anstieg des Glutathions um 25 % und ein Abfall der entzündungsfördernden Prostaglandine (Gewebshormone), die das Tumorwachstum fördern können, festgestellt [17].

Das Chemotherapeutikum Methotrexat wird häufig bei Krebserkrankungen eingesetzt. Studien zeigen, daß eine Glutamingabe von 0,5 g pro kg Körpergewicht täglich zu einer Verringerung der giftigen Nebenwirkungen dieses Medikaments führte [18].

### *7.19.6 Glutamin in der Rekonvaleszenz*

In einer Studie mit 84 schwerkranken, stationär versorgten Patienten wurde bei der Gruppe von 42 Patienten, die parenteral mit einer glutaminangereicherten Lösung ernährt wurden, im Verlauf von sechs Monaten eine deutlich geringere Sterblichkeit festgestellt (14 von 42), als bei der Gruppe ohne zusätzliche Glutaminverabreichung (hier starben 24 von 42). Außerdem konnten die Patienten mit Glutaminsupplementation die Intensivstation sowie die Klinik deutlich früher verlassen [19]. Diese Daten sind nicht ohne weiteres auf „normale“ stationäre Aufenthalte zu übertragen, etwa aufgrund von Sportverletzungen. Allerdings dürfte auch hier die Einnahme von 10-20 g Glutamin täglich den Heilungsverlauf und die Genesung fördern.

Die Aminosäure Glutamin unterstützt also viele Funktionen im Organismus. Eine Nahrungsergänzung damit erscheint bei verschiedenen Erkrankungen angebracht, wenn die Eigensynthese des Organismus nicht mehr ausreicht. Dosierungen von 5-40 g wurden in wissenschaftlichen Untersuchungen verwendet, ohne daß Nebenwirkungen auftraten. Die Verabreichung von Glutamin zwischen den Mahlzeiten, in Wasser gelöst, hat sich in der Praxis bewährt.

### *7.19.7 Glutamin bei Sportlern*

Sportler haben bei intensivem, häufigem Training einen erhöhten Bedarf an Glutamin. Dies gilt sowohl für den Kraft-, als auch den Ausdauer- und Spielsportbereich. So dient Glutamin als Stickstoffspender für die Muskulatur und fördert die Regeneration nach hartem Training. Da selbst die Synthese neuer Erbsubstanz in den Zellen wesentlich von Glutamin abhängt, erklärt sich auch daraus ein gesteigerter Bedarf bei Athleten. Durch eine Erhöhung der Wachstumshormonsekretion bei Einnahme von Glutamin kommt es vermutlich ebenfalls zu positiven Effekten für die sportliche Leistungsfähigkeit. So konnte nach einer Gabe von nur 2 g Glutamin auf nüchternen Magen ein deutlicher Anstieg des Wachstumshormons im Blut (um 400 %) beobachtet werden [21]. Ergebnisse aus in vitro Versuchen legen außerdem eine stimulierende Wirkung von Glutamin auf Proteinsyntheseprozesse in der Zelle nahe [22].

Die Glykogenspeicherung nach einer sportlichen Belastung wird durch Glutamin vermutlich gefördert, die Ergebnisse hierzu sind jedoch nicht eindeutig [1,2]. Zumindest eine verbesserte Glykogenspeicherung in der Leber konnte bei Verabreichung von 8g Glutamin nach einer erschöpfenden Ausdauerbelastung dokumentiert werden, sowohl bei alleiniger Zufuhr als auch in Kombination mit Kohlenhydraten [10]. Erfahrungsgemäß erscheint eine Nahrungsergänzung mit Glutamin bei wöchentlichen Trainingsumfängen von mehr als 5 Stunden sinnvoll. Mangelerscheinungen bei Sportlern äußern sich in einer erhöhten Infektanfälligkeit sowie einer verzögerten Regeneration.

Die Einnahme beim leistungsorientiert trainierenden Sportler sollte bei 5-20g pro Tag angesetzt werden, bei sehr intensiver Belastung (z.B. hohe Trainingsumfänge bei gleichzeitiger Diät) können auch bis zu 40g täglich zugeführt werden, aufgeteilt auf mehrere Portionen. Günstig ist eine Dosis von 5-10g direkt nach dem Training, sowie 5-10g direkt nach dem Erwachen früh morgens. Die Peptidform des Glutamins wird vom Körper besser resorbiert. Allerdings ist bei einem Glutaminpeptid-Präparat eine höhere Dosierung nötig, da dies meist nur einen Glutaminanteil von etwa 30% aufweist. Reines Glutamin sollte direkt nach dem Auflösen in Flüssigkeit getrunken werden, da es in freier Form rasch zerfällt. Die Peptidform ist hier wesentlich stabiler. Vorsicht ist geboten bei Sprue oder Zöliakie (Unverträglichkeit von Weizenproteinen): Als Ausgangsstoff für Glutaminpeptid dient oft Weizenprotein; hier würde sich die Einnahme von Glutamin in Reinform empfehlen.

Bis zu einer täglichen Zufuhr von 40g Glutamin sind keine Nebenwirkungen bekannt. Bei noch höheren Tagesdosierungen kann es zu leichtem Durchfall kommen, wenn die Menge nicht auf mehrere Einzelportionen verteilt wird.

Bei den gängigen Eiweißpulvern ist der Glutamingehalt meist nicht angegeben, sondern lediglich die Menge an Glutaminsäure. Man kann davon ausgehen, daß bei tierischen Eiweißen (z.B. Casein, Laktalbumin, Eialbumin) etwa 30-50% des angegebenen Glutaminsäuregehaltes in Form von reinem Glutamin vorliegt. Bei pflanzlichen Proteinen (z.B. Sojaprotein) liegt dieser Anteil mit 80% deutlich höher. Manche Lebensmittel enthalten größere Mengen an Glutamin, als zunächst angenommen. Der in vielen Lebensmitteltabellen deklarierte hohe Glutaminsäuregehalt beruht in Wirklichkeit zu zwei Dritteln auf Glutamin, das erst beim Analysevorgang in Glutaminsäure umgewandelt wurde. Freies Glutamin findet sich in verhältnismäßig hohen Anteilen im Kochwasser von Kartoffeln, in Tomaten und anderen Gemüsen. In Kartoffeln und einigen anderen Lebensmitteln liegt Glutamin überwiegend in der wasserärmeren Form, als Pyroglutaminsäure vor. Ernährungsphysiologisch ist die Zufuhr von Pyroglutaminsäure wie eine Zufuhr von Glutaminsäure zu beurteilen, denn im Körper wird sie zu Glutaminsäure umgewandelt (hydrolysiert).

Glutamin ist ungiftig; die orale Toxizität (LD 50), ermittelt im Tierversuch an der Ratte, beträgt für Glutamin 7500 mg pro kg Körpergewicht [23]. Die Lagerung wird empfohlen bei Zimmertemperatur (+15 bis +25°C), dicht verschlossen und trocken. Die Giftigkeit von Glutaminsäure liegt noch erheblich niedriger, die orale Toxizität (LD 50), ermittelt im Tierversuch an der Ratte, beträgt 30.000 mg pro kg Körpergewicht. Die Lagerung wird empfohlen bei +5 bis +30°C, dicht verschlossen und trocken.

### *7.19.8 Glutaminsäure als Natriumglutamat: Der „China-Restaurant-Effekt“*

Manche Menschen leiden nach einer Mahlzeit im China-Restaurant an Brechreiz, Schwindel und Kopfschmerzen. Auslöser dafür ist das in der asiatischen Küche verbreitete Würzen mit großen Mengen an Glutaminsäure bzw. Natriumglutamat, das heute aber in fast allen Suppengewürzen als Geschmacksverstärker enthalten ist.

Anfangs hielt man eine direkte Einwirkung der Glutaminsäure auf das Gehirn für die Ursache. Später wurde erkannt, daß die Gabe von Vitamin B6 vor den Auswirkungen schützt. Offensichtlich tritt der China-Restaurant-Effekt nur bei Menschen mit unzureichender Vitamin B6-Versorgung auf und wird inzwischen sogar zur klinischen Feststellung von Vitamin B6-Mangelzuständen benutzt. Recht neu ist die Erkenntnis, daß die Wirkungen in erster Linie durch Rezeptoren in der Speiseröhre ausgelöst werden, die auf hohe Glutaminsäurekonzentrationen ansprechen.

**Tab. 73 Datenblatt Glutamin/Glutaminsäure**

| | |
|---|---|
| **Positive Effekte** | Stärkt deutlich das Immunsystem und kann in Absprache mit dem behandelnden Arzt bei vielen Erkrankungen und Verletzungen unterstützend eingesetzt werden. Wirkt regenerationsfördernd, zeigt anabole Effekte in der Muskulatur, fördert die STH-Sekretion, unterstützt die Säurepufferung im Körper, stabilisiert den Blutzuckerspiegel. |
| **Unbedenklichkeit** | In angegebener Dosierung sicher; auch hohe Glutamindosierungen (bis zu 40 g pro Tag) werden gut vertragen. |
| **Biologische Verfügbarkeit** | 1. Wahl: Glutamin<br>2. Wahl: Glutaminpeptid<br>3. Wahl: Glutaminsäure |
| **Optimale Dosierung** | • Förderung der Genesung bei Krankheit und nach Operationen: 10-20 g täglich, aufgeteilt auf mehrere Einzelgaben. In schweren Fällen auch höhere Dosierung (bis 40 g pro Tag) sinnvoll.<br>• Stabilisierung des Immunsystems: Gesunde vorbeugend 5-10 g täglich, Leistungssportler 10-20 g täglich in intensiven Trainingsphasen, HIV-Patienten 15-40 g täglich.<br>• Schutz der Magen- und Darmwand bei Anwendung nichtsteroidaler Antirheumatika: 3x 7 g täglich.<br>• Stabilisierung des Blutzuckerspiegels: 2 g mehrmals täglich zwischen den Mahlzeiten.<br>• Stimulation der STH-Sekretion: 2 g (Einnahmedisziplin)<br>• Förderung der Proteinsynthese und der Regeneration im Leistungssport: 5-20 g täglich.<br>• Leaky Gut Syndrome: Glutaminpeptid als intravenöse Infusion.<br>• Zur Verringerung der Toxizität von Methotrexat: Unklar; hier ist grundsätzlich eine Absprache mit dem behandelnden Arzt erforderlich.<br>• Prostatabeschwerden: 2 Wochen lang je 780 mg Alanin, Glyzin, Glutaminsäure, danach Dosisreduzierung auf die Hälfte (je 390 mg). |

| Tab. 73 Datenblatt Glutamin/Glutaminsäure (Fortsetzung) | |
|---|---|
| **Neben-wirkungen** | Bei hohen Dosierungen in sehr seltenen Fällen manische Episoden möglich. |
| **Wechsel-wirkungen** | Keine bekannt |
| **Besondere Hinweise** | Bei schweren Lebererkrankungen kein Glutamin verabreichen, kann kontraproduktiv wirken. Glutamin zerfällt in Lösung rasch (Zubereitungen mit Flüssigkeit sollten sofort verzehrt werden), Glutaminpeptid ist in Lösung stabiler. Glutamin Toxizität (LD 50, Ratte oral) 7.500 mg pro kg Körpergewicht. Lagerung empfohlen bei +15 bis +25°C, dicht verschlossen und trocken. Glutaminsäure Toxizität (LD 50, Ratte oral) 30.000 mg pro kg Körpergewicht. Lagerung empfohlen bei +5 bis +30°C, dicht verschlossen und trocken. |


1. van Hall G, Saris WH, van de Schoor PA, Wagenmakers AJ. The effect of free glutamine and peptide ingestion on the rate of muscle glycogen resynthesis in man. Int J Sports Med (2000) 21(1): 25-30.
2. Varnier M, Leese GP, Thompson J, Rennie MJ. Stimulatory effect of glutamine on glycogen accumulation in human skeletal muscle. Am J Physiol (1995) 269 (2 Pt 1): E309-315.
3. Zipp F et al. Glutamine synthase activity in patients with Parkinson's disease. Acta Neurol Scand (1998) 97: 300-302.
4. van der Hulst RR, van Kreel BK, von Meyenfeldt MF et al. Glutamine and the preservation of gut integrity. Lancet (1993) 341: 1363-1365.
5. Hond E, Hiele M, Peeters M, Ghoos Y, Rutgeerts P. Effect of long-term oral glutamine supplements on small intestinal permeability in patients with Crohn's disease. JPEN J Parenter Enteral Nutr (1999) 23(1): 7-11.
6. Hond ED et al. Effect of glutamine on the intestinal permeability changes induced by indomethacin in humans. Aliment Pharmacol Ther (1999) 13: 679-85.
7. Akobeng AK, Miller V, Stanton J et al. Double-blind randomized controlled trial of glutamine-enriched polymeric diet in the treatment of active Crohn's disease. J Pediatr Gastroenterol Nutr. (2000) 30: 78-84.

8. Fujita T, Sakurai K. Efficacy of glutamine-enriched enteral nutrition in an experimental model of mucosal ulcerative colitis. Br J Surg (1995) 82: 749-751.

9. Bozzetti F, Biganzoli L, Gavazzi C et al. Glutamine supplementation in cancer patients receiving chemotherapy: a double-blind randomized study. Nutrition (1997) 13: 748-751.

10. Bowtell JL, Gelly K, Jackman ML, Patel A, Simeoni M, Rennie MJ. Effect of oral glutamine on whole body carbohydrate storage during recovery from exhaustive exercise. J Appl Physiol (1999) 86(6): 1770-1777.

11. Shabert JK, Winslow C, Lacey JM et al. Glutamine-antioxidant supplementation increases body cell mass in AIDS patients with weight loss: a randomized, double-blind controlled trial. Nutrition (1999) 15: 860-864.

12. Clark RH, Feleke G, Din M et al. Nutritional treatment for acquired immuno-deficiency virus-associated wasting using beta-hydroxy beta-methylbutyrate, glutamine, and arginine: a randomized, double-blind, placebo-controlled study. JPEN J Parenter Enteral Nutr (2000) 24: 133-139.

13. Castell LM, Poortmans JR, Newsholme EA. Does glutamine have a role in reducing infections in athletes? Eur J Appl Physiol (1996) 73: 488-490.

14. Castell LM, Newsholme EA. Glutamine and the effects of exhaustive exercise upon the immune response. Can J Physiol Pharmacol (1998) 76: 524-532.

15. Austgen TR, Dudrick PS, Sitren H, Bland KI, Copeland E, Souba WW. The effects of glutamine-enriched total parenteral nutrition on tumor growth and host tissues. Ann Surg (1992) 215(2): 107-113.

16. Bartlett DL et al. Effect of glutamine on tumor and host growth. Ann Surg Oncol (1995) 2: 71-76.

17. Klimberg VS et al. Glutamine suppresses PGE2 synthesis and breast cancer growth. J Surg Res (1996) 63: 293-297.

18. Rubio IT et al. Effect of glutamine on methotrexate efficacy and toxicity. Ann Surg (1998) 227: 772-778.

19. Griffiths RD, Jones C, Palmer TE. Six-month outcome of critically ill patients given glutamine-supplemented parenteral nutrition. Nutrition (1997) 13: 295-302.

20. Atkins R. The vita-nutrient solution. Simon and Schuster, New York 1998.

21. Welbourne TC. Increased plasma bicarbonate and growth hormone after an oral glutamine load. Am J Clin Nutr (1995) 61: 1058-1061.

22. Wu Gy, Thompson JR. The effect of glutamine on protein turnover in chicken skeletal muscle in vitro. Biochem J (1990) 265(2): 593-598.

23. Arndt H, Kullmann F, Reuss F, Schölmerich J, Palitzsch K. Glutamine attenuates leucocyte-edothelial cell adhesion in indomethacin-induced intestinal inflammation in the rat. J Parenter Enteral Nutr (1999) 23(1): 12-8.

24. Merck KG, 64271 Darmstadt: Datenblatt Glutamin/Glutaminsäure für biochemische Zwecke. CD-ROM Version 1999/2 D

## 7.20 Taurin

Die aminosäureähnliche Verbindung Taurin (2-Aminoethansulfonsäure) ist ein stabiles Endprodukt im Stoffwechsel der schwefelhaltigen Aminosäuren Cystein und Methionin; etwa ein Drittel von ihnen wird zu Taurin umgebaut. Im Körper wird Taurin nicht für den Proteinaufbau verwendet, vielmehr dient es der Stabilisierung des Flüssigkeitshaushaltes in den Zellen. Nach Glutamin ist Taurin die am höchsten konzentrierte Aminosäure im freien Aminosäurepool und in der Zellflüssigkeit; ein Hinweis auf seine Bedeutung für den Menschen.

### *7.20.1 Taurin im Sport*

Kraftsportler verwenden 2-5 g Taurin täglich, um den Flüssigkeitshaushalt in den Muskelzellen zu optimieren und damit günstige Voraussetzungen für eine effektive Proteinsynthese zu schaffen. Die Zufuhr direkt nach dem Training bietet sich hier als idealer Zeitpunkt an. Ausdauersportler nutzen Taurin, um das Schlagvolumen des Herzens zu erhöhen und damit die Herzarbeit ökonomischer zu gestalten. So konnte nach einer Zufuhr von 1 g Taurin eine 20 %ige Erhöhung des Schlagvolumens in der Regenerationsphase nach einer sportlichen Belastung bei Ausdauersportlern gezeigt werden [1]. Hierfür wird häufig eine Dose Red Bull® (die 1 g Taurin enthält) zu gleichen Teilen mit Wasser verdünnt. Triathleten benutzen diese Mischung auch vor dem Wechsel vom Radfahren zum Laufen, um den sonst häufig zu beobachtenden Herzfrequenzanstieg durch die motorisch andere Belastung in Grenzen zu halten.

**Abb. 26 Molekülstruktur Taurin**

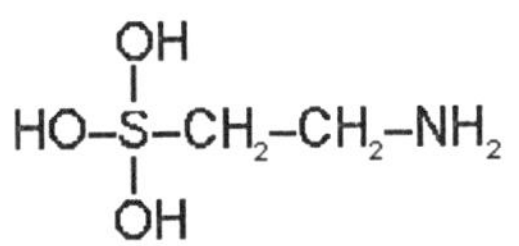


L-Taurin

Darüber hinaus konnte bei Ausdauerbelastungen ein Anstieg des Taurinspiegels im Blut beobachtet werden: Um 19 % bei einer 90-minütigen Belastung auf dem Fahrradergometer bei 80 % der maximalen Herzfrequenz, um 77 % bei einem Marathonlauf sowie um 36 % bei einem 100-km-Lauf [2], was auf eine vermehrte Freisetzung von Aminosäuren aus der Muskulatur hindeutet. Dabei scheint die Intensität der entscheidende Parameter für die Freisetzung zu sein, weniger die Dauer der Belastung. Mit zunehmender Dauer der Belastung tritt ein Abfall der Taurinkonzentration im Aminosäurepool auf, was mit der vermehrten Glukoneogenese (Zuckerneubildung) bei mehrstündigen Ausdauerbelastungen zusammenhängt [2]. Es ist zu vermuten, daß auch bei Kraftsportlern oder bei schweren Erkrankungen der Taurinbedarf aufgrund eines Abbaus aus der Muskulatur und einer Verwendung für die Glukoneogenese ansteigt. Daher erscheint in solchen Fällen, vor allem bei fleischarmer Kost, eine Nahrungsergänzung mit Taurin sinnvoll.

**Tab. 74 Gute natürliche Quellen für Taurin**

- Fleischextrakt
- Fleisch
- Fisch

Taurin verfügt außerdem über zellmembranschützende und antioxidative Eigenschaften. Es fördert die Bildung und Wirksamkeit von Gallensaft (Taurocholsäure) als Emulgator bei der Fettverdauung. Weiterhin werden Taurin regulierende Funktionen im Herzmuskel zugeschrieben; in Japan gilt Taurin als „Stress-Schutzmittel“ für das Herz. Für die Entwicklung des Säuglingsgehirns ist Taurin lebensnotwendig.

### *7.20.2 Taurin und Herzerkrankungen*

Taurin wird bei Herzinsuffizienz (Herzschwäche) und anderen Herzerkrankungen als unterstützende Therapie eingesetzt. 4 g Taurin täglich über 4-8 Wochen führten zu einer deutlichen klinischen Verbesserung des Krankheitsbildes der Herzinsuffizienz: 13 von 15 Patienten im Stadium NYHA III oder IV konnten nach der Behandlung in das Stadium NYHA II eingestuft werden [3] (NYHA steht für New York Heart Association, die römischen Ziffern bezeichnen den Schweregrad bei Herzerkrankungen). Die gleiche

Arbeitsgruppe konnte diese Effekte im Doppelblindversuch zwei Jahre später wiederholen [4]; Nebenwirkungen traten nicht auf.

Bei Patienten mit einer Herzinsuffizienz aufgrund einer Kardiomyopathie (Herzmuskelschwäche) konnte mit der Gabe von 3 g Taurin täglich über 6 Wochen in allen Fällen eine signifikante Verbesserung der systolischen Funktion festgestellt werden [5] (der Begriff Systole kennzeichnet den höchsten Punkt der Druckkurve des Blutdrucks; im Gegensatz zur Diastole, wie der niedrigste Punkt genannt wird). Eine antiarrythmische (den Rhythmus verbessernde) Wirkung von Taurin wird aufgrund von Tierstudien in vitro und in vivo ebenfalls diskutiert [6].

Taurin vermag erhöhte Blutfettwerte bei fett- und cholesterinreicher Ernährung zu senken. Bei einer Kost mit 40 % der Kalorien in Form von Fett und 1000 mg Cholesterin konnte mit 6 g Taurin täglich, verabreicht über 3 Wochen, ein Anstieg des Gesamt- und des LDL-Cholesterins gegenüber einem Placebo gehemmt werden. Gleichzeitig stieg bei der Tauringruppe jedoch der VLDL-Cholesterin- und Triglyceridspiegel im Gegensatz zur Placebogruppe an, was vermutlich durch eine Wirkung von Taurin auf die Lipoproteinlipase bedingt ist [7].

### *7.20.3 Taurin und Lebererkrankungen*

Die Verabreichung von Taurin zeigt auch bei Leberfunktionsstörungen Wirkung: Im Tierversuch konnte durch die Gabe von Taurin innerhalb von 24 Stunden nach der Einwirkung von Tetrachlorkohlenstoff ($CCl_4$) auf die Leber eine signifikante Schutzwirkung dieser Aminosäure auf das Organ nachgewiesen werden [9]. (Tetrachlorkohlenstoff, ein Lösungsmittel mit stark giftiger Wirkung auf Leber und Nieren, wird häufig zur Bestimmung der leberschützenden Wirkung einer Substanz eingesetzt. Je nachdem, wie hoch die Schutzwirkung ausfällt, lassen sich Rückschlüsse ziehen auf den Schutz vor anderen Zellgiften). Bei akuter Hepatitis (Leberentzündung) konnte bei einer Gabe von 12 g Taurin täglich eine Verbesserung der Leberenzyme im Blut gegenüber einer Placebogruppe beobachtet werden [10].

### 7.20.4 *Weitere Einsatzgebiete für Taurin*

Weitere Einsatzgebiete für Taurin ergeben sich bei Zystischer Fibrose und Alkoholismus. Bei Zystischer Fibrose mit Malabsorption (ungenügende Nährstoffresorption) wurde während einer achtmonatigen Taurinzufuhr von täglich 30 mg pro kg Körpergewicht bei 12 von 13 Patienten ein Rückgang der Fettausscheidung im Stuhl um 40 % beobachtet [8]. Bei 22 chronischen Alkoholikern wurde durch die tägliche Gabe von 3 g Taurin, eine Woche lang, eine signifikante Abnahme von Psychosen erzielt [11].

Angaben zur Giftigkeit von Taurin liegen nicht vor, es gilt aber als ungiftig und ist sehr lagerungsbeständig.


1. Baum M, Weiss M. The influence of a taurine containing drink on cardiac parameters before and after exercise measured by echocardiography. Amino Acids (2001) 20(1): 75-82.
2. Ward RJ, Francaux M, Cuisinier C, Sturbois X, De Witte P. Changes in plasma taurine levels after different endurance events. Amino Acids (1999) 16(1): 71-77.
3. Azuma J, Hasegawa H, Sawamura A et al. Therapy of congestive heart failure with orally administered taurine. Clin Ther (1983) 5: 398-408.
4. Azuma J, Sawamura A, Awata N et al. Therapeutic effect of taurine in congestive heart failure: a double-blind crossover trial. Clin Cardiol (1985) 8: 276-282.
5. Azuma J, Sawamura A, Awata K. Usefulness of taurine in chronic congestive heart failure and its prospective application. Jpn Circ J (1992) 56: 95-99.
6. Hernandez J, Artillo S, Serrano MI, Serrano JS. Further evidence of the antiarrhythmic efficacy of taurine in the rat heart. Res Commun Chem Pathol Pharmacol (1984) 43(2): 343-346.
7. Mizushima S, Nara Y, Sawamura M, Yamori Y. Effects of oral taurine supplementation on lipids and sympathetic nerve tone. Adv Exp Med Biol (1996) 403: 615.
8. Smith U, Lacaille F, Lepage G et al. Taurine decreases fecal fatty acid and sterol excretion in cystic fibrosis. A randomized double-blind study. Am J Dis Child (1991) 145: 1401-1404.
9. Nakashima T, Taniko T, Kuriyama K. Therapeutic effect of taurine administration on carbon tetrachloride-induced hepatic injury. Jpn J Pharmacol (1982) 32: 583.
10. Matsuyama Y, Morita T, Higuchi M, Tsujii T. The effect of taurine administration on patients with acute hepatitis. Prog Clin Biol Res (1983) 125: 461-468.
11. Ikeda H. Effects of taurine on alcohol withdrawal. Lancet (1977) 2(8036): 509.

**Tab. 75 Datenblatt Taurin**

| | |
|---|---|
| **Positive Effekte** | Reguliert den Flüssigkeitshaushalt in der Zelle, wirkt zellmembranstabilisierend und antioxidativ. Ökonomisiert die Herzarbeit bei Ausdauersportarten. Verbessert das Krankheitsbild bei Herzinsuffizienz, hemmt den Cholesterinanstieg im Blut bei fett- und cholesterinreicher Nahrung, vermindert die Fettausscheidung über den Darm bei Zystischer Fibrose; schützt die Leber bei Vergiftung mit Tetrachlorkohlenstoff, unterstützt die Genesung bei akuter Hepatitis und verhindert Psychosen bei Alkoholismus. |
| **Unbedenklichkeit** | In angegebener Dosierung sicher. Hohe Einzeldosierungen (mehr als 20 g) können zu Ungleichgewichten im Aminosäurestoffwechsel führen. |
| **Biologische Verfügbarkeit** | 1. Wahl: Taurin (2-Aminoethansulfonsäure) |
| **Optimale Dosierung** | • Optimierung des Flüssigkeitshaushalts bei Kraftsportlern: 2-5 g täglich, dabei 2 g nach dem Training.<br>• Ökonomisierung der Herzarbeit bei Ausdauersportlern: Unter Belastung 1 g alle 2-3 Stunden.<br>• Herzinsuffizienz: 3-4 g täglich.<br>• Cholesterinsenkung: 6 g täglich.<br>• Zystische Fibrose: 30 mg pro kg Körpergewicht und Tag<br>• Vergiftungen (Tetrachlorkohlenstoff, andere leberschädigende Substanzen): Unklar beim Menschen, vermutlich mehr als 10 g täglich.<br>• Akute Hepatitis: 12 g täglich.<br>• Psychosen bei Alkoholismus: 3 g täglich. |
| **Nebenwirkungen** | Bei höheren Dosierungen Durchfälle möglich, wenn die Einzelgabe über 3 g liegt. |
| **Wechselwirkungen** | Wirkt vermutlich synergistisch mit Glutamin auf den intrazellulären Flüssigkeitshaushalt. |

| Tab. 75 Datenblatt Taurin (Fortsetzung) | |
|---|---|
| **Besondere Hinweise** | Bei Erkrankungen nur in Absprache mit dem behandelnden Arzt verwenden. Bei einer Kost ohne Fleisch und Fisch können die hier angegebenen Dosierungen leicht nach oben korrigiert werden. Angaben zur Toxizität und zur Lagerung von Taurin liegen nicht vor, es gilt als ungiftig. |

## 7.21 Gamma-Aminobuttersäure

Gamma-Amino-Buttersäure (engl. gamma-amino-butyric-acid, GABA), eine aminosäurenähnliche Verbindung, entsteht im Glutaminsäurestoffwechsel des Körpers. GABA wirkt als hemmender Neurotransmitter im Gehirn. Es kommt auch in einigen Lebensmitteln in beachtlicher Menge vor.

Die orale Einnahme von GABA kann zu einer erhöhten Wachstumshormonsekretion führen [1]. Ein Effekt wurde bei oraler Verabreichung von 5 g nachgewiesen; nicht wie bei so vielen Studien mit Arginin bzw. Ornithin nur mittels Infusion. Allerdings ließ die stimulatorische Wirkung auf die Wachstumshormonsekretion bei wiederholter Anwendung nach. Die Nutzung von GABA für den Muskelaufbau erscheint daher wenig sinnvoll, was auch von Sportlern bestätigt wird. Den Rückmeldungen der Athleten zufolge kommt es bei häufigerer Anwendung aber zu einem leicht beschleunigten Körperfettabbau.

Neben Sportlern können auch nicht aktive Personen, die hohen beruflichen Belastungen ausgesetzt sind, von GABA profitieren. So scheint diese Substanz das Einschlafen und die Schlafqualität zu verbessern, so daß man auch nach nur 4-5 Stunden Schlaf am nächsten Morgen relativ frisch und ausgeruht ist. Beim Sportler macht sich das langfristig durch eine verbesserte Regeneration bemerkbar; bei Studenten mit hohem Lernpensum oder beruflich geforderten Personen steigt die Belastungsfähigkeit. Auch wenn bei GABA die wachstumshormonstimulierenden Eigenschaften mit wiederholter Einnahme nachlassen, so scheinen sich die schlaffördernden Wirkungen

**Abb. 27 Molekülstruktur GABA (gamma-Amino-Buttersäure)**

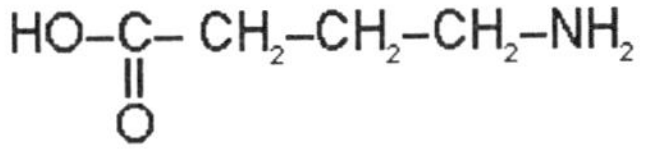


gamma-Amino-Buttersäure

bei länger dauernder Einnahme nur geringfügig abzuschwächen.

Dafür werden 15-30 Minuten vor dem Zubettgehen 2-4 g GABA eingenommen. Eine Einnahme zur Förderung der Wachstumshormonausschüttung und der Schlafqualität muß dabei nicht unbedingt auf nüchternen Magen erfolgen; allerdings tritt die Wirkung dann rascher ein (bereits nach ca. 10 Minuten). Tagsüber sollte kein GABA eingenommen werden, da es sonst zu Müdigkeit und Leistungsabfall kommen kann. Bei abendlicher Gabe treten solche Überhangsymptome am nächsten Tag aber nur selten auf.

Manche Anwender erfahren allerdings eine Nebenwirkung in Form von Kribbeln im Gesicht oder am ganzen Körper, kurz nach der Einnahme der Substanz. Andere klagen über eine erschwerte Atmung. Dies, so wird vermutet, könnte eine pseudoallergische Reaktion auf GABA sein. Schwerwiegende Nebenwirkungen sind bislang nicht bekannt geworden, doch sollten diejenigen, die auf diese Weise auf GABA reagieren, den Gebrauch besser nicht weiter fortsetzen. Angaben zur Giftigkeit von GABA liegen nicht vor, allerdings gilt es als kaum toxisch; bei Raumtemperatur ist es lagerstabil.

Vorsicht ist geboten bei gleichzeitiger Einnahme von Beruhigungsmitteln aus der Gruppe der Benzodiazepine (Valium® und verwandte Substanzen): GABA verstärkt deren Wirkung deutlich. GABA ist zwar als Nahrungsergänzung in Deutschland verkehrsfähig, doch kaum erhältlich. Es kann aber über Sportnahrungsfirmen im EU-Ausland bestellt werden.

1. Cavagnini F, Invitti C, Pinto M, Maraschini C, Di Landro A, Dubini A, Marelli A. Effect of acute and repeated administration of gamma aminobutyric acid (GABA) on growth hormone and prolactin secretion in man. Acta Endocrinol Copenh (1980) 93: 149-154.

**Tab. 76 Datenblatt Gamma-Amino-Buttersäure (GABA)**

| | |
|---|---|
| **Positive Effekte** | Fördert die Wachstumshormonsekretion, erleichtert das Einschlafen und fördert die Schlafqualität. |
| **Unbedenklichkeit** | Eingeschränkt gegeben; bei Auftreten von Nebenwirkungen (siehe unten) nicht weiter verwenden. |
| **Biologische Verfügbarkeit** | 1. Wahl: gamma-Amino-Buttersäure (GABA) |
| **Optimale Dosierung** | • Einschlafhilfe und Förderung der Schlafqualität: 10-20 Minuten vor dem Zubettgehen 2-4 g (Einnahmedisziplin nicht unbedingt erforderlich, doch tritt die Wirkung dann schneller ein).<br>• STH-Sekretion: 5 g vor dem Zubettgehen (Einnahmedisziplin angeraten). |
| **Nebenwirkungen** | Gelegentlich Kribbeln im Gesicht und am Körper, selten mit Atemnot. In diesen Fällen nicht weiter verwenden. |
| **Wechselwirkungen** | Deutliche Wirkungsverstärkung bei gleichzeitiger Einnahme von Beruhigungsmitteln (Benzodiazepine; z.B. Valium®) |
| **Besondere Hinweise** | Nicht zusammen mit Beruhigungsmitteln einnehmen. Angaben zur Toxizität von GABA liegen nicht vor, doch es gilt als wenig toxisch und lagerstabil bei Raumtemperatur. |

## 7.22 Carnitin

### *7.22.1 Geschichte*

Im Jahre 1905 wurde das Carnitin (3-Hydroxy-4-N-Trimethyl-Aminobuttersäure) als Inhaltsstoff der tierischen Muskelzelle von Gulewitsch und Krimberg in Russland erstmals isoliert [1] und nach dem lateinischen

**Abb. 28 Molekülstruktur Carnitin**

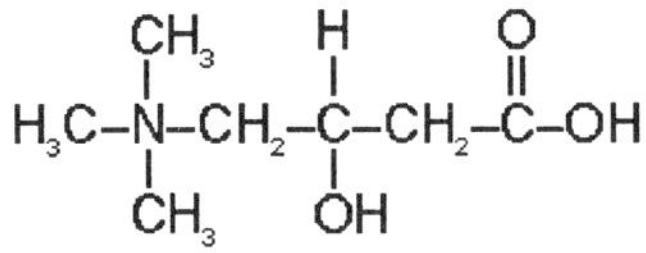

L-Carnitin

**Tab. 77 Ursachen für einen Carnitinmangel**

- Schwangerschaft
- Stillzeit
- Streng vegetarische Ernährung
- Leistungssport im Ausdauerbereich mit hohen Trainingsumfang
- HIV-Infektion
- Schilddrüsenunterfunktion
- Leberzirrhose und andere Lebererkrankungen
- Nierenerkrankungen, Unterfunktion der Nebennieren
- Muskelerkrankungen
- Total parenterale Ernährung (Ernährung mittels Infusion oder Magensonde)
- Verabreichung von Valproinsäure (Antiepileptikum)
- Unterfunktion der Hirnanhangdrüse

Begriff „caronis“ (Fleisch) benannt. Die chemische Struktur wurde erst im Jahre 1927 durch Synthese aufgeklärt [2]. Carter zeigte erstmals auf, daß Carnitin und das Wachstumsvitamin (BT) des Mehlwurms identisch sind [3], weshalb Carnitin zunächst auch als Vitamin BT bezeichnet wurde. Mehlwurmlarven sterben bei Carnitinmangel im Zustand der Verfettung [4]. Carnitin wurde deshalb schon früh ein Einfluss auf den Muskelstoffwechsel zugeschrieben. Für höhere Organismen ist Carnitin jedoch kein Vitamin, da es selbst im Körper produziert werden kann. Es wird vielmehr den vitaminähnlichen Verbindungen mit physiologischer Bedeutung zugeordnet und fällt damit in die gleiche Kategorie wie Cholin, Taurin und Inositol.

Erste Erkenntnisse über die biologische Funktion des Carnitins als Carrier für langkettige Fettsäuren wurden 1959 publiziert [5]. Man fand nachfolgend heraus, daß Carnitin für den Transport von langkettigen Fettsäuren in die Mitochondrien (die „Kraftwerke“ der Zelle) notwendig ist. In den 70er Jahren wurde der Carnitinmangel als seltene, genetisch bedingte Krankheit erforscht. Weiter wurde erkannt, daß durch die Dialyse beim nierenkranken Patienten so viel Carnitin ausgeschwemmt wird [6,7], daß ein Mangel entsteht, der den Fettstoffwechsel einschränkt. Gleichzeitig wurde auch die wichtige Bedeutung der Carnitin-Zufuhr beim Säugling festgestellt, so daß Carnitin als essentieller Zusatznährstoff in Säuglingsnahrung anerkannt wurde [8,9]. Ein Carnitinmangel kann aber auch beim Erwachsenen unter den unterschiedlichsten Bedingungen auftreten [22,23,25], eine Übersicht gibt die Tabelle 77.

Heute konzentriert sich die Carnitin-Forschung auf Zellmembraneffekte, die u.a. zur Stabilisierung der zellulären Immunfunktion wichtig sind. Seit 1980 wird reines Carnitin großtechnisch hergestellt, seit 1986 mit dem modernsten Herstellungsverfahren (Fermentation).

### *7.22.2 Der Carnitin-Haushalt des Menschen*

Ein gesunder Mensch von 75 kg Körpergewicht verfügt über einen Bestand von ca. 20 g Carnitin. Hiervon sind 19 g (95%) in der Skelettmuskulatur [10] und 0,2 g in der Herzmuskulatur zu finden. Weitere 0,6 g befinden sich in der Leber, die ebenfalls ein sehr fettstoffwechselaktives Organ darstellt. Die Nieren enthalten nur ca. 0,06 g und im Blutplasma sind sogar nur 0,03 g Carnitin nachweisbar [11]. Ein deutlicheres Bild ergibt sich, wenn die Carnitinkonzentration in µmol pro ml/g (millionstel Molekülen pro Milliliter, bzw. Gramm) betrachtet wird. Danach ist das körpereigene Carnitin im Herzmuskel am stärksten vertreten, gefolgt von der Skelettmuskulatur und den Nieren (siehe Tabelle 78).

Der Carnitin-Bestand des Menschen stammt einerseits aus der körpereigenen Synthese von ca. 16-20 mg pro Tag [12], die vornehmlich in der Leber, den Nieren und im Gehirn stattfindet, andererseits aus dem mit der Nahrung aufgenommenen Carnitin. Der Carnitin-Anteil natürlicher Carnitinlieferanten (Fleisch) wird zu 54-87 % resorbiert [13]. Zu berücksichtigen ist ferner, das Carnitin sehr gut wasserlöslich ist und sich bei der Zubereitung von Speisen im Kochwasser oder im Bratensaft ansammelt. Wird diese Flüssigkeit nicht mit verwendet (z.B. in Soßen), so geht das darin ent-

**Tab. 78 Carnitin-Vorkommen im menschlichen Organismus**

| Organ | Carnitin in mg* | Carnitin in µmol pro ml/g** |
|---|---|---|
| Skelettmuskel | 19,000 | 3,96 |
| Leber | 650 | 2,90 |
| Herz | 220 | 4,80 |
| Nieren | 60 | 1,00 |
| Gehirn | 80 | 0,30 |
| Plasma | 30 | 0,05 |
| Erythrozyten | - | 0,24 |
| Lymphozyten | | 1,00 |
| Nebenhoden (Epidymis) | - | 60-65 |
| Ejakulat | - | 0,3-0,5 |

* mg = Milligramm

** µmol pro ml/g = Millionstel Moleküle pro Mililiter oder Gramm

haltene Carnitin verloren. Die Resorptionsquote bei hochdosierten Nahrungsergänzungen beträgt – im Gegensatz zu älteren Angaben [14] – nach neuen Untersuchungen nur 10-20% [15]. Bei langfristiger hochdosierter Nahrungsergänzung sollen nur noch 4% resorbiert werden [16]. Der nicht aufgenommene Carnitin-Anteil geht offensichtlich durch bakterielle Einwirkung im Darm verloren. Um die bei gemischter Kost durchschnittlich erreichte Tageszufuhr von 200 mg zu ersetzen, wäre demnach eine Nahrungsergänzung mit etwa 1000 mg Carnitin erforderlich. Kleinere Mengen werden etwas besser resorbiert, so daß die Gabe kleinerer Dosen mehrmals täglich einer hohen Einzeldosis vorzuziehen wäre.

Carnitin ist überwiegend in Fleisch enthalten. Je dunkler das Fleisch, desto höher der Gehalt an Carnitin (dunkles Truthahnfleisch z.B. hat einen

**Tab. 79 Carnitin-Gehalte verschiedener Nahrungsmittel**

| Tierische Nahrungsmittel | Carnitin in mg pro kg | Pflanzliche Nahrungsmittel | Carnitin in mg pro kg |
|---|---|---|---|
| • Krabben | 9000 | • Apfelmus | 31 |
| • Schaffleisch | 2100 | • Tomaten | 29 |
| • Ziegenfleisch | 1700 | • Birnen | 27 |
| • Lammfleisch | 780 | • Bierhefe | 24 |
| • Rindfleisch | 700 | • Reis | 18 |
| • Schafsherz | 600 | • Pfirsiche | 16 |
| • Schweinefleisch | 300 | • Spargel | 13 |
| • Kaninchenfleisch | 210 | • Avocados | 13 |
| • Rinderherz | 200 | • Erbsen | 12 |
| • Schafsmilch | 140 | • Grapefruit | 11 |
| • Fisch | 40-120 | • Weizenkeime | 10 |
| • Kaninchenleber | 100 | • Brot | 8 |
| • Geflügelfleisch | 80 | • Grüne Bohnen | 8 |
| • Schweineleber | 50 | • Blumenkohl | 1 |
| • Rinderleber | 25 | • Erdnüsse | 1 |
| • Kuhmilch | 25 | • Kartoffeln | 0,3 |
| • Rinderniere | 20 | • Orangen | 0 |
| • Hühnerei | 8 | • Spinat | 0 |

zehnfach höheren Carnitin-Anteil als helles). Andere gute Carnitin-Lieferanten sind Schafs-, Lamm-, und Rindfleisch; den höchsten Gehalt weisen Krabben auf, Hefe und andere pflanzliche Nahrungsmittel enthalten relativ wenig Carnitin.

Mit einer durchschnittlichen Mischkost werden täglich etwa 200 mg Carnitin zugeführt, mithin etwa 100-170 mg Carnitin resorbiert. Daraus ergibt sich, daß bei durchschnittlicher Ernährung nur etwa 10 % der täglich zufließenden Carnitin-Menge aus körpereigener Synthese stammen. Ganz anders stellt sich die Situation beim Vegetarier dar, der mit der Nahrung praktisch kein Carnitin aufnimmt [8]: Er verfügt über deutlich niedrigere Carnitin-Konzentrationen im Körper als der Mischkost-Ernährte. Daraus muß geschlossen werden, daß die körpereigene Carnitin-Synthese nicht in entsprechendem Umfang gesteigert wird. Darüber hinaus wird angenommen, daß der erniedrigte Carnitin-Bestand des Vegetariers einen intensiven Fettstoffwechsel behindert. Hinzu kommt, daß für die körpereigene Synthese von Carnitin die essentiellen Aminosäuren Lysin und Methionin benötigt werden [17,18]. Gerade diese Aminosäuren sind aber in einer strikt vegetarischen Ernährung in so geringer Menge enthalten, daß die biologische Wertigkeit der rein vegetarischen Proteinzufuhr relativ gering ausfällt. Lysin und Methionin sind also beim Vegetarier die Proteinsynthese limitierenden Aminosäuren. Dies könnte erklären, warum der strikte Vegetarier nicht zu einer wesentlichen Steigerung der Eigensynthese von Carnitin fähig ist.

Die deutlich erniedrigten Carnitin-Konzentrationen zeigen, daß der Organismus des Vegetariers den Carnitin-Haushalt offensichtlich auf einem deutlich niedrigerem Niveau stabilisiert als beim normal Ernährten. Ob dies zu der bei vegetarisch ernährten Sportlern oft beobachteten Leistungseinschränkung beiträgt, ist wegen der vielfältigen Unterschiede in der Nährstoffversorgung nicht eindeutig bestimmbar. Grundsätzlich erscheint beim sportlichen Vegetarier zunächst eine Nahrungsergänzung mit Carnitin im oberen Bereich der normalen Carnitinaufnahme über die Nahrung sinnvoll, d.h. 200-300 mg pro Tag. Wegen der bei Supplementen hohen bakteriellen Abbaurate sind auch Dosierungen bis 1000 mg begründbar. Dadurch kann der beim strikten Vegetarier schon ohne sportliche Belastung drohenden Proteinkatabolie wahrscheinlich entgegengewirkt werden.

Weiterhin werden für die Carnitin-Eigensynthese die Vitamine C, Niacin und B6 benötigt [17]. Ein Mangel an diesen Vitaminen schränkt die Synthesefähigkeit entscheidend ein. Der bei Sportlern teilweise schlechte Vitamin B6-Status [19] und der bei Ausdauersportlern häufige Vegetarismus begünstigen offensichtlich eine schlechte Carnitin-Versorgung.

Wie Abbildung 29 zeigt, sind für die Carnitin-Eigensynthese mehrere Schritte erforderlich. Interessant ist in diesem Zusammenhang, daß der letzte Schritt, die Umwandlung von gamma-Butyrobetain zu Carnitin, nicht durch das dafür benötigte Enzym gamma-Butyrobetain-Hydroxylase limi-

**Abb. 29 Körpereigene Carnitin-Synthese beim Menschen**

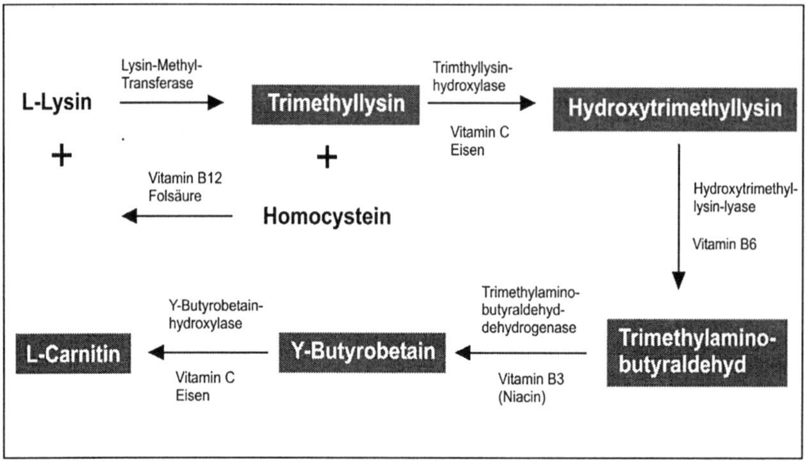


tiert wird. Dies zeigen Ergebnisse, die bei Zufuhr der Carnitin-Vorstufe gamma-Butyrobetain beim Menschen einen 30-fachen Anstieg der Carnitinproduktion zeigen konnten. Das bedeutet, daß die Produktion des Enzyms offenbar problemlos gesteigert werden kann. Vielmehr ist der erste Schritt, nämlich die in der Skelettmuskulatur stattfindende Umwandlung der unentbehrlichen Aminosäure Lysin in Trimethyl-Lysin der limitierende Schritt bei der körpereigenen Carnitinherstellung. Daher führt eine Zufuhr von Carnitin als Nahrungsergänzung nicht zu einer Hemmung der körpereigenen Carnitinproduktion in Leber und Nieren. Als weiterer Hinweis auf die limitierende Rolle des Lysins in der Carnitinsynthese mag die Tatsache dienen, daß die einmalige Gabe von 5 g Lysin die körpereigenen Spiegel von Carnitin über einen Zeitraum von 72 Stunden um das sechsfache erhöhen kann. Für diese Reaktion müssen allerdings ausreichende Mengen von Vitamin C, Eisen und Niacin (Vitamin B3) vorhanden sein [80].

Dabei kommt dem Vitamin C eine besondere Rolle zu: Es ist bekannt, daß ein lange andauernder Mangel an Vitamin C zu Skorbut führt (gekennzeichnet durch übergroße Müdigkeit, Demenz, Zahnfleischschwellung, ausfallende Zähne u.a.), eine früher unter Seeleuten auf langen Reisen, wo weder Obst noch Zitrusfrüchte zur Verfügung standen, gefürchtete Erkrankung, die ohne Zufuhr von Vitamin C den Tod zur Folge hatte. Neueren Untersuchungen zufolge sind einige Symptome des Skorbuts auf eine durch den Mangel an Vitamin C gestörte, körpereigene Synthese von Carnitin zurückzuführen, so z.B. die übergroße Müdigkeit, die keine Arbeit mehr zuläßt [89].

Auch das Spurenelement Eisen ist für die körpereigene Synthese von Carnitin wichtig. Ausdauersportler weisen oft Defizite auf, was vermutlich auf die vermehrte mechanische Schädigung und Zerstörung von roten Blutkörperchen, die aus Eisen synthetisiert werden, zurückzuführen ist. Hinzu kommt, daß Frauen in gebärfähigem Alter durch den monatlichen Blutverlust einen erhöhten Eisenbedarf haben, der während der Schwangerschaft und der Stillzeit noch weiter ansteigt. Im Zustand des Eisenmangels kommt es dann zu einer eingeschränkten Carnitin-Synthese, so daß die typischen Eisenmangelsymptome wie Müdigkeit, Abgeschlagenheit und Leistungsmangel auch durch das Carnitindefizit mit verursacht sein können.

Außerdem kann der Carnitin-Haushalt durch eine unterschiedlich starke Carnitin-Ausscheidung über die Nieren beeinflusst werden. Bei carnitinfreier Ernährung werden ca. 16 mg Carnitin, bzw. in geringerem Umfang das Abbauprodukt ß-Methylcholin ausgeschieden [17]. Mischköstler haben eine wesentlich höhere Carnitin-Ausscheidung. Weiter ist bekannt, daß nach intensiver körperlicher Belastung vermehrt kurzkettige Acetylcarnitine ausgeschieden werden. Daraus kann geschlossen werden, daß allein zur Erhaltung des Carnitin-Bestandes beim intensiv trainierenden Sportler ein zusätzlicher Bedarf an Carnitin besteht. Außerdem führt eine proteinreiche Ernährung über eine erhöhte Filtrationsrate in den Nieren zu erhöhten Carnitin-Verlusten [13]. Auch deshalb ist bei proteinreich ernährten Kraftsportlern von einem erhöhten Carnitin-Bedarf auszugehen.

Durch die Ausschleusung kurzkettiger Acetylcarnitine sinkt die Carnitin-Gesamtmenge im Muskel während eines Marathonlaufes bei Männern im Mittel um 10 % [20]. Nach Borum können „metabolische Stresszustände“ aller Art eine Nahrungsergänzung mit Carnitin erfordern [21].

Menschen ab dem 50. Lebensjahr zeigen eine eingeschränkte Fähigkeit zur Eigenproduktion von Carnitin, was im Zusammenhang mit der Verschiebung der Stoffwechselaktivitäten und der Körperzusammensetzung stehen könnte. Der Fettstoffwechsel lässt mit fortschreitendem Alter nach, Fette werden vermehrt in das Unterhautfettgewebe eingelagert, während gleichzeitig verstärkt Aminosäuren aus der Muskulatur abgebaut werden. So wird ein Muskelabbau bei gleichzeitiger Zunahme des Körperfettanteils begünstigt. Eine Zufuhr von Carnitin mit der normalen Nahrung bzw. als Nahrungsergänzung wird daher mit zunehmendem Alter immer wichtiger.

Kinder bis zum 15. Lebensjahr besitzen nur eine eingeschränkte Fähigkeit zur Carnitin-Eigensynthese, so daß auch sie stärker auf eine Carnitin-Zufuhr von außen angewiesen sind.

### *7.22.3 Gesteigerte Fettverbrennung durch Carnitin?*

Carnitin dient als Carrier für langkettige Fettsäuren aus dem Zellplasma in die Mitochondrien hinein, wo deren Verstoffwechselung stattfindet. Ohne Carnitin würde die Fettverbrennung zum Erliegen kommen. Bevor die Effektivität einer Carnitinsupplementation für den Ausdauersportler diskutiert wird, sollen einige wichtige biochemische und leistungsphysiologische Punkte Erwähnung finden.

Ein effektiver Fettstoffwechsel hat für den Ausdauersportler mehrere Vorteile. Der Bestand an Glykogen im Muskel und in der Leber wird geschont, so daß für längere Zeit ein sinnvolles Nebeneinander von Kohlenhydrat- und Fettverbrennung und somit eine gesteigerte Ausdauerleistung möglich wird. Schon Ende der 70er Jahre wurde u.a. von der Arbeitsgruppe um Professor Keul in Freiburg festgestellt, daß der Verbrauch von Aminosäuren (vor allem Alanin) für die Glukoneogenese in der Leber eines Ausdauersportlers nach etwa 70 Minuten einsetzt [27]. Je besser ein Sportler ausdauertrainiert, d.h. auf Fettverbrennung trainiert ist, desto später setzt dieser Aminosäurenabbau in der Leber ein.

Ursprünglich wurde versucht, den Zeitpunkt des Aminosäurenabbaus durch Erhöhung der Glykogenvorräte mittels einer kohlenhydratreichen

Diät (Carbo-Loading) zu verschieben. Es hat sich aber gezeigt, daß dies nur sehr begrenzt möglich ist und daß extrem erhöhte Glykogenspeicher in der Muskulatur über die damit verbundene Wasserbindung und Gewichtszunahme beim Ausdauersportler auch von Nachteil sein können (der Kraftsportler profitiert allerdings durch einen vergrößerten Muskelquerschnitt).

So geht in der modernen Sportmedizin die Empfehlung dahin, daß der Ausdauersportler durch Phasen eines gezielten Nüchterntrainings die Anzahl und Stoffwechselaktivität der fettverbrennenden Enzyme im Mitochondrium erhöhen soll. Interessanterweise bewirkt ein fettstoffwechselorientiertes Training dieser Art eine Erhöhung des Fettgehalts im Muskel (intramuskuläres Fett), bei einer Abnahme des Gesamtkörperfettgehalts. Der Organismus erhöht offensichtlich die Verfügbarkeit der Fette für den Muskel, indem er die Transportwege verkürzt.

Weiterhin ist bekannt, daß auch ein normales Ausdauertraining langfristig zu einer vermehrten Energiegewinnung aus Fett bei gleichzeitiger Schonung der Kohlenhydrate führt. Die Umstellung der Energiegewinnung auf mehr Fettverbrennung ist also eine natürliche und höchst sinnvolle Anpassungsreaktion des menschlichen Organismus.

Es wird nun angenommen, daß im Zuge dieser Anpassung die Verfügbarkeit von Carnitin als Carrier für freie Fettsäuren zu einem wichtigen Faktor wird. Somit könnte theoretisch durch die Nahrungsergänzung mit Carnitin eine Steigerung der Fettverbrennung und damit des gesamten Energieumsatzes im Muskel erwartet werden. Carnitin ermöglicht zwar den Transport langkettiger Fettsäuren durch die Mitochondrienmembran an den Ort der fettoxidierenden Enzyme (ß-Oxidation, siehe Abbildung 30). Die alleinige Gabe von Carnitin scheint aber keine gesteigerte Fettverbrennung beim ruhenden Organismus auszulösen; selbst unter Belastung sind die Menge der fettsäurespaltenden Enzyme sowie der Übertritt der Fettsäuren durch die Zellmembran in das Zellplasma die limitierenden Faktoren. Die Fettsäureverbrennung ist also ein Vorgang, der von vielen Faktoren abhängt. Nur wenn der Fettsäurentransport in das Mitochondrium ein geschwindigkeitsbestimmender Schritt ist, steigert die Nahrungsergänzung mit Carnitin die Fettverbrennung.

**Abb. 30 Transport langkettiger Fettsäuren durch die innere Mitochondrienmembran am Beispiel der Palmitinsäure**

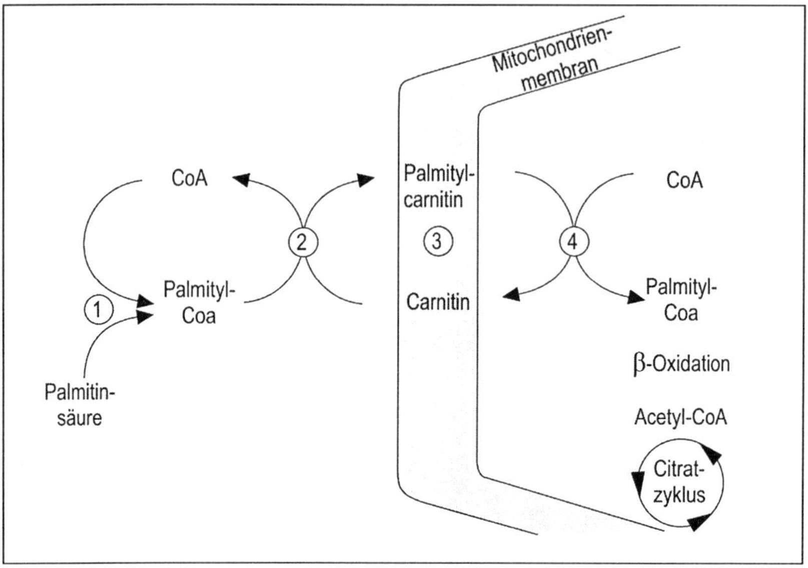


Folgende Enzyme sind am Transport der langkettigen Fettsäuren durch die innere Mitochondrienmembran beteiligt:

1. Acetyl-CoEnzym A-Synthetase
2. Carnitinacyltransferase I
3. Carnitintranslokase
4. Carnitinacyltransferase II

---

Abbildung entnommen: Fortschr. Med. 114. Jg. (1996), Nr. 17, Kongreßreport 64/2

Somit stellt sich die Frage nach dem Sinn einer Nahrungsergänzung mit Carnitin zur Steigerung der Ausdauer beim Leistungs- und Breitensportler. Zwei neuere Übersichtsarbeiten stellen die Effektivität einer Carnitinzufuhr in dieser Hinsicht bei Leistungssportlern in Frage [28,29] und beurteilen diese eher negativ.

Zunächst sollen einige Punkte aufgeführt werden, die bei den Studien mit Carnitin zu berücksichtigen sind. Die Bioverfügbarkeit oraler Carnitin-

Gaben liegt bei 5-15 %; etwa 4 % der Dosis, die zugeführt wird, wird mit dem Urin ausgeschieden [30,31]. Da der Bestand im Körper, wie bereits erwähnt, ungefähr 20 g beträgt, ist leicht einzusehen, daß sehr hohe orale Dosen über einen längeren Zeitraum gegeben werden müssen, um den Status im Körper nennenswert zu verändern.

Zahlreiche Studien haben sich mit der Effektivität einer Carnitinsupplementation im Sport befasst. Die meisten davon weisen aber methodische Mängel auf, wie z.B. das Fehlen einer Kontrollgruppe [37]. Fünf Studien, die sich mit einer Leistungssteigerung im Ausdauerbereich durch Carnitin befasst haben [32-36], kommen aufgrund ihres Designs zur Beurteilung der Effektivität von Carnitin im Sport in Frage. Und selbst die Aussagekraft dieser Untersuchungen wäre durch die geringe Probandenzahl von 10 oder weniger (Ausnahme: Die Arbeit von Dragan et al. mit 40 Probanden) und die kurzen Zeiträume, in denen Carnitin verabreicht wurde (1-4 Wochen, bei Vecchiet et al. 1 Stunde vor der Belastung), noch zu beanstanden.

Die Untersuchung von Vecchiet et al. zeigte eine Verbesserung der VO2max (maximale Sauerstoffaufnahme, gilt als Kriterium der Ausdauerleistungsfähigkeit) 1 Stunde nach einer Carnitingabe von 2 g. Eine Einzelgabe kann aber hinsichtlich ihrer Auswirkungen im Organismus kaum beurteilt werden, so daß diese Daten wenig Aussagekraft besitzen. Andere Studien [32,33,36] wurden doppelblind, placebokontrolliert und mit Crossover-Design durchgeführt, was als „Goldstandard" für saubere wissenschaftliche Arbeiten gilt. Dabei fanden zwei Untersuchungen keine Verbesserungen durch Carnitin [33,36], nur die Arbeit von Marconi et al. [32] konnte bei 4 g Carnitin täglich über 2 Wochen eine leichte Verbesserung der VO2max feststellen; deshalb wird sie von einigen Carnitin-Herstellern zu Werbezwekken angeführt. Die Studie von Dragan et al. [34] fand bei 3 g Carnitin täglich über 3 Wochen ebenfalls eine leichte Verbesserung der VO2max. Dieser Parameter wurde jedoch am Ende des Untersuchungszeitraums in der Placebogruppe nicht kontrolliert, was die Ergebnisse in Frage stellt.

Es konnte bei diesen Studien auch keine Absenkung des RQ (Respiratorischer Quotient, aus diesem Wert kann auf den prozentualen Anteil der Fette an der Energiebereitstellung geschlossen werden) als Indikator einer erhöhten Fettverbrennung, oder eine geringere Milchsäurebildung festgestellt werden [32,33,36].

Daraus muß geschlossen werden: Auch wenn zahlreiche Arbeiten eine Leistungsverbesserung bei Ausdauersportlern durch Carnitin nahezulegen scheinen, so zeigen die methodisch sauberen Studien in der Mehrzahl der Fälle negative Ergebnisse. Theoretisch könnte der zu kurze Einnahmezeitraum eine Rolle dabei gespielt haben, da es mehrere Wochen dauern kann, bis der Carnitin-Haushalt nennenswert nach oben korrigiert wird. Entsprechend konnte die einzige Studie mit einem längeren Zeitraum der Carnitinverabreichung (über mehrere Monate) [38] nachweisen, daß eine Zufuhr als Nahrungsergänzung den Abfall von Carnitin in der Muskulatur bei Sportlern verhindern kann. Allerdings wurden keine objektiven Tests zur Ermittlung der Leistungsfähigkeit durchgeführt.

Es besteht also noch ein erheblicher Nachholbedarf seitens der Forschung, bevor ein abschließendes Urteil über die Effektivität von Carnitin im Ausdauerbereich gefällt werden kann. Die bisher vorliegenden Daten stützen jedoch die Rückmeldungen der Athleten; diese sind meist negativ. So ist eine Carnitinsupplementation im Hochleistungs-Ausdauerbereich (Triathlon, Radfahren, Skilanglauf etc.) eher die Ausnahme als die Regel, so daß auch diese Tatsache zeigt, daß Carnitin hier kaum nennenswerte Vorteile zu bringen scheint.

Die geschwindigkeitsbestimmenden Schritte bei der Fettverbrennung sind die Freisetzung der Fette aus dem Gewebe und der Übertritt der Fette aus dem Blut in die Zelle. Der durch Carnitin ermöglichte Übertritt der Fettsäuren aus dem Zellinneren in die Mitochondrien ist also nicht der „Flaschenhals“ bei der Verstoffwechselung von Fettsäuren. Bei der geringen Bioverfügbarkeit einer Zufuhr von außen und dem im Verhältnis dazu relativ großen Körperbestand kann man davon ausgehen, daß eine Leistungssteigerung bei geringen Dosierungen vermutlich ein reiner Placebo-Effekt ist. Um den Körperbestand wirklich nennenswert zu erhöhen, müsste Carnitin in Dosierungen von 3 g täglich und mehr über mindestens 2-3 Monate eingenommen werden. So konnten Gorostiaga et al. [40] nur im Trend einen minimalen Anstieg in der Fettverbrennung bei Ausdauertrainierten zeigen.

Hier war der Verabreichungszeitraum mit 28 Tagen und 2 g Carnitin täglich verhältnismäßig lang und die Dosis, verglichen mit den üblichen Einnahmemengen im Fitness-Studio, sehr hoch.

Die abschließende Klärung der Effektivität einer Nahrungsergänzung mit Carnitin hinsichtlich gesteigerter Fettverbrennung steht weiter aus. Die Förderung des Fettstoffwechsels erfordert bestimmte Voraussetzungen und kaum eine der bekannten Studien hat diese bislang ausreichend berücksichtigt. Allerdings treten die Vorteile des Carnitins nicht allein, wie bislang häufig angenommen, durch eine gesteigerte Fettverbrennung zutage, sondern viel deutlicher bei der Regeneration im Sport und in anderen Bereichen, die die Gesundheit betreffen.

### *7.22.4 Carnitin und Regeneration im Sport*

Carnitin schützt über eine Ausschleusung von kurzkettigen Fettsäuren das Mitochondrium gegen Säuren; in ähnlicher Weise wird auch eine Milchsäure-entgiftende Wirkung des Carnitins angenommen. Aus neueren Untersuchungen ist bekannt, daß bei hohen anaeroben Belastungen (entsprechend einer Säurekonzetration von 18-25mmol Laktat pro Liter) bereits 7 % der Mitochondrienmembranen zerstört werden. Das führt zu einem merklichen Leistungsverlust und einer verlängerten Regeneration. Durch die Zufuhr von Carnitin soll die Ausschleusung der Milchsäure verbessert und die Schädigung der Membran reduziert werden können [26].

Freies Carnitin ist eine Base. Eine Erhöhung des Bestandes an freiem Carnitin im Zwischenraum der Zellen äußert sich daher in einer Pufferwirkung gegenüber anfallenden Säuren, z.B. Essigsäure, Propionsäure und Milchsäure. Etwa 80-90 % des Gesamt-Carnitins in den Zellen liegt als freies Carnitin vor. Dessen Pufferkapazität entspricht bei einem Molekulargewicht von 165 etwa 100-110 Milliäquivalenten an Säure.

Carnitin wird bei sportlicher Belastung zwar kaum in der Muskulatur abgebaut, sondern eher aus dem Pool der Leber in das Blut abgegeben [41]. Doch bedeutet ein Verlust an Carnitin im Aminosäurenpool des Körpers durch Ausscheidung über die Nieren auch einen Verlust an Pufferkapazität und verminderten Schutz der Zellstrukturen gegen Säureschädigung. Daher erscheint es sinnvoll, eine Abnahme des Carnitin-Bestandes durch anhaltende und wiederholte körperliche Hochbelastung durch eine regelmäßige Nahrungsergänzung zu verhindern.

Neuere Daten [39] zeigen außerdem, daß Carnitin die Muskelkatersymptome nach exzentrischer Belastung, wie sie für den Kraftsport typisch ist, vermindern kann. Es wird vermutet, daß die zellmembranstabilisierenden Eigenschaften und die Fähigkeit der Substanz, den Blutfluss in der Muskulatur in Ruhe und unter Belastung zu erhöhen, dafür verantwortlich sind. So führt ein Sauerstoffdefizit unter Belastung zu einer vermehrten Schädigung der Muskelzellen, was dann in der typischen Schmerzsymptomatik resultiert. Auch durch seine gefäßerweiternden Wirkungen könnte Carnitin hier eine Schmerzhemmung erzielen und selbst in der Phase der Regeneration durch den erhöhten Blutfluss positiv wirken.

### *7.22.5 Carnitin als Ammoniak-Entgifter*

Im Sportbereich ergeben sich für Carnitin theoretisch noch weitere Einsatzgebiete. Bei intensiver körperlicher Belastung kommt es zu einem deutlichen Anstieg der Ammoniak-Konzentration im Blutplasma. Aus Untersuchungen an Patienten mit fortgeschrittener Unterfunktion der Leber ist bekannt, daß hohe Ammoniak-Konzentrationen neurotoxisch wirken, d.h. Müdigkeit bis hin zum Koma fördern.

Entsprechend wird heute davon ausgegangen, daß Ammoniak auch an der mentalen Ermüdung bei intensiven körperlichen Belastungen beteiligt ist. Nach O'Connor führt die Gabe von Carnitin zu einer deutlichen Senkung der Ammoniak-Konzentration im Blut infolge einer erhöhten Abbaurate [42], was allerdings bisher nur im Tierversuch nachgewiesen wurde. Theoretisch könnte Carnitin beim Leistungssportler ein Nachlasssen der mentalen Kapazität durch hohe Ammoniakkonzentrationen verhindern. Dies käme nicht nur der Leistungsfähigkeit zugute, sondern könnte auch das Unfallrisiko beim grenzwertig belasteten Sportler senken.

Da hohe Ammoniak-Konzentrationen den Abbau der verzweigtkettigen

Aminosäuren (Leuzin, Isoleuzin und Valin) verstärken, würde eine Senkung der Ammoniak-Konzentrationen unter sportlicher Belastung auch dem Erhalt eines ausgeglichenen Aminosäurehaushaltes dienen. Die verzweigtkettigen Aminosäuren zeigen ein besonderes Verhalten unter Belastung. Sie gelten als Notenergieträger der Muskelzelle und profitieren zuvorderst von einer Verbesserung der energetischen Situation in der Zelle. So wurden unter maßvoller Carnitin-Gabe höhere Plasmakonzentrationen der verzweigtkettigen Aminosäuren gefunden als ohne [43]. Allerdings wurde das Carnitin hier intravenös verabreicht, für den Sportler eine wenig praktikable Anwendung.

### *7.22.6 Carnitin als Stabilisator im zellulären Immunsystem*

Ein positiver Einfluss von Carnitin auf das Immunsystem ist bereits seit Längerem bekannt [44-48], ebenso unterschiedliche Carnitin-Konzentrationen in den Zellen des Abwehrsystems bei Gesunden und Kranken [49]. Wegen der immunstabilisierenden Effekte wurde auch über einen möglichen Einsatz des Carnitins bei Sepsis (Blutvergiftung) [45,48] und HIV-Infektionen [48] diskutiert. Bei einer Sepsis kommt es zu einem verstärkten Verlust von Carnitin über die Nieren und daraus resultierend, zu einer verminderten Carnitin-Konzentrationen in den Geweben. Nanni et al. [45] konnten bei solchen Patienten mit täglich 100 mg Carnitin pro kg Körpergewicht den Carnitinverlusten des Organismus entgegenwirken; es kam zu einer verstärkten Fett- statt Kohlenhydratverbrennung unter Carnitingabe. De Simone et al. [46] konnten bei einer intravenösen Verabreichung von 6 g Carnitin täglich eine verbesserte Reaktionsfähigkeit von Lymphozyten bei Gesunden nachweisen, die gleichzeitig eine das Immunsystem hemmende Lipidemulsion parenteral verabreicht bekamen.

Gerade bei HIV-Infizierten kommt es häufig zu einem Carnitinmangel. Dafür sind mehrere Gründe zu nennen [48]: Zum einen wegen häufiger Darminfektionen und einer direkten Darmschädigung durch das Virus. Daraus ergibt sich eine verschlechterte Resorption des Carnitins aus der Nahrung. Andererseits kommt es zu einem stärkeren Verlust über die Nieren und durch die zur Behandlung notwendigen Medikamente, die ebenfalls zu einem Carnitinmangel führen können. Im Falle von Zidovudin® (AZT) wird eine Muskelschädigung durch verminderte Mitochondrienfunktion hervorgerufen, was ebenfalls für eine Carnitinsupplementation wegen dessen membranstabilisierenden Eigenschaften sprechen könnte [81]. So zeigen Daten von Moretti et al. [50], daß eine hochdosierte, intravenöse Verabreichung von täglich 6g Carnitin zu einem Anstieg von CD4- und, in geringerem Ausmaß, von CD8-Zellen des Immunsystems führt, was einer Funktionsverbesserung des Immunsystems gleichkommt.

Auch die Arbeitsgruppe von Professor Uhlenbruck vom Institut für Immunbiologie der Universität Köln konnte bei in vitro Untersuchungen (im Reagenzglas) eine stimulierende Wirkung des Carnitins auf das zelluläre Immunsystem nachweisen. Durch Carnitin wird die Bildung von Granulozyten und deren Phagozytoseleistung erhöht (Phagozyten umschließen Fremdkörper sowie Mikroorganismen und schleusen sie aus dem Körper aus). Es kommt zu einem membranaktivierenden Effekt auf die Immunzellen. Außerdem führt Carnitin zu einer äußerst wirksamen Verstärkung der Stimulationsfähigkeit menschlicher T-Lymphozyten [44]. Offensichtlich kommt es durch Carnitin zu einem vom Aminosäurenstoffwechsel unabhängigen, positiven Effekt auf das zelluläre Immunsystem. Ob die hier verwendeten Carnitin-Konzentrationen auch durch eine Nahrungsergänzung mit Carnitin erreichbar sind, ist noch unklar. Allerdings wäre ein immunstabilisierender Effekt sowohl beim Leistungssportler, als auch beim Erkrankten hochwillkommen.

### *7.22.7 Carnitin und Stress*

Bei Untersuchungen zur immunstabilisierenden Wirkung von Carnitin wurde beobachtet, daß Sportler bei hoher Zufuhr von Carnitin die gleiche körperliche Leistung mit geringerer Stressbelastung erbringen konnten. Carnitin scheint bei hoher körperlicher Belastung auch eine schützende Wirkung auf das Nervensystem auszuüben [51]. Möglicherweise beruht dieser Effekt auf einer Stabilisierung des Aminosäuregleichgewichts.

### *7.22.8 Carnitin bei erhöhten Cholesterinwerten*

Ein weiterer wichtiger Effekt von Carnitin ist in der Senkung der Blutfettwerte zu sehen. So konnte bei Personen mit erhöhten Neutralfetten (Triglyzeriden) im Blut bei einer Gabe von 900 mg Carnitin täglich über acht Wochen eine deutlicher Rückgang verzeichnet werden [74]. In einer weiteren Studie konnte bei Patienten mit Fettstoffwechselstörungen ebenfalls ein Rückgang der Neutralfette im Blut, neben einer Verbesserung des Gesamtcholesterin-/HDL-Cholesterin-Quotienten bei Gabe von 3 g Carnitin täglich über 6 Wochen festgestellt werden [75].

### *7.22.9 Carnitin und das Herz-Kreislaufsystem*

In der Literatur wird dem Carnitin auch eine spezifische Zellschutzwirkung gegen hypoxische (Sauerstoffmangel-) Schädigungen zugeschrieben. Offenbar ermöglicht ein höherer Bestand an Carnitin bei nachlassender Sauerstoffversorgung des Muskelgewebes einen sinnvollen, zellerhaltenden Stoffwechsel. Wahrscheinlich ist dabei auch die zuvor beschriebene, verbesserte Ausschleusung von Stoffwechselmetaboliten wie Milchsäure, kurzkettigen Fettsäuren und Acetat von entscheidender Bedeutung.

Für die Herzmuskelzelle soll insbesondere die Ausschleusung von Acetat wichtig sein, das in hoher Konzentration zu Herzrhythmusstörungen führen kann. Zusammen mit der Begünstigung des Fettstoffwechsels in der Herzmuskelzelle soll eine Carnitin-Supplementierung bei hoher Belastung eine ökonomischere Herzfunktion bewirken. Bei verschiedenen Herzmuskelerkrankungen wird deshalb ein möglicher Einsatz von Carnitin diskutiert (siehe dazu Übersichtsarbeiten von Goa et al. [57] und Pepine [58]). So weiß man aus Autopsien von an Herzinfarkt verstorbenen Personen, daß diese im Herzmuskel verringerte Carnitin-Konzentrationen aufweisen.

Gerade bei einem Sauerstoffmangel im Herzmuskel kann sich Carnitin als vorteilhaft erweisen. Durch die Zufuhr von Carnitin kommt es zu einer vermehrten Nutzung freier Fettsäuren und damit zu einer geringeren Milchsäurebildung in den Herzmuskelzellen. So konnte die Zufuhr von Carnitin in einer Dosis von 3 g täglich über acht Wochen, zusätzlich zu der üblichen

Medikation, die Schädigung des Herzens bei einem Infarkt verringern [56].

Daten von Singh et al. [55] zeigen, daß eine Carnitinsupplementation (2 g täglich über vier Wochen) bei einem Herzinfarkt die Sterblichkeit senken kann. Überdies kam es bei den mit Carnitin behandelten Patienten zu weniger Beschwerden (Engegefühl in der Brust, Rhythmusstörungen, Herzmuskelschwäche) in der Zeit nach dem Infarkt. Bei einer Herzinsuffizienz (Herzschwäche) kann Carnitin in einer Dosis von 20-60 mg pro kg Körpergewicht, intravenös verabreicht, die Pumpleistung des Herzens steigern, ebenso treten bei Gabe von Carnitin Herzrhythmusstörungen seltener auf (Übersicht dazu in [57]).

Bei Patienten mit vorgeschädigten Herzkranzgefäßen aufgrund von Verkalkungen, die unter Belastung ein beklemmendes Gefühl und Atemnot verspüren (sog. Angina pectoris), konnte mit einer Carnitingabe die Häufigkeit der Beschwerden und der Medikamentenbedarf reduziert werden [84,86]. Die Belastbarkeit der Patienten stieg an und typische EKG-Veränderungen traten seltener auf. In beiden Untersuchungen wurde L-Propionylcarnitin in einer Dosis von 1 g täglich intravenös verabreicht. Orale Gaben scheinen weniger effektiv zu sein [85]. Allerdings konnten Cacciatore et al. [83] auch bei oraler Gabe von 2 g Carnitin täglich über 6 Monate bei solchen Patienten Verbesserungen ihres Krankheitsbildes in Form von höherer Belastungstoleranz, stabilerem Herzrhythmus, geringeren ST-Streckensenkungen unter Belastung sowie geringerem Medikamentenbedarf feststellen. Positive Wirkungen einer Carnitinverabreichung (1 g täglich zwei Tage vor der Operation, direkt vor dem Eingriff 0,5 g intravenös) im Sinne einer Normalisierung des Energiestoffwechsels des Herzmuskels wurden auch bei Bypassoperationen am Herzen festgestellt [54].

Bei einer Sauerstoffmangelversorgung des Herzens ergibt sich durch das Carnitin also eine interessante Ergänzung der üblichen Behandlung. Weitere therapeutische Einsatzgebiete, die für Carnitin diskutiert werden, sind die unterstützende Therapie bei Anwendung der für das Herz toxischen Antibiotika Doxorubicin und Daunorubicin (Carnitindosierungen: 3 g täglich oral) [87,88] sowie bei Gefäßeinengungen aufgrund arteriosklerotischer (Gefäßverkalkungs-) Prozesse in einer Dosierung von 2 g täglich oral (siehe

Übersichtsarbeit von Pepine [58]). Durch Carnitin, so lassen erste Ergebnisse [53] vermuten, könnten die Nebenwirkungen der genannten Antibiotika auf das Herz verringert werden, so daß sich Carnitin hier als unterstützende Therapie anbietet.

Gerade der Einsatz bei Gefäßeinengungen erscheint vielversprechend. So kann durch Carnitin möglicherweise eine Verbesserung von Gefäßspasmen (unwillkürliche Gefäßeinengungen, meist im Bereich der Finger) erreicht werden. Doch auch bei Gefäßerkrankungen aufgrund von Arterienverkalkung würde eine Carnitingabe positiv wirken. So konnte in einigen Studien eine Verlängerung der schmerzfreien Wegstrecke bei Patienten mit Gefäßverkalkung der Beinarterien gezeigt werden (siehe Übersichtsarbeiten von Brass et al. [29] und Pepine [58]). Dies ist vermutlich auf die gefäßerweiternden Effekte des Carnitins zurückzuführen.

### *7.22.10 Carnitin gegen Medikamentennebenwirkungen*

Die Zufuhr von Carnitin kann auch das Nebenwirkungspotenzial zahlreicher Medikamente verringern. So wurde eine verringerte Toxizität bestimmter Antibiotika (siehe oben) auf das Herz anhand geringerer CK-MB-Werte im Blut als Maß für Zellschädigungen des Herzmuskels beobachtet [87,88], wenn täglich 3 g Carnitin oral verabreicht wurden. Eine Verringerung der therapeutischen Effekte konnte dabei nicht beobachtet werden. Die Behandlung mit dem Chemotherapeutikum Cisplatin führt zu einer deutlich erhöhten Carnitin-Ausscheidung im Urin (um den Faktor 8), ohne daß jedoch ein Blutspiegelabfall beobachtet werden konnte. Bei Tumorpatienten in fortgeschrittenem Stadium und verringerter Nahrungsaufnahme könnte sich theoretisch ein Carnitinmangel ergeben, der dann mit einer Supplementation behoben werden könnte [59].

Das Gleiche gilt für die Gabe des Chemotherapeutikums Ifosfamid, das ebenfalls zu einer deutlich erhöhten Carnitinausscheidung mit dem Urin führt [61]. Auch hier könnte sich im Verlauf mehrerer Zyklen der Chemotherapie ein Carnitindefizit entwickeln, das eine Supplementation erforderlich machen würde.

Ergebnisse von Georgala et al. [60] zeigen bei Anwendung von Isotretinoin gegen schwere Akne einen stark abfallenden Carnitinspiegel. Durch die Nahrungsergänzung mit Carnitin können normale Spiegel erhalten und die üblichen Isotretionin-Nebenwirkungen vermieden werden. Bei einer oralen Dosis von 100 mg Carnitin pro kg Körpergewicht verschwinden die häufig auftretenden Muskelschmerzen und erhöhte Leberenzym- sowie Blutfettwerte normalisieren sich innerhalb von 5-6 Tagen.

Auch beim Einsatz von Valproinsäure, einem Anti-Epileptikum, kann es zu einem Abfall der Carnitinkonzentration im Blut kommen [63], jedoch scheinen sich die Plasmaspiegel nach vier Wochen wieder zu normalisieren. Oft steigt gleichzeitig die Ammoniak-Konzentration an, was durch den Carnitinabfall mit bedingt sein könnte. Ein erhöhter Verlust über die Niere scheint jedoch nicht die Ursache des Carnitinabfalls im Blut zu sein [62]. Vermutlich wird durch Valproinsäure die Fähigkeit des Körpers zur Eigenproduktion von Carnitin eingeschränkt. Eine Nahrungsergänzung wird aufgrund der Anpassungsfähigkeit der Nieren, die nach einigen Wochen die Carnitinreabsorption wieder erhöhen, bei Erwachsenen als eher unnötig angesehen. Bei Kindern sollte diese Frage dagegen großzügiger gehandhabt werden, da deren Nieren noch nicht so anpassungsfähig sind [63].

### *7.22.11 Carnitin und Alkoholismus*

Carnitin könnte bei Alkoholikern positive Effekte zeigen. Tierstudien ergaben [64], daß eine hochdosierte Carnitingabe (250 mg pro kg Körpergewicht intramuskulär, dreimal wöchentlich über 6 Wochen) die Leberverfettung und -schädigung bei diesem Krankheitsbild vermindern kann. Neben einem verringertem Absterben von Leberzellen wurde ein Rückgang erhöhter Leberenzyme beobachtet. In einem anderen Tierversuch [66] konnte durch 1%ige Beigabe von Carnitin zum Futter ein Anstieg der Blutfette vermindert und die Leberverfettung in Grenzen gehalten werden. Beim Menschen bewirkten 3 g Carnitin täglich intravenös Verbesserungen bei einer alkoholbedingten Leberverfettung [65]; auch für eine Leberzirrhose werden positive Auswirkungen einer Carnitin-Supplementation aufgrund des gestörten Carnitinstoffwechsels bei diesem Krankheitsbild diskutiert [67]. Bei alkoholbedingten Leberschäden könnte Carnitin also unterstützend eingesetzt werden. Wichtiger wäre allerdings, den Alkoholverzehr als Ursache der Erkrankung zu reduzieren und die Gabe der bekannten antioxidativen Nährstoffe, vor allem des leberspezifischen Antioxidans Silybinin (gewonnen aus der Mariendistel).

### *7.22.12 Carnitin bei Nierenerkrankungen*

Bei schweren Nierenerkrankungen, die eine Blutwäsche (Dialyse) erfordern, kann die Gabe von Carnitin und Eisen den Gesundheitszustand des Patienten verbessern [68]. So kommt es in manchen Fällen zu einer Verlängerung der Lebensdauer der roten Blutkörperchen, sowie zu einem besseren Ansprechen auf das Medikament Erythropoietin, das hier wegen der oft resultierenden Blutarmut verabreicht wird. Durch die Zunahme der roten Blutkörperchen wird eine Verbesserung der Beschwerden erreicht. Dazu sind Dosierungen von täglich 5-25 mg pro kg Körpergewicht intravenös erforderlich.

Die Übersichtsarbeit von Brass et al. [29] faßt die derzeitige Datenlage einer Carnitinsupplementation bei Nierenkranken im fortgeschrittenen Stadium zusammen. Demnach kommt es durch intravenöse Verabreichung von Carnitin (20 mg pro kg Körpergewicht täglich) zu einer Linderung der Beschwerden, ebenso zu einer verbesserten Muskelfunktion.

### *7.22.13 Carnitin und Chronisches Müdigkeits-Syndrom*

Beim Chronischen Müdigkeits-Syndrom (engl. Chronic Fatigue Syndrome, CFS) kommt es in vielen Fällen zu einem Abfall des Carnitinspiegels im Blut. Dabei scheint ein Zusammenhang zwischen dem Spiegel an Acetylcarnitin und den üblichen Krankheitssymptomen zu bestehen. So zeigen die Patienten mit der größten Müdigkeit häufig die niedrigsten Blutspiegel und umgekehrt. Plioplys et al. [69] fanden bei diesem schwer therapierbaren Krankheitsbild, daß es nach einer achtwöchigen Carnitinzufuhr (3 g täglich) zu einer meßbaren Verbesserung der Krankheitssymptome kam, was mit dem Medikament Amantadin in der Vergleichsgruppe nicht erreicht werden konnte.

### *7.22.14 Carnitin bei Diabetes mellitus*

Nach Untersuchungen von Mingrone et al. [70] würde Carnitin auch bei Diabetikern positive Effekte zeigen. So konnte diese Arbeitsgruppe bei Typ II-Diabetikern („Altersdiabetes“) eine um 8 % höhere Glukoseaufnahme der Zellen bei einer Infusion von Carnitin nachweisen; eine verbesserte insulinabhängige Glukoseaufnahme in gleichem Ausmaß trat auch bei Gesunden ein. Bei den Diabetikern war darüber hinaus auch eine verstärkte Glukoseverwertung in den Geweben feststellbar, vermutlich durch eine erhöhte Aktivität der Pyruvat-Dehydrogenase, was sich in niedrigeren Milchsäurespiegeln niederschlug. Die Ergebnisse wurden allerdings während einer konstanten Carnitininfusion gewonnen; ob sie auf eine orale Nahrungsergänzung mit Carnitin übertragbar sind, steht noch nicht fest.

### *7.22.15 Carnitin und der Alterungsprozess*

Eine direkte Verzögerung des Alterungsprozesses durch Carnitin ist nicht belegt. Allerdings ist bekannt, daß mit zunehmendem Alter ungünstige Stoffwechselveränderungen auftreten, die durch Carnitin eventuell positiv beeinflusst werden können. So zeigt Acetylcarnitin aufgrund einer Schutzwirkung auf die Nervenzellen im Gehirn positive Auswirkungen bei verschiedenen neurologischen Erkrankungen. Man vermutet eine Hemmung des Neuronenverlustes (Abbau von Nervenzellen), die Verhinderung einer Anhäufung von Lipofuszin (Alterspigment) und eine Rezeptormodulation im Gehirn (verbesserte Umsetzung von Reizen in Andockstellen der Zellen) durch Acetylcarnitin. Bei Morbus Alzheimer und altersbedingter Demenz wurden in verschiedenen Studien mit einer oralen Gabe von 1,5-3 g Acetylcarnitin täglich über mehrere Wochen bzw. Monate deutliche Besserungen des Krankheitsbildes erzielt (siehe dazu die Übersichtsarbeit von Calvani et al. [72]). Dokumentiert wurden ein verbessertes Kurz- und Langzeitgedächtnis, erhöhte Aufmerksamkeit, verbesserte Sprachfähigkeiten, Fortschritte im abstrakten Denken und die leichtere Bewältigung täglicher Aktivitäten.

Ein wesentlicher Faktor beim Alterungsprozess scheint eine verminderte Funktion der Mitochondrien zu sein, vermutlich ausgelöst durch die Anhäufung von Mutationen im Erbgut dieser Zellorganellen. Aus Tierversuchen ist die positive Auswirkung einer hochdosierten Acetylcarnitingabe bekannt, um bei älteren Tieren die nachlassende Transkription und Translation (Umsetzung der Erbinformation) in den Mitochondrien zu verbessern. Dies zeigen z.B. die Daten von Hagen et al. [71], die bei Ratten unter einer hohen Gabe von 1 % der Futtermenge in Form von Acetylcarnitin eine verbesserte Mitochondrienfunktion fanden, was allerdings auch in erhöhtem oxidativen Stress innerhalb der Zellen resultierte. In dieser Studie wurde die Radikalproduktion mit N-tert-Butyl-alpha-Phenyl-Nitron wirksam bekämpft.

Auch wenn diese Ergebnisse hoffnungsvoll stimmen, eine Zunahme oxidativer Prozesse wäre negativ zu beurteilen. Darüber hinaus existieren derzeit noch keine Daten am Menschen, so daß eine den Alterungsprozess bremsende Wirkung von Carnitin bzw. Acetylcarnitin derzeit nicht feststeht (siehe dazu die Übersicht von Gadaleta et al. [82]).

Überdies wird vermutet, daß die Verfügbarkeit von Dehydroepiandrosteron (DHEA) ebenso wie die von Carnitin im Alter nachlässt [73]. So kommt es im Alter zu einem Anstieg des veresterten Carnitins im Blut; das freie Carnitin nimmt, relativ dazu gesehen, ab. Dabei konnte eine direkte Abhängigkeit des freien Carnitins vom DHEA-Spiegel nachgewiesen werden. Die Autoren vermuten, daß der alterbedingte Anstieg des für den Körper nicht verwertbaren, veresterten Carnitins einer der Gründe sein könnte, warum Mitochondrienaktivität und Energiestoffwechsel mit zunehmendem Alter nachlassen. Eine Nahrungsergänzung mit Carnitin wird von den Autoren in Erwägung gezogen, ohne jedoch Dosierungsempfehlungen zu geben.

Abschließend läßt sich zusammenfassen, daß der unterstützende Einsatz von Carnitin bei vielen Erkrankungen Vorteile verspricht. Carnitin ist in Dosierungen, wie in den vorgenannten Untersuchungen am Menschen verwendet, frei von Nebenwirkungen und relativ preisgünstig. Dies gilt ebenso für die Einnahme von Medikamenten, die den körpereigenen Carnitinstoffwechsel beeinträchtigen. Die Absprache mit dem behandelnden Arzt wäre aber in allen Fällen anzuraten.

### *7.22.16 DL-Carnitin*

In der Frühphase der Carnitinforschung sind die meisten Untersuchungen aus Kostengründen mit DL-Carnitin durchgeführt worden. Heute steht fest, daß die positiven Wirkungen allein vom physiologischen L-Carnitin ausgehen und daß D-Carnitin nicht nur unwirksam ist, sondern sogar stören kann [76,77]. Demgegenüber sind inzwischen Membraneffekte bekannt geworden, bei denen nach Böhles die D-Form des Carnitins mit der physiologischen L-Form praktisch wirkungsgleich ist. Da heute aber die L-Form des Carnitins zu einem akzeptablen Preis zur Verfügung steht, sind Produkte mit DL-Carnitin für den Bereich der Nahrungsergänzung abzulehnen. Derartige Produkte werden auch im Handel nicht mehr angeboten.

### *7.22.17 Beurteilung von Produkten mit Carnitin-Hydrochlorid*

Lange Zeit erfolgte die Carnitin-Supplementierung mit dem Rohstoff Carnitinhydrochlorid (Carnitin-HCL). Hauptgrund war die gute Kristallisierfähigkeit dieser Verbindung aus Carnitin-Base und Salzsäure. Sie weist aber den Nachteil auf, daß dem Körper praktisch freie Salzsäure zugeführt wird, die den Säure-Basen-Haushalt belastet und von der Niere in Form von Ammoniumchlorid ausgeschieden werden muß.

So werden mit 1 g reinem Carnitin-Hydrochlorid über 6 mmol Salzsäure zugeführt. Für einen gesunden und nicht durch Aminosäurenkatabolie belasteten Organismus ist eine solche Salzsäuremenge noch tolerabel. Doch beim Sportler, ebenso wie beim Genesenden, ist aufgrund des hohen Aminosäurenabbaus bereits mit einer erheblichen Säurebelastung durch den Abbau der Schwefel-Aminosäuren zu Schwefelsäure zu rechnen. Hinzu kommt, daß jede Verschiebung des intrazellulären pH-Wertes ins saure Milieu zu einer Verschlechterung der Proteinsynthese führt. Es ist daher nicht einzusehen, daß der Stoffwechsel eines durch Sport oder Krankheit hochbelasteten Menschen noch zusätzlich durch Salzsäure gestört wird, zumal heute besser verträgliche Carnitin-Salze zur Verfügung stehen.

Es wurden auf dem Markt früher sogar Carnitin-Hydrochlorid-Produkte angeboten, bei denen die Azidität nicht durch andere Zusätze gepuffert war, so daß bei unverdünntem Konsum ein extrem saurer Stoff auf die Zähne einwirken konnte und möglicherweise deren Demineralisierung gefördert hat. Produkte mit Carnitin-Hydrochlorid sind daher grundsätzlich abzulehnen.

### *7.22.18 Carnitin-Base und Carnitin-Salze von Fruchtsäuren*

Moderne Produkte enthalten heute Carnitin-Base und Fruchtsäuren oder Carnitin-Tartrat. Das Tartrat (Salz der Weinsäure) zeichnet sich gegenüber den meisten anderen Salzen und der Base durch eine auffallend geringe Hygroskopizität aus (zieht kein Wasser, verklumpt bei der Lagerung nicht) und ist daher besonders für pulvrige oder tablettierte Nahrungsergänzungen geeignet. Die Weinsäure wird im Stoffwechsel problemlos abgebaut, so daß sich bei Verwendung von Carnitin-Tartrat keine Belastung des Säure-Basen-Haushaltes ergibt. Auch bei der Verwendung von Fruchtsäure-Salzen des Carnitins sind unerwünschte Wirkungen selbst im Grammbereich nicht bekannt geworden.

### *7.22.19 Carnitin als Nahrungsergänzung*

In Deutschland ist Carnitin als Nährstoff anerkannt. Es ist Lebensmittelzutat und nicht Lebensmittelzusatzstoff. Somit ist eine behördliche Genehmigung für den Vertrieb carnitinhaltiger Produkte nicht erforderlich. Solange Carnitinsupplemente zur Verwendung bei gesunden Menschen bestimmt sind, sind sie auch keine Arzneimittel. Allerdings sind Einzeldosierungen von mehr als 1000 mg umstritten, daher werden bei Nahrungsergänzungen pro Einheit in der Regel auch nicht mehr als diese Menge angeboten.

Die Deutsche Arzneimittelmonographie „L-Carnitin“ aus dem Jahr 1990 vermerkt: „Von L-Carnitin sind toxische Nebenwirkungen nicht bekannt“.

Selbst gegen die Verwendung von Carnitin in der Schwangerschaft und Stillzeit werden keine Bedenken vorgebracht, „da es sich um eine körpereigene Substanz handelt". Beim Erwachsenen sieht die Monographie eine Tageszufuhr bis zu 5 g vor. Überdies sinkt bei überschüssiger Carnitin-Zufuhr die Rückgewinnungsrate von Carnitin durch die sogenannten Tubuluszellen in den Nieren, so daß sich eine rasche Ausscheidung ergibt [78].

Nach Lohninger ist die Toxizität reinen L-Carnitins sehr gering (LD 50, also die Dosis, die bei 50 % der Versuchstiere tödlich wirkt, liegt bei etwa 9000 mg pro kg Körpergewicht) [79]; die Giftigkeit von Carnitin liegt damit in der gleichen Größenordnung wie die der ungiftigsten Aminosäuren. Daher ist Carnitin als untoxisch einzustufen. In den USA sind L-Carnitin (Base) und L-Carnitin-Tartrat seit März 1993 als generell anwendungssichere Nahrungsergänzung anerkannt, wenn die Tageszufuhr ca. 1,5 g Carnitin (entsprechend 10 mg pro kg Körpergewicht) nicht übersteigt.

### *7.22.20 Bestimmung des Carnitinstatus im Körper*

Die klassischen Carnitinmangelsymptome wie Muskelschwäche, Antriebslosigkeit und Milchsäureanhäufung [23] treten praktisch nur bei den seltenen Erkrankungen mit eingeschränkter Eigenproduktion auf. Defizite sind jedoch auch bei anderen Personengruppen möglich (siehe dazu Tabelle 77), so daß die Bestimmung des Carnitinstatus ein hilfreiches Instrument darstellen würde.

Die Bestimmung des Carnitinstatus im Körper gestaltet sich allerdings nicht einfach. Zwar sind Messungen der Blutplasmaspiegel und der Ausscheidung über den Urin mit relativ wenig Aufwand möglich, jedoch keine guten Indikatoren der Carnitin-Versorgung. So kann jemand durchaus niedrige Blutspiegel, aber trotzdem normale Konzentrationen in der Muskulatur und der Leber aufweisen. Deshalb müssen Plasmaspiegel im Blut mit äußerster Vorsicht interpretiert werden. Darüber hinaus ist es schwierig, Grenzwerte festzulegen. Es existiert derzeit kein gültiger Normbereich, der zur Feststellung eines krankhaft erniedrigten Blutspiegels herangezogen werden könnte. Angegeben werden lediglich Werte von 35 mmol pro Liter Blut für das freie und 45 mmol pro Liter Blut für das Gesamt-Carnitin, die jedoch als vorläufig gelten und stark ernährungsabhängig sind [24].

Neueren Berichten zufolge kann die Aussagekraft von Blutkonzentrationen durch die Bestimmung des Verhältnisses von freiem Carnitin (FC) zu azetyliertem Carnitin (AC) erhöht werden. Der AC/FC-Quotient liegt nüchtern unter 0,4. Bei einer Erhöhung über 0,7 kann laut Prof. Böhles von einer eingeschränkten Verfügbarkeit des freien Carnitins und damit von einem Mangel ausgegangen werden [25].

1. Gulewitsch VS, Krimberg R. Zur Kenntnis der Extraktionsstoffe der Muskeln. Hoppe Seyler's Z. Physiol. Chem. (1905) 45: 263.

2. Tomita M, Sendju Y. Über Aminoverbindungen, welche die Biuretreaktion zeigen. Hoppe Zeyler's Z. Physiol. Chem. (1927) 169: 236.

3. Carter HE, Bhattacharyya PK, Weidmann KR, Fraenkel G. Chemical studies on vitamin BT isolation and characterization as carnitin. Archs. Biophys. (1952) 38: 405.

4. Fraenkel G, Friedmann S. Carnitine. In: Harris (Ed.): Vitamins and hormones, New York 1957, S. 73

5. Fritz JB, McEwen B. Effects of carnitine on fatty acid oxidation by muscle. Science (1959) 129: 334.

6. Mitchell ME. Carnitine metabolism in human subjects. Am J Clin Nutr (1978) 31: 293.

7. Leschke M, Rumpf, KW, Eisenhauter T, Becker K, Bock U, Scheler F. Serumspiegel und Urinausscheidung von L-Carnitin bei Patienten mit normaler und eingeschränkter Nierenfunktion. Klinische Wochenschrift (1984) 62: 274.

8. Feller AG, Rudman D: Role of carnitine in human nutrition. In J Nutr (1988) 118: 541.

9. Rebouche CJ: Is carnitine an essential nutrient for humans? Journal Of Nutrition (1986) 116: 704.

10. Rebouche CJ, Engel, A. Kinetic compartment analysis of carnitine metabolism in the dog. Arch Biochem Biophys (1983) 220: 60.

11. Ohlenschläger, G. Therapiewoche (1984) 34: 1461 und Heilpraxis (1990) 4: 24.

12. Bässler. Körpereigene Carnitin-Synthese von 16-20 mg pro Tag. Persönliche Mitteilung an Friedrich Reuss 1993

**Tab. 80 Datenblatt Carnitin**

| | |
|---|---|
| **Positive Effekte** | Spielt eine wichtige Rolle im Fettstoffwechsel, wirkt immunstabilisierend, antioxidativ und gefäßerweiternd, sowie zellmembranstabilisierend und säurepuffernd. Noch nicht endgültig belegt, aber möglich: Förderung der Regeneration im Sport, Senkung der Ammoniakkonzentration und Lipide im Blut. Einsatz denkbar bei Herz-Kreislauferkrankungen, gegen Medikamentennebenwirkungen, bei Alkoholismus, Leber- und Nierenerkrankungen, Chronischem Müdigkeitssyndrom, gegen Alterungsprozesse, bei neurodegenerativen Erkrankungen. Eine Nahrungsergänzung kann sich bei strengen Vegetariern positiv auswirken. Bei älteren Personen, Schwangeren sowie Kindern bis zum 15. Lebensjahr ist die Fähigkeit des Organismus zur Eigensynthese eingeschränkt, auch hier erscheint eine Nahrungsergänzung sinnvoll. |
| **Unbedenklichkeit** | In angegebener Dosierung sicher. |
| **Biologische Verfügbarkeit** | 1. Wahl Carnitin (Base)<br>2. Wahl Carnitin-Tartrat<br>3. Wahl Carnitin-Hydrochlorid |
| **Optimale Dosierung** | • Förderung der Regeneration im Sport: 2-4 g täglich, dabei 1-2 g nach dem Training.<br>• Stabilisierung des Immunsystems: Übertragbarkeit der Daten aus in vitro Versuchen auf Gesunde schwierig, vermutlich wirken sich 2-3 g täglich über einen längeren Zeitraum positiv aus.<br>• Sepsis: 100 mg pro kg Körpergewicht täglich intravenös.<br>• Immunstabilisierung bei parenteraler Ernährung mit hohem Lipidanteil: 6 g täglich intravenös.<br>• HIV-Infektion: 6 g täglich intravenös, bei oraler Zufuhr vermutlich noch höhere Dosierungen notwendig.<br>• Hohe Stressbelastung: Unklar, vermutlich 3-5 g täglich.<br>• Cholesterinsenkung: 1-3 g täglich über 6-8 Wochen. |

**Tab. 80 Datenblatt Carnitin (Fortsetzung)**

| | |
|---|---|
| | • Nach Herzinfarkt: 2-3 g täglich über mehrere Wochen.<br>• Herzinsuffizienz: 20-60 mg pro kg Körpergewicht täglich intravenös.<br>• Angina pectoris: 2 g Proprionylcarnitin täglich oral oder 1 g täglich intravenös.<br>• Vor Bypassoperationen: 1 g täglich zwei Tage vor der Operation, direkt vor dem Eingriff 0,5 g intravenös.<br>• Schutz für das Herz bei Anthracyclingabe: 3 g täglich oral.<br>• Chemotherapie mit Cisplatin bzw. Ifosfamid: Bei schlechter Nahrungsaufnahme evtl. 1-3 g täglich.<br>• Anwendung von Isotretionin: 100 mg pro kg Körpergewicht täglich oral.<br>• Anwendung von Valproinsäure: Bei Kindern 1 3 g täglich oral.<br>• Alkoholismus: Gegen Leberverfettung 3 g täglich, vorzugsweise intravenös.<br>• Leberzirrhose: Unklar, vermutlich 3 g täglich intravenös.<br>• Hämodialyse: Besserung der Eisenverwertung nicht in allen Fällen, empfohlen werden 5-25 mg pro kg Körpergewicht täglich intravenös.<br>• Chronisches Müdigkeitssyndrom: 3 g täglich oral.<br>• Diabetes mellitus: Unklar, vermutlich wären hier sehr hohe orale Dosierungen von 5-10 g täglich erforderlich.<br>• Gegen Alterungsprozesse: Unklar, vermutlich täglich 1-3 g oral ab dem 40. Lebensjahr.<br>• Neurodegenerative Erkrankungen: täglich 1,5-3 g Acetylcarnitin oral. |
| **Nebenwirkungen** | In seltenen Fällen Durchfall, bei hochdosierter Einzelgabe abends Schlaflosigkeit möglich. |
| **Wechselwirkungen** | Keine |

**Tab. 80 Datenblatt Carnitin (Fortsetzung)**

| | |
|---|---|
| **Besondere Hinweise** | Schwangere, Stillende, strenge Vegetarier, Senioren und Kinder bis zum 15. Lebensjahr sind die Hauptrisikogruppen für einen Carnitinmangel. Carnitin Toxizität (LD 50, Tier und Verabreichung unbekannt) 9.000 mg pro kg Körpergewicht. Carnitin ist bei Raumtemperatur lagerstabil. |


13. Stadler DD, Chenard CA, Rebouche CJ. Effect of dietary macro nutrient content on carnitine excretion. Am J Clin Nutr (1993) 58: 868.
14. Mitchell ME. Carnitine metabolism in human subjects. Am J Clin Nutr (1978) 31: 293.
15. Al Weiz M. et al. The relative importance of N-methylation in the metabolism of trimethylamine in man. Toxicology (1987) 43: 177.
16. Scholte HR, Dejonge PC. Metabolism, function and transport of carnitine in health and disease. In: Gutzelmann (Hrsg.). Carnitin in der Medizin, Schattauer Verlag, Stuttgart 1987, S. 21
17. Böhles H. Die Bedeutung des Carnitins für Stoffwechsel und Ernährung. Ernährung/Nutrition (1983) 7: 76.
18. Bremer J. Carnitine: metabolism, functions. Physiological Reviews (1983) 63: 1420.
19. Rokitzki L, Sagredos AN, Reuss F, Cufi D, Keul J. Assessment of vitamin B6 status of strength, speedpower athletes. J Am Coll Nutr (1994) 13: 87.
20. Jansen GME, Scholte HR, Vaandrager M, Verduin C, Ross JD. Muscle carnitine level in endurance training: running a marathon. Int J Sports Med (1989) 10: 153.
21. Borum PR, Bennett SG. Carnitine as an essential nutrient. J Am Coll Nutr (1986) 5: 177.
22. Leibovitz BE. L-carnitine: the energy nutrient. Keats Publishing, Los Angeles 1998, S. 23
23. Machlin LJ. Handbook of vitamins. 2nd. Ed. Marcel Dekker Inc., New York, Basel, S. 558ff.
24. Borum PR, Rumley TO, Taggart E. Caution required in clinical use of plasma carnitine concentration for assessment of carnitine status. Presented at ESPEN, Paris 1986.
25. Perspektiven der L-Carnitin-Therapie. Fortschr. Med.114 (17), Kongressreport 64/1

26. Neumann G. Trainierter Fettstoffwechsel garantiert Schonung der Glykogendepots. Sportreport (1993), S. 31; Referat Erbismühle vom 01.11.93

27. Berg A, Keul J. Serum alanine during long-lasting exercise. Int J Sports Med (1980) 1: 199.

28. Heinonen OJ. Carnitine and physical exercise. Sports Med (1996) 22: 109-132.

29. Brass EP, Hiatt WR. The role of carnitine supplementation during exercise in man and in individuals with special needs. J Am Coll Nutr (1998) 17(3): 207-215.

30. Harper P, Elwin CE, Cederblad G. Pharmacokinetics of bolus intravenous and oral doses of L-carnitine in healthy subjects. Eur J Clin Pharmacol (1988) 35: 69-75.

31. Segre G, Bianchi E, Corsi M et al. Plasma and urine pharmacokinetics of free and of short-chain carnitine after carnitine administration in man. Arzneim Forsch/ Drug Res (1988) 11: 1830-1834.

32. Marconi C, Sassi G, Carpinelli A, Cerretelli P. Effects of L-carnitine loading on the aerobic and anaerobic performance of endurance athletes. Eur J Appl Physiol (1985) 54: 131-135.

33. Greig C, Finch KM et al. The effects of oral supplementation on maximum and submaximum exercise capacity. Eur J Appl Physiol (1987) 56: 457-460.

34. Dragan, GI, Vasiliu F, Georgeseu E, Dumas I. Studies concerning chronic and acute effects of L-carnitine on some biological parameters in elite athletes. Physiologie (1987) 24: 23-28.

35. Vecchiet L, Di Lisa F, Pieralisi G et al. Influence of L-carnitine administration on maximal physical exercise. Eur J Appl Physiol (1990) 61: 486-490.

36. Wyss V, Ganzit GP, Rienzi A. Effects of L-carnitine administration on VO2max and aerobic-anaerobic threshold in normoxia and acute hypoxia. Eur J Appl Physiol (1990) 60: 1-6.

37. Billigmann PW, Künzel U, Bertsch S. Wie wirkt sich L-Carnitin auf die physische Maximalbelastung aus? Therapiewoche (1990) 40: 1866-1872.

38. Arenas J, Ricoy JR, Encinas AR et al. Carnitine in muscle, serum and urine of non-professional athletes: effect of physical exercise, training and L-carnitine administration. Muscle Nerve (1991) 14: 598-604.

39. Giamberardino MA, Dragani L, Valente R, Di Lisa F et al. Effects of prolonged L-carnitine administration on delayed muscle pain and CK release after eccentric effort. Int J Sports Med (1996) 17: 320-324.

40. Gorostiaga EM, Maurer CA, Eclache JP. Decrease in respiratory quotient during exercise following L-carnitine supplementation. Int J Sports Med (1989) 10: 169-174.

41. Carlin JI, Reddan WG, Sanjak M, Hodach R. Carnitine metabolism during prolonged exercise and recovery in humans. J Appl Physiol (1986) 61: 1275-1278.

42. O'Connor JE et al. Protective effect of L-carnitine on hyperammonia. Fed Europ Biochem Soc (1984) 166: 331.

43. Böhles H, Michalk D, Brandl U, Fekl W, Börresen HC, Stehr K. The effect of L-carnitine-supplemented TPN on tissue amino acid concentrations. J Nutr (1984) 114: 671.

44. Uhlenbruck G, van Mil A. Immunbiologische und andere Aspekte der Membranmodulation durch L-Carnitin. Echo Verlag, Köln 1993

45. Nanni G, Pittiruti M, Giovannini I et al. Plasma carnitine levels and urinary excretion during sepsis. J Paret Ent Nutr (1985) 9: 483-490.

46. DeSimone C, Ferrari M, Lozzi A, Meli D, Ricca A, Sorice F. Vitamins and immunity: influence of L-carnitine on the immune system. Acta Vitaminol Enzymol (1982) 4: 135-140.

47. Famularo G, Tzantzoglou S, Santini G et al. L-carnitine: a partner between immune response and lipid metabolism? Mediators of Inflammation (1993) 2: 29-32.

48. Famularo G, DeSimone C. A new era for carnitine? Immunology Today (1995) 16(5): 211-213.

49. Demirkol M, Sewell AC, Böhles H. The variation of carnitine content in human blood cells during disease – a study in bacterial infection and inflammatory bowel disease. Eur J Pediatr (1994) 153: 565-568.

50. Moretti S, Alesse E, Di Marzio L et al. Effect of L-carnitine on human immunodeficiency virus-1 infection-associated apoptosis: a pilot study. Blood (1998) 91(10): 3817-3824.

51. Uhlenbruck G. Stress durch Sport? Therapiewoche (1994) 44: 1014.

52. Soop M, Joerkman OB, Cederblad G, Hagenfeldt L, Wahren J. Influence of carnitine supplementation on muscle substrate; carnitine metabolism during exercise. J Appl Physiol (1988) 64: 2394.

53. Sayed-Ahmed MM, Shaarawy S et al. Reversal of doxorubicin-induced cardiac metabolic damage by L-carnitine. Pharmacol Res (1999) 39(4): 289-295.

54. Böhles H, Noppeney T et al. The effect of preoperative L-carnitine supplementation on myocardial metabolism during aorto-coronary-bypass surgery. Curr Ther Res (1986) 39: 429-435.

55. Singh RB, Niaz MA, Agarwal P et al. A randomised, double-blind, placebo-controlled trial of L-carnitine in suspected acute myocardial infarction. Postgrad Med (1996) 72: 45-50.

56. Jacoba KGC, Abarquez Jr RF, Topacio GO et al. Effect of L-carnitine on the limitation of infarct size in one-month postmyocardial infarction cases. Clin Drug Invest (1996) 11: 90-96.

57. Goa KL, Brogden RN. L-carnitine. A preliminary review of its pharmacokinetics, and its therapeutic use in ischaemic cardiac disease and primary and secondary carnitine deficiencies in relationship to its role in fatty acid metabolism. Drugs (1987) 34: 1-24.

58. Pepine CJ. The therapeutic potential of carnitine in cardiovascular disorders. Clin Ther (1991) 13(1), 2-21.

59. Heuberger W, Berardi S, Jacky E et al. Increased urinary excretion of carnitine in patients treated with cisplatin. Eur J Clin Pharmacol (1998) 54: 503-508.

60. Georgala S, Schulpis KH, Georgala C, Michas T. L-carnitine supplementation in patients with cystic acne on isotretinoin therapy. J Eur Acad Dermatol Venereol (1999) 13: 205-209.

61. Marthaler NP, Visarius T, Küpfer A, Lauterburg BH. Increased urinary losses of carnitine during ifosfamide chemotherapy. Cancer Chemother Pharmacol (1999) 44: 170-172.

62. Stadler DD, Bale JF Jr, Chenard CA, Rebouche CJ. Effect of long-term valproic acid administration on the efficiency of carnitine reabsorption in humans. Metabolism (1999) 48(1): 74-79.

63. Verrotti A, Greco R, Morgese G, Chiarelli F. Carnitine deficiency and hyper-ammonemia in children receiving valproic acid with and without other anti-convulsant drugs. Int J Clin Lab Res (1999) 29: 36-40.

64. Bahcecioglu IH, Demir A et al. Protective effect of L-carnitine on alcoholic fatty liver. Med Sci Res (1999) 27: 475-478.

65. Adamo S, Siliprandi N et al. Effect of L-carnitine on ethanol and acetate plasma levels after oral administration of ethanol in humans. Alcoholism: Clinical and experimental Research (1988) 12: 653-654.

66. Sachan DS, Rhew TH, Ruark RA. Ameliorating effects of carnitine and its precursors on alcohol-induced fatty liver. Am J Clin Nutr (1984) 39: 738-744.

67. Pugliese D, Sabba C, Ettorre G et al. Acute systemic and splanchnic haemodynamic effects of L-carnitine in patients with cirrhosis. Drugs Exptl Clin Res (1992) 18(4): 147-153.

68. Kletzmayr J, Mayer G, Legenstein E et al. Anemia and carnitine supplementation in hemodialyzed patients. Kidney International (1999) 55(Suppl 69): 93-106.

69. Plioplys AV, Plioplys S. Amantadine and L carnitine treatment of chronic fatigue syndrome. Neuropsychobiology (1997) 35: 16-23.

70. Mingrone G, Greco AV, Capristo E et al.. L-carnitine improves glucose disposal in type 2 diabetic patients. J Am Coll Nutr (1999) 18(1): 77-82.

71. Hagen TM, Wehr CM, Ames BC. Mitochondrial decay in aging. Ann NY Acad Sci (1998) 854: 214-223.

72. Calvani M, Carta A, Caruso G et al. Action of acetyl-l-carnitine in neuro-degeneration and Alzheimer‘s disease. Ann NY Acad Sci (1992) 663: 483-486.

73. Chiu KM, Schmidt MJ et al. Correlation of serum L-carnitine and dehydro-epiandrosterone sulphate levels with age and sex in healthy adults. Age and Ageing (1999) 28: 211-216.

74. Maebashi M, Sato M, Kawamura N et al. Lipid-lowering effect of carnitine in patients with type IV hyperliproteinemia. Lancet (1978) 2: 805-807.

75. Pola P, Savi L, Grilli M et al. Carnitine in the therapy of dyslipidemic patients. Curr Ther Res (1980) 27: 763-764.

76. Borum PR. Role of carnitine supplementation in clinical nutrition. In: Johnston (Ed.). Adv. in Clin. Nutr., MTP Lancester 1982, S. 315

77. Meier PJ. D-Carnitin, harmlos? In: Carnitin in der Medizin, Schattauer-Verlag, Stuttgart 1987, S. 101

78. Rebouche CJ, Lombard KA, Chenard CA. Renal adaptation to dietary carnitine in humans. Am J Clin Nutr (1993) 58: 660.

79. Lohninger A, Kaiser E, Legenstein E, Staniek H. Carnitine metabolism and function. In: Kaiser (Ed.). Carnitine, Basel 1987, S. 1

80. Brainum J. Amino acids: the protein/growth connection. Ironman (1988) 7: 114.

81. Dalakas MC, Leon-Monzon ME, Bernardini I, Gahl WA, Jay CA. Zidovudine-induced mitochondrial myopathy is associated with muscle carnitine deficiency and lipid storage. Ann Neurol (1994) 35(4): 482-487.

82. Gadaleta MC, Cormio A et al. Aging and mitochondria. Biochimie (1998) 80: 863-870.

83. Cacciatore L, Cerio R, Ciarimboli M et al. The therapeutic effect of L-carnitine in patients with exercise-induced stable angina: a controlled study. Drugs Exp Clin Res. (1991) 17: 225-235.

84. Bartels GL, Remme WJ, Pillay M, et al. Effects of L-propionylcarnitine on ischemia-induced myocardial dysfunction in men with angina pectoris. Am J Cardiol (1994) 74: 125-130.

85. Bartels GL, Remme WJ, den Hartog FR et al. Additional anti-ischemic effects of long-term L-propionylcarnitine in anginal patients treated with conventional antianginal therapy. Cardiovasc Drugs Ther (1995) 9: 749-753.

86. Lagioia R, Scrutinio D, Mangini SG et al. Propionyl-L-carnitine: a new compound in the metabolic approach to the treatment of effort angina. Int J Cardiol (1992) 34: 167-172.

87. de Leonardis V, Neri B, Bacalli S, Cinelli P. Reduction of cardiac toxicity of anthracyclines by L-carnitine: preliminary overview of clinical data. Int J Clin Pharmacol Res (1985) 5(2): 137-142.

88. Neri B, Comparini T et al. Protective effects of L-carnitine (Carnitene) on acute adriamycin and daunomycin cardiotoxicity in cancer patients. Clin Trails J (1983) 20: 98-103.

89. Hughes RE. L-Carnitine: Some nutritional and historical implications. Edition Lonza, Basel 1993.

* * *

## Anhang: Bezug von Eiweißpräparaten und Aminosäuren

Gute Proteinpräparate (Eiweißpulver, Proteinhydrolysate) sind einfach zu finden. Im Internet, oder in den einschlägigen Fachzeitzeitschriften für den Kraftsport finden sich entsprechende Anzeigen und Adressen. Novagenics bietet z.B. hochwertige Sporternährungspräparate im Discount auf seiner Website an (www.novagenics.com), ebenso wie eine Seite mit von uns empfohlenen Herstellern für Vitamine und andere Präparate. Bei freien Aminosäuren wird es etwas schwieriger, die gesamte Palette bieten nur wenige Hersteller an. Das hängt mit den je nach Bundesland und Landkreis unterschiedlichen Einstufungen zusammen. Die Kompentenzen der Lebensmittelkontrolle liegen auf regionaler Ebene bei den Amtsapothekern der Landkreise. Wenn ein Amtsapotheker einer freien Aminosäure die Einstufung als Lebensmittel verweigert, dann kann sie auch nicht im lokalen Sportgeschäft oder Bodyshop erworben werden. In solchen Fällen bleibt nur der Gang zum Apotheker.

In der Apotheke gibt es ebenfalls Eiweißprodukte, oft zu höheren Preisen, dafür aber von ausgewiesen guter Qualität. Für freie Aminosäuren ist die Apotheke, zumindest in Deutschland, ebenfalls eine gute Adresse. Hier lassen sich einzelne Aminosäuren in kristalliner Form (als Pulver) bestellen, etwa von Merck oder anderen Großhändlern. Beim Erwerb von kristallinen Aminosäuren empfiehlt es sich, gleich auch einen Plastikmesslöffel zu verlangen. Die meisten Apotheker sind so freundlich und wiegen die einzunehmende Dosis im Löffel einmal ab. Die Kennzeichnung der Füllhöhe erspart das lästige Abwiegen zu Hause. Der Apotheker kann die Aminosäure auch in Kapseln füllen, was die Einnahme erleichtert; allerdings ist für diesen Aufwand mit deutlichen Mehrkosten zu rechnen.

Ist das gewünschte Präparat als apotheken- oder rezeptpflichtig eingestuft, bleibt ohnehin nur der Gang in die Apotheke. Apothekenpflichtig bedeutet, daß der Verkauf des Produktes nur mit kompetenter Beratung durch einen Apotheker erfolgen kann. Rezeptpflichtig sind in der Regel anerkannte Arzneimittel, die vom Arzt verschrieben werden. Bei den Arzneimitteln muß noch einmal unterschieden werden in deutsche und gängige ausländische Produkte, die der Apotheker bei seinem Großhändler bestellen kann; bei diesen Präparaten werden in der Regel keine Versandkosten fällig; die Beschaffung dauert auch nicht lange.

Europäische Sportnahrungsfirmen liefern eventuell per Nachnahme, sonst per Vorkasse mit Kreditkarte. Ist das gewünschte Produkt in diesen Ländern als Lebensmittel frei verkäuflich, kann u.U. sogar direkt an den Endkunden in Deutschland geliefert werden. Dabei werden etwas höhere Versandkosten fällig, aber auf Lieferungen an private Verbraucher innerhalb der EG wird kein Zoll und keine EUSt. (s.u.) erhoben; die Mehrwertsteuer wird (wie in Deutschland) vom Absender einbehalten und in dessen Heimatland abgeführt. Bei Nahrungsergänzungen dagegen, die in den USA bestellt werden und dort vielleicht frei verkäuflich sind (wie z.B. 5-Hydroxytryptophan), in Deutschland aber als Arzneimittel angesehen werden, kann die Lieferung länger dauern.

Bei aus den USA zu importierenden Präparaten hat sich die folgende Vorgehensweise bewährt: Vom Hausarzt ein Rezept dafür ausstellen lassen. Mit diesem Rezept in die Apotheke gehen (am besten die Adresse der ausländischen Firma gleich mitbringen); der Apotheker bestellt die Ware. Bei US-Firmen kann per Fax oder Telefon bestellt werden; es empfiehlt sich die Vorabzahlung mit einer Kreditkarte, sowie das Erfragen der Lieferzeit. Wenn die Ware in Deutschland eintrifft, geht sie über ein Zollamt in der Stadt, wo sie zum ersten Mal auf deutschen Boden kommt, z.B. über das Flughafenzollamt Frankfurt, zu ihrem örtlichen Zollamt. Das verständigt dann den Apotheker; er oder eine von ihm beauftragte Person kann die Ware dann gegen Vorlage des Rezepts abholen.

Bei Einfuhr der Ware wird auf jeden Fall die Einfuhrumsatzsteuer (EUSt.) fällig; bei als Lebensmittel einzustufenden Präparaten der ermäßigte Satz von derzeit 7%, bei in Deutschland als Arzneimittel einzustufenden Produkten der normale Satz von derzeit 16%. Die EUSt. wird auf den gesamten Rechnungswert der Lieferung erhoben; also auch auf die Versandkosten. Eventuell fallen Zollgebühren an; in der Regel wenige Prozent des Rechnungswertes. Die Einstufungen von Produkten, ob Lebensmittel oder Medikament, kann ihnen eventuell Ihr Apotheker nennen; wenn er sich nicht sicher ist, der Amtsapotheker vom zuständigen Gesundheitsamt des Kreises, oder vielleicht das örtliche Zollamt. Wir würden da gern verbindlich Auskunft geben, wegen der regional verteilten Kompetenzen ist das aber schwierig: Es kann durchaus vorkommen, daß ein Präparat im Landkreis A vom Amtsapotheker als Lebensmittel eingestuft wird, im Landkreis B dagegen als Arzneimittel. Alle Abgaben, die bei der Einfuhr zu leisten sind, können jedenfalls beim örtlichen Zollamt verbindlich erfragt werden.

Das ist der umständliche, aber legale Weg. Manchen Leuten ist das zu mühselig und obendrein zu teuer, deswegen versuchen sie ihr Glück, indem sie in Deutschland nicht erhältliche Produkte einfach von einer Reise in die USA mitbringen, ohne den Zoll zu bemühen. Das kann gutgehen, aber eine Garantie gibt es dafür nicht. Bei einer Kontrolle kann es zudem teuer werden. Auch wenn manche Zollstellen sich bei Ersttätern und nicht zu hohem Warenwert vielleicht kulant zeigen und nur einen Strafzuschlag verlangen: Es kann durchaus auch ein Bußgeld verhängt oder sogar wegen Zollvergehens eine Anzeige erstattet werden.

Der richtige Weg wäre, vor der Reise mit dem zuständigen Gesundheitsamt abzuklären, welches der gewünschten Produkte als Lebensmittel eingestuft wird und mit dem örtlichen Zollamt, welche Mengen davon eingeführt werden dürfen. Frei verkehrsfähige Produkte sollten dann beim Flughafenzoll, oder wo immer man deutschen Boden wieder betritt, angemeldet werden. Es empfiehlt sich auch, für diesen Fall noch genug Geld dabei zu haben, um die Gebühren zahlen zu können; andernfalls bleibt die Ware erst einmal dort. Rezeptpflichtige bzw. apothekenpflichtige Produkte dürfen dagegen von Privatpersonen nicht eingeführt werden; da bleibt nur der Weg über den Apotheker, wie oben beschrieben.

Wenn Sie wegen einer akuten oder chronischen Erkrankung Medikamente einnehmen müssen, sollte vor einer Einnahme von Nahrungsergänzungen immer erst ein Arzt konsultiert werden. Er kann bei der Dosierung helfen und eventuelle Neben- oder Wechselwirkungen mit den Medikamenten überwachen. Von einer unbegleiteten Selbstmedikation raten wir entschieden ab.

*

Hier bitte Ihre Adresse eintragen

Vorname

Nachname

Straße

Straße

Land PLZ Ort

Ort

Telefon-Nr. für eventuelle Rückfragen

email-Adresse

email-Adresse

LUFTPOST
PAR AVION
PRIORITAIRE

NE PAS AFFRANCHIR
NICHT FREIMACHEN

**RÉPONSE PAYÉE / WERBEANTWORT**
**ALLEMAGNE**

Novagenics Verlag
Postfach 1163

D-59701 Arnsberg